从疫病看中医

中医

李　慧　李鸿涛　张　卫
吴文清　庞　博
——主编

中医古籍出版社
Publishing House of Ancient Chinese Medical Books

图书在版编目（CIP）数据

从疫病看中医 / 李慧等主编. — 北京 ：中医古籍出版社，2024. 10

ISBN 978-7-5152-2782-5

Ⅰ. ①从… Ⅱ. ①李… Ⅲ. ①瘟疫－中医治疗法 Ⅳ. ① R254. 3

中国国家版本馆 CIP 数据核字（2023）第 227463 号

从疫病看中医

李　慧　李鸿涛　张　卫　吴文清　庞　博　主编

策划编辑　李　淳
责任编辑　吴　迪
封面设计　王　磊
出版发行　中医古籍出版社
社　　址　北京市东城区东直门内南小街 16 号（100700）
电　　话　010-64089446（总编室）010-64002949（发行部）
网　　址　www.zhongyiguji.com.cn
印　　刷　廊坊市靓彩印刷有限公司
开　　本　710mm×1000mm　1/16
印　　张　17.5
字　　数　285千字
版　　次　2024 年 10 月第 1 版　2024 年 10 月第 1 次印刷
书　　号　ISBN 978-7-5152-2782-5
定　　价　79.00 元

编委会

中医药,千百年来一直护佑着中华儿女的健康,在疫情防控最前线“亮剑”。
在中国，每一次面对瘟疫，中医都不曾缺席。

目　录

第一篇　古代名医及贡献

第二篇　近现代名医及贡献

第三篇 当代抗疫路上的中医药人

第一篇　古代名医及贡献

张仲景，伤寒疫病的开拓者和外感热病学的奠基人

东汉名医张仲景撰著的《伤寒杂病论》(一作《伤寒卒病论》) 是我国临床医学的奠基性经典著作。因该书能为“百病立法”，被后世尊崇为“方书之祖”。在流传过程中，经过后世医家整理而分编为《伤寒论》和《金匮要略方论》二书。其中《伤寒论》是主要论述伤寒病证的专著，创造性地提出病脉证治临证基本模式，并在此基础上详尽地阐述了伤寒疫病的辨证论治，示范性地概括了风寒(包含疫邪)外感为主的外感热病理法方药体系。因此，张仲景被誉为伤寒疫病的开拓者和外感热病学的奠基人。

一、简介

张仲景，名机，字仲景，河南南阳人，生活于公元 2 世纪中期至 3 世纪前期。他的传世名著《伤寒杂病论》撰成于东汉建安十年(205 年)以前，距今已有 1800 余年。张仲景早年拜同郡张伯祖学习医药学，他治学勤奋，悟性很高，出师后不久，他的学术见解和诊疗水平就超越了他的老师。东汉建安年间，伤寒、疫病大流行，因病而死的人数不胜数。张仲景在《伤寒卒病论・自序》中明确地表述了当时伤寒、疫病的流行概况。他说：“余宗族素多，向余二百，建安纪年以来，犹未十稔，其死亡者，三分有二，伤寒十居其七。感往昔之沦丧，伤横夭之莫救。乃勤求古训，博采众方，撰用《素问》《九卷》《八十一难》《阴阳大论》《胎胪药录》，并平脉辨证，为《伤寒卒病论》合十六卷。”作为社会的一个缩影，张仲景的宗族死亡人数达三分之二，其中因伤寒病(包括多种疫病)而死的约占十分之七。张仲景哀痛之余，励志精研医药，力挽疫病时局之狂澜。对

于古代的名医，张仲景最为崇敬的是战国时期的扁鹊。其序开篇即言："余每览越人入虢之诊，望齐侯之色，未尝不慨然叹其才秀也。"他本着"勤求古训，博采众方"的治学理念和方法，参阅了《黄帝内经》《难经》《阴阳大论》《胎胪药录》等古籍名著，结合他诊疗所见伤寒、杂病等多种病症，撰著了《伤寒杂病论》，共十六卷。其后该书的传本曾一度散佚，经西晋王叔和搜集整理，对世传《伤寒杂病论》中的伤寒部分重新进行了编订、整理。王氏将书中以伤寒为主的内容，编成《伤寒论》十卷本。此外，张仲景除毕生从事医学外，在汉灵帝时有"举孝廉，官至长沙太守"（见明代李濂的《医史》）的记载。关于张仲景的学术和临证处方的渊源，后人对此有一追溯源流的见解，那就是宋金时期成无己的《注解伤寒论·严器之序》中所作的论说。严氏认为："仲景又广《汤液》（指商初大臣伊尹《汤液经法》，书已佚失），为《伤寒杂病论》十数卷……"说明张仲景书中的处方来源于《汤液经法》。这个见解，也受到后世医家的重视。《伤寒论》将医经中的学术阐论与诊疗所见相结合，成为临床标志性和最具有代表性的典籍、名著。

二、伤寒疫病创新思想

1. 集伤寒疫病大成，奠外感热病根基

《伤寒论》总结了东汉以前诊治伤寒等多种病证的学术经验，确立了六经辨证方法及方药施治的基本原则。全书以六经为纲阐论伤寒六经病证（太阳病、阳明病、少阳病、太阴病、少阴病和厥阴病）的因症脉治。在诊断和病机阐论方面，融会了后人所说的四诊八纲，明晰地阐论了伤寒病的多种证型和各个病程阶段的辨脉、审证大法与立方、用药规律等，同时以条文的形式进行相当全面地论述和分析。关于治疗中的"八法"（汗、吐、下、和、温、清、补、消），主要体现于方剂治疗，为后世提供了方治的准绳。其所开拓的以风寒邪气（包含寒疫病邪）侵袭人体的外感热病辨证论治方法和临证思维模式，对后世温病学、瘟疫学等其他外感热病学的辨证施治和总结完善，具有重要的启发和指导意义，奠定了其后1800余年中医外感病创新发展的根基。

2. 创病证结合模式，传实效经典名方

《伤寒论》是阐论伤寒病的脉、证、治为主的临床经典名著，其中又一重要的、具有示范性的思辨方法是，张仲景将辨证论治与辨病论治紧密结合，辨病须分证，辨证不离病。比如说，他将伤寒分为六经病，又将多种杂病根据不同病证的形式，分别论述疾病的“脉证并治”，并在每一类病证下，介绍多种治疗方剂，以体现伤寒疫病的传变规律，以及临床施治的因机而变，灵活治疗，将六经病的病因、证候、治疗方剂（包括方剂名称、处方药味组成和具体药用量、服法等）高度概括，并以条文方式表述，为后世树立了辨证论治和辨病论治相结合的典范。

《注解伤寒论·严器之序》言：“昔人以仲景方一部，为众方之祖。”《伤寒论》全书的方治内容十分丰富，系张仲景博采前人效方，结合个人临证经验所制订的传世方。存世的一百一十二方中著名的经验效方如桂枝汤、麻黄汤、葛根汤、青龙汤、白虎汤、承气汤、栀子豉汤、柴胡汤、四逆汤、四逆散、理中丸、乌梅丸等，均为临床常用效方，有很高的实用价值。以上列举的名方，其选药和药用配伍精纯，主治明确，疗效卓著。方剂组织亦具有规范性，后世尊之为“经方”，或给以“众方之祖”的美称。张仲景的方剂又是后世方剂治疗变化和发展的基础，尤其是以该书为依据后世创制的众多治疗外感热病的方药，都蕴含着张仲景经方的立方原则和组方思想。

3. 创辨证论治方法，启临床医学实践

《伤寒论》虽以论述伤寒热病为主，但书中所蕴含的辨证论治思想具有广泛的指导价值。其“六经辨证”的病脉证治纲领，成为辨析伤寒疫病的重要方法，也为后世创新其他辨证方法提供了重要借鉴。如后世关于临床辨证和治疗的“八纲”（阴、阳、表、里、虚、实、寒、热）、“八法”（见前），张仲景的原著中虽无此医学术语，但全书均已有鲜明的表述。此外，温病学派的“卫气营血”辨证和“三焦辨证”，也都是吸取了张仲景的分类分层的思辨模式，因此《伤寒论》对于伤寒疫病的缜密解析和示范性的施治，成为后世临床医学普遍遵循的准则。清代伤寒大家柯韵伯曾说：“仲景之六经为百病立法，不专为伤寒一科。”金代李

杲《内外伤辨惑论》也载："易水张先生（指金代名医张元素）云，仲景药为万世法，号'群方之祖'，治杂病如神，后之医者，宗《内经》法，学仲景心，可以为师矣。"故《伤寒论》被认为是中医各科诊疗必读之临床经典名著。清初的中医大家张志聪在他撰著的《伤寒论集注》中，则将《黄帝内经》《神农本草经》《伤寒论》和《金匮要略》四书与儒家的"四书"相类比，足见张仲景的著作是中医学最重要的临床医著。

三、治疫名方

桂枝汤

主治：外感风寒表虚证，症见头痛发热，汗出恶风，鼻鸣干呕，苔白不渴，脉浮缓或浮弱者。

组成：桂枝三两（去皮），芍药三两，甘草二两（炙），生姜三两（切），大枣十二枚（擘）。

用法：上五味，㕮咀，以水七升，微火煮取三升，去滓，适寒温，服一升。服已须臾，啜热稀粥一升余，以助药力。温覆令一时许，遍身漐漐微似有汗者益佳，不可令如水流漓，病者必不除。若一服汗出病瘥，停后服，不必尽剂；若不汗，更服依前法，又不汗，后服小促其间，半日许令三服尽。若病重者，一日一夜服，周时观之。服一剂尽，病证犹在者，更作服；若汗不出，乃服至二三剂。禁生冷、黏滑、肉面、五辛、酒酪、臭恶等物。

方解：桂枝解肌发表，散外感风寒，配伍芍药益阴敛营，相须为用。桂、芍相合，一治卫强，一治营弱，调和营卫。生姜辛温，既助桂枝解肌，又能暖胃止呕。大枣甘平，既能益气补中，又能滋脾生津。姜、枣相合，还可升腾脾胃生发之气以助调和营卫。炙甘草益气和中，合桂枝以解肌，合芍药以益阴，且可以调和诸药。清代柯琴在《伤寒附翼》中赞桂枝汤为"仲景群方之魁，乃滋阴和阳，调和营卫，解肌发汗之总方也"。

四、小结

明代方有执《伤寒论条辨》言：“《伤寒论》之书，仲景氏统道垂教之遗经，治病用药大方大法之艺祖。”清代张志聪《伤寒论宗印》言：“医学始乎轩岐，立方原于仲景本论，故曰仲景犹孔子。”张仲景的《伤寒论》是我国临床医学的一座丰碑，为后世临床医学奠立了坚实而广泛的基础，尤其是其中关于伤寒疫病为代表的辨证论治体系，为后世外感热病理论体系的丰富和完善树立了光辉而不朽的经典范式。

李鸿涛

道医葛洪的疫病防治思想

葛洪是东晋著名道学家、炼丹家和医学家，他所撰的《肘后备急方》是我国第一部临床急救手册，该书关于疫病的范畴内涵和防治方法的论述在中医药抗疫史上留下了光辉的足迹。

一、简介

葛洪（约286—约364年），字稚川，号抱朴子，三国时期吴国著名方士“葛仙翁”葛玄之侄孙，故世称“小仙翁”，东晋丹阳郡句容（今江苏句容）人，出身江南豪族，文武双全。因战功受封为关内侯，后因好神仙之术，辞官不授，隐居罗浮，儒道兼通，为东晋时期著名道教领袖，所撰《抱朴子》被奉为道教养生经典。此外，葛洪在修道炼丹的同时，研习医术，撰成《玉函方》一百卷。《肘后备急方》即为葛洪从《玉函方》中摘录关于医疗急救的实用有效的单验方及简要灸法汇编而成。除此之外，在医疗技术方面，本书亦记载了导尿术、洗胃术、疮痈引流术、咽部异物剔除术、下颌关节脱位整复、骨折小夹板治疗、器物灌肠法、捏脊疗法、隔物灸法和口对口呼吸抢救法等，堪为世人所叹服。

二、疫病防治思想

《肘后备急方》，原名《肘后救卒方》，简称《肘后方》，全书八卷，七十三篇，后经梁代著名医学家陶弘景增补录方一百零一首，改名《补阙肘后百一方》。此后又经金代杨用道摘取《证类本草》中的单方作为附方，名《附广肘后方》，即为今世所存之《肘后备急方》。作为一部集大成的急救方书，本书主要收录包括急性传染病、寄生虫病、内科杂病、外科急病以及妇、儿、五官科等各种急性病症及慢性病急性发作的治疗方药、针灸、外治等法，以及个别病的病因、症状等，其中不乏珍贵的医学资料。全书虽然篇幅不大，然而对于医学的贡献却十分显著，创造了许多医学之最。书中对于疫病的总结推进了中医药防治疫病的认识和发展。

1. 丰富疫病内涵，拓展防疫方法

在《肘后备急方》中首次以“疠气”的病名阐述了疫病的病因和相互传染的特点，而且所涉及的具体防疫和治疫方法丰富。

首先，书中记载的传染病涉及内容广泛，如：虏疮（天花）、尸注（结核）、中溪毒、沙虱毒（恙虫病）等。其中对于天花的症状、危险性、传染性的描述颇为精准到位，是世界上最早的有关“天花病”的记录。在寄生虫病方面，本书首次描述了恙虫病的症状、发病原因及恙螨的形态。其次，防疫方法多样且实用，在《肘后备急方·治伤寒时气温病方第十三》中对于服用药物以预防传染病，其云：“大黄三两，甘草二两，麻黄二两，杏仁三十枚，芒硝五合，黄芩一两，巴豆二十粒（熬）。捣，蜜丸和如大豆，服三丸，当利毒。利不止，米饮止之。家人视病者，亦可先服取利，则不染易也。”而且拓展应用了熏香、扑粉、佩戴、熨洗、纳鼻等外治法，如《肘后备急方·治瘴气疫疠温毒诸方第十五》曰：“赤散方，牡丹五分，皂荚五分（炙之），细辛、干姜、附子各三分，肉桂二分，真珠四分，踯躅四分，捣筛为散，初觉头强邑邑，便以少许纳鼻中，吸入取吐，温酒服方寸匕，覆眠得汗，即瘥。”又如《肘后备急方·治瘴气疫疠温毒诸方第十五》论粉身之方剂，如“赤散方……亦宜少许以纳粉，粉身佳。”这些外用的防疫方法不仅简便易行，而且体现出其以预防为主的防疫策略是十分先进且丰富的。

2. 治疫方药丰富，内治外治并举

对于疫病的治疗，葛洪选方注重实效，不仅收载了东晋以前的经典名方，而且广泛辑录了民间行之有效的验方，使得这部急救手册内容丰富且灵活实用。收

录经典名方者，如《肘后备急方·治伤寒时气温病方第十三》中云："治伤寒及时气温病及头痛，壮热脉大，始得一日方……若初觉头痛，肉热，脉洪起，一二日，便作葱豉汤……治温毒发斑，大疫难救……麻黄解肌一二日便服之……亦可服葛根解肌汤……三日以上，至七八日不解者，可服小柴胡汤……若有热实，得汗不解，腹满痛烦躁，欲谬语者，可服大柴胡汤。"辑录民间验方最著名的当属《肘后备急方·治寒热诸疟方第十六》载："青蒿一握。以水二升渍，绞取汁。尽服之。"正是这一伟大的史料，直接启发了屠呦呦教授发现并研制出抗疟新药青蒿素。疫病外治对于加强内服药物治疗效果，促进气血流通，缩短疗程，也是非常必要的治疗手段，如《肘后备急方·治瘴气疫疠温毒诸方第十五》："赵泉黄膏方 ……亦可火炙以摩身体数百遍，佳。"

3. 调养将息避疫，法自然和术数

葛洪作为一位历史上著名的高道，非常注重顺应自然，调养气息，避疫防疫。因此，在具体养生实践中，有所宜，有所忌。如《肘后备急方》中记载的"小品正朝屠苏酒：大黄五分，川椒五分，术、桂各三分，桔梗四分，乌头一分，菝葜二分。正旦取药置酒中，屠苏饮之，于东向，药置井中，能迎岁，可世无此病"，既可养生，又可防病。又如在《抱朴子内篇·释滞》说："故行气，或可以治百病，或可以入瘟疫。"在生活起居方面，他指出要避免过劳，《抱朴子内篇·极言》云："苟能令正气不衰，形神相卫，莫能伤也。"以及饮食调摄，如《肘后备急方·治时气病起诸劳复方第十四》中记载："凡得毒病愈后，百日之内，禁食猪、犬、羊肉，并伤血，及肥鱼久腻、干鱼，则必大下痢，下则不可复救。"

三、治疫名方

太乙流金方

主治：瘴气疫疠温毒。

组成：雄黄三两，雌黄二两，矾石、鬼箭各一两半，羚羊角二两。

用法：捣为散，三角绛囊，贮一两带心前并门户上。月旦青布裹一刀圭，中

庭烧，温病人亦烧熏之，即瘥。

老君神明白散

主治：瘴气疫疠温毒。

组成：术一两，附子三两，乌头四两，桔梗二两半，细辛一两。

用法：捣，筛，正旦服一钱匕，一家合药，则一里无病，此带行所遇，病气皆消。若他人有得病者，便温酒服之方寸匕，亦得。病已四五日，以水三升，煮散，服一升，覆取汗出也。

四、小结

葛洪作为历史上一位伟大的医学家、著名的道士，他治疗疫病的学术思想上承《黄帝内经》与《伤寒杂病论》，旁搜民间优秀验方疗法，下启后世温病诸家，在中医疫病学发展史上做出了卓越的贡献。

贺信萍

参考文献

[1] 刘康 . 葛洪疫病思想研究 [D]. 南昌：江西中医药大学 ,2022.

唐代大医孙思邈《备急千金要方》论麻风

麻风病是一种古老的传染病，在我国早期文献中就有相关记载。如《五十二病方》将麻风病称为“冥病”，《黄帝内经》称之为“癞风”“大风”“疠”，如《素问·长刺节论》曰：“病大风，骨节重，须眉堕，名曰大风。”《素问·风论》：“疠者，有荣气热胕，其气不清，故使其鼻柱坏而色败，皮肤疡溃。”唐代医家孙思邈是首位系统观察、综合治疗麻风病的专家，并在《备急千金要方》与《千金翼方》中总结了唐代以前治疗麻风病的有效经验，对于麻风病的防治做出了巨大的贡献。

一、简介

孙思邈（541—682 年），在世一百四十一岁，唐代著名道士，杰出的中医药学家。京兆华原（今陕西铜川市耀州区）人。他自幼聪颖好学，自谓“幼遭风冷，屡造医门，汤药之资，罄尽家产”，及长，通老、庄及百家之说，兼好佛典，年十八立志究医，“颇觉有悟，是以亲邻中外有疾厄者，多所济益”。北周大成元年（579 年），以王室多故，乃隐居太白山（今陕西眉县）学道，炼气、养形，究养生长寿之术。及周静帝即位，杨坚辅政时，征为国子博士，称疾不就。隋大业（605—618 年）中，游蜀中峨眉。隋亡，隐于终南山，与高僧道宣相友善。唐太宗李世民即位，召至京师，以其“有道”，授予爵位，固辞不受，再入峨眉炼“太一神精丹”。显庆三年（658 年），唐高宗又征召至京，居于鄱阳公主废府。翌年，高宗召见，拜谏议大夫，仍固辞不受。咸亨四年（673 年），高宗患疾，令其随御。上元元年（674 年），辞疾还山，高宗赐良马，假鄱阳公主邑司以属之。永淳元年卒，遗令薄葬，不藏冥器，祭去牲牢。宋徽宗于崇宁二年（1103 年）追封其为妙应真人。孙思邈志存高远，淡泊名利，精擅医术，通修三教，出世为道，同时他为济世寿民，又入世为医。他擅长阴阳、推步，妙解数术，终身不仕，隐于山林，亲自采制药物，为人治病。他搜集民间验方、秘方，总结临床经验及前代医学理论，为医学和药物学做出重要贡献。孙思邈认为，“人命至重，有贵千金，一方济之，德逾于此”，故将自己总结毕生临床实践经验所撰写的两部著作均冠以“千金”二字，名《备急千金要方》和《千金翼方》。除防治疾病外，他的著作《备急千金要方》在食疗、养生、养老方面也给出了许多宝贵的经验。孙氏寿逾百岁高龄，就是他积极倡导的这些方面的理论与其自身实践相结合的效果。孙思邈的辉煌成就，使其在生前就受到了人们的尊敬。人称“药王”“真人”“药圣”。

二、辨治麻风病学术思想

中医药学认识麻风病较早，但麻风病的病名却一直不甚统一，直到宋朝官修《太平圣惠方》，正式提出麻风病一词。

孙思邈在《备急千金要方》中称之为“恶疾”“大风”。《备急千金要方·恶疾大风》有论一篇，方十首；《千金翼方·耆婆治恶病》有论七篇，方十一首，并对其病因病机、治法方药以及救护措施多有创见。

1. 内虚风中，因风生虫

孙思邈在麻风病病因病机的认识上，借鉴《黄帝内经》的五脏理论，以及印度医学的“地水火风，和合成人”的“四大”学说及“一百零一种病”等说法，通过对麻风病的观察与治疗实践，他认为本病发病，“皆因冷热交通，流入五脏，通彻骨髓，用力过度，饮食相违，房室不节，虚动劳极，汗流遍体，因兹积热，风热彻五脏，饮食杂秽，虫生至多，食人五脏骨髓皮肉筋节，久久败散”。

同时，他将麻风病分为五类，“疾风有四百四种，总而言之，不出五种，即是五风所摄，云：何名五风，一曰黄风，二曰青风，三曰白风，四曰赤风，五曰黑风”，为“其风合五脏，故曰五风，五风生五种虫……若蚀人脾，语变声散；若蚀人肝，眉睫堕落；若蚀人心，满身生疮；若蚀人肺，鼻柱崩倒，鼻中生息肉；若食人肾，耳鸣啾啾，或如车行雷鼓之声；若蚀人皮、皮肤顽痹；若蚀人筋，肢节堕落”。并指出其预后：“远者不过十年皆死，近者五六岁而亡。”

2. 隔离阻断，调摄有方

《备急千金要方·恶疾大风》所载：“余以贞观年中，将一病士入山。”反映了孙思邈治疗此类恶性传染病采用了“隔离”措施，不仅可以阻断麻风病的传染，也可以令患者清静休养。同时，他在治疗上非常重视麻风病患者的调护，尤其是在饮食和起居上，他提出服药后饮食禁忌，如“凡服药，皆断生冷、醋滑、猪犬鸡鱼、油面、蒜及果实等”“一遇斯疾，即须断盐，常进松脂，一切公私物务释然皆弃，犹如脱屣，凡百口味，特须断除…… 瘥后终身慎房事”。在生活起居上着重强调“若能绝其嗜欲，断其所好，非但愈疾，因兹亦可自致神仙”，并指出“爱恋妻孥，系着心髓，不能割舍，直望药力，未肯近求诸身”，劝诫患者“绝欲”“断盐”，提出忌口和节制房事在本病调养过程中的重要意义。

3. 药食并用，内外同治

孙思邈十分重视食疗，他强调：“安身之本，必资于食。”当医生“须先洞晓病源，知其所犯，以食治之，食疗不愈，然后命药”。除上述饮食禁忌外，他倡导麻风病患者炼松脂“绝谷治癞第一”，古籍中曾记载“病士入山，教服松脂，服至百日，须眉皆生”。

孙思邈在治疗麻风病的方药运用上，主要以解毒杀虫、祛风、清热除湿为主，其应用方药较为丰富，而且倡导内外合治，如初期投阿魏雷丸散，中期和后期服天真百畏丸，顽痹不觉痛痒，以大白膏摩之，若遍体生疮，脓血溃坏，用大黑膏摩之，还用苦参消石酒饮之，浸汤方浸之，内服药结合外用药以及汤浸、洗浴。

三、治疫名方

阿魏雷丸散方

主治：癞风。

组成：阿魏、紫雷丸、雄黄、紫石英各三分，朱砂、滑石、石胆、丹砂、藋芦、白蔹、犀角各半两，斑蝥（去足翅）、芫青（去足翅）各四十枚，牛黄五分，紫铆一分。

用法：上一十五味捣筛为散，空腹服一钱匕，清酒二合和药饮尽。

四、小结

唐代大医孙思邈在治疗麻风病这一烈性传染病的临床实践中所独创的病因病机学说、防治结合理论，不仅为后世防治麻风病提供了宝贵的经验，而且其隔离病患和食药并用的思想至今看来仍是先进和实用的，尤其是他一切以患者为中心的利济苍生的情怀，使他成为我国防治烈性传染病标志性人物之一。

贺信萍

参考文献

[1] 安贺军 . 孙思邈对麻风病的临床实践 [J]. 中医文献杂志 ,2003,（3）：30.

庞安时的“天行温病”疫病思想

宋代杰出医学家庞安时所著《伤寒总病论》是一部理论与实践相结合的名著，其中对于温病，尤其是疫病的研究和阐扬，对温病学的发展起到了积极的推动作用。

一、简介

宋代著名医家庞安时（1042—1099年），字安常，宋代蕲州蕲水（今湖北浠水县麻桥）人。庞氏家学渊源，世代业医，庞安时幼承庭训，博闻强记。独立行医后，疗效卓著，医誉甚隆，被誉为“北宋医王”。庞安时历时三十余年潜心钻研，著成《伤寒总病论》。该书共六卷，前三卷论述伤寒六经证，后三卷载暑温等热病。书中庞安时在继承《黄帝内经》《难经》等经典理论基础上，综纳诸家，阐论伤寒，发扬温病，不仅对《伤寒论》做了较多的补充和发挥，而且对温病，尤其是疫病的研究，都提出了较为先进实用的论点，为后世外感热病理论体系的构建与完善做出了重要贡献。其主要著作除《伤寒总病论》外，还有《难经辨》《本草补遗》《主对集》《验方集》《家藏秘宝方》等，惜均已散佚。

二、时行疫病创新思想

1. 针砭时弊，辨伤寒与温病之异

庞安时所处时代对于外感热病的认识是“伤寒一统热病天下”的状况，温病不能脱离伤寒的病因认识范畴，如在《伤寒总病论·上苏子瞻端明辨伤寒论

书》言："安时所撰伤寒解，实用心三十余年。广寻诸家，反复参合，决其可行者始敢编次，从来评脉辨证，处对汤液，颇知实效，不敢轻易谬妄，误人性命。四种温病、败坏之候，自王叔和后，鲜有明然详辨者，故医家一例作伤寒行汗下。伤寒有金、木、水、火四种，有可汗、可下之理。感异气复变四种温病，温病若作伤寒行汗下必死，伤寒汗下尚或错谬，又况昧于温病乎？天下枉死者过半，信不虚矣。"同时，温病、疫病的治法和方药的运用上也机械套用伤寒方，如《伤寒总病论·伤寒感异气成温病坏候并疟证》曰："愚医昧于冷热之脉，见足胫冷，多行四逆辈，如此医杀者，不可胜计。湿温脉小紧，有如伤寒脉，但证候有异，数进白虎，则胫自温而差也。"有鉴于此，庞安时针对这样寒温不明、治法混淆的时弊，在《伤寒总病论》中用三卷的内容专论温病，明辨伤寒与温病，治法各异，使后学者一目了然，不致后学者惑于偏见而误入歧途。

2. 明晰病因，发温病时行之气

庞安时在《伤寒总病论·天行温病论》中指出："辛苦之人，春夏多温热者，皆由冬时触冒寒毒所致。自春及夏至前为温病者，《素问》、仲景所谓伤寒也。有冬时伤非节之暖，名曰冬温之毒，与伤寒大异，即时发病温者，乃天行之病耳……天行之病，大则流毒天下，次则一方，次则一乡，次则偏着一家，悉由气运郁发，有胜有伏，迁正退位，或有先后。"庞安时认识到，外感温病有两种：一是在冬感寒邪，邪气潜伏，待春夏阳气升发之时，复感邪气而引发的温病；另一种是因冬季气候反常，感受非时之气而引发的温病，叫作"天行温病"。他在《伤寒总病论·天行温病论》中指出："感异气而成温病也……更遇风热，变成风温……更遇其热，变成温毒，温毒为病最重也……更遇湿气，变为湿温……重感于寒，变为温疟，斯乃同病异名，同脉异经者也。"天行温病是时行之异气所致，具有传染性和流行性。

3. 立足脏腑，清四时五病之毒

庞安时在孙思邈《备急千金要方·辟温》中所论的治疫方法的启发下，结合自己的临证经验，采用孙思邈"脏腑温病阴阳毒"的辨证方法，按"春三月、夏三月、秋三月、冬三月"四时和"季末各十八日"归纳出四时的"温毒五大证”，围绕五脏的阴证和阳证，分别处方。在具体治疗用药方面，其突出的特色在于大量运用清热解毒之品，如石膏、知母、栀子、大青叶、生地黄、牡丹皮、羚羊角、寒水石等，这种治疗热病重用寒凉药、治温疫重用清热解毒之品的宝贵经验启发了后世温病学派的治法和处方。而且，庞安时对于石膏的运用灵活多变。石膏的用量上，少则一两，多至四两。石膏的配伍上，或配知母、黄芩、大青叶以增强清热解毒之效；或配大黄、芒硝以攻下实热；或配淡竹叶、豆豉以清透表热；或配玄参、生地黄、葳蕤以滋阴凉血；或佐以桂枝、生姜以增强透表达邪。丰富并发展了疫病的治疗方法，且积累了宝贵的用药经验。

三、治疫名方

1. 青筋牵证

春三月青筋牵证，其源自少阴、少阳。从少阴而涉足少阳，少阳之气始发，少阴之气始衰，阴阳怫郁于腠理皮毛之间，因生表里之疴。因从足少阳发动及少阴，则脏腑受疠而生其病。

柴胡地黄汤

主治：肝腑脏阴阳毒气病，颈背双筋牵急，先寒后热，其病相反。若腑虚为阴邪所伤者，则腰强急，脚缩不伸，腑中欲折，眼中生花，此法主之。

组成：柴胡二两半，生地黄五合半，香豉五合，生姜、石膏各四两，桂枝半两，大青、白术、芒硝、栀子仁各一两半。

用法：㕮咀，水七升，煎三升，去滓，下芒硝，温饮一盏，日三四服，未瘥再作。

石膏竹叶汤

主治：肝腑脏阴阳温毒病，颈背牵急，先寒后热，其病相反。若脏实则为阳毒所损，眼黄，颈背强直，若欲转动，即称身回侧。

组成：淡竹叶二升，栀子仁、黄芩、升麻、芒硝各一两半，细辛、玄参各半两，石膏四两，车前草一升。

用法：㕮咀，水六升，先下竹叶、车前草，煮四升，去滓，下诸药，煮二升，去滓，下芒硝化匀，温饮一盏。

2. 赤脉攒证

夏三月，行赤脉攒病，其源自少阴、太阳。

石膏地黄汤

主治：心腑脏阴阳温毒气，身热，皮肉痛起，其病相反。若脏实则为阳毒所侵，口干舌破而咽塞；若腑虚则为阴邪所伤，战掉不定而惊动。

组成：石膏、生葛根各四两，麻黄二两，玄参三两，知母半两，栀子仁、大青、黄芩、芒硝各一两半，湿地黄半升。

用法：㕮咀，水九升，取四升，去滓，下芒硝烊化匀，温饮一盏，日三四服。

3. 黄肉随证

四季月终，余十八日行黄肉随病。其源从太阴、阳明相格，节气相移，三焦寒湿不调，四时关格而起，则脏腑之疴随时而受疠，阳气外泄，阴气内伏。

玄参寒水石汤

主治：脾腑脏温毒病，阴阳毒气，头重项直，皮肉强，其病相反。脏实则阳疫所伤，蕴而结核，起于颈下，布热毒于分肉之中，上散入发际，下贯颞颥，隐隐而热，不相断离。

组成：羚羊角屑、大青各一两，升麻、射干、芒硝各一两半，玄参四两，寒水石二两半，栀子仁二两。

用法：㕮咀，水七升，煎至三升，去滓，下芒硝烊化匀，温饮一盏，日三四服。

4. 白气狸证

秋三月行白气狸病，其源从太阳系于太阴。太阴受淫邪之气，则经络壅滞，毛皮坚竖，发泄邪气，则脏腑伤温，随状受疠。

主治：肺腑脏温病，阴阳毒气，其病相反。若腑虚则阴邪所伤，乍寒乍热，损肺伤气，暴嗽呕逆。

石膏杏仁汤

组成：石膏四两，杏仁、前胡各二两，甘草一两，栀子仁、麻黄、紫菀、桂枝、大青、玄参、葛根各一两半。

用法：㕮咀，水九升，煎四升，温饮一盏，日三四服。

石膏葱白汤

主治：肺腑脏温病，阴阳毒气，其病相反。若脏实则为阳毒所损，体热生斑，气喘引饮。

组成：豉半升，葱白连须二两，石膏、生姜各四两，栀子仁、升麻、大青、芒硝各一两半。

用法：㕮咀，水八升，煎三升半，去滓，下芒硝烊化匀，温饮一盏，日三四服。

5. 黑骨温证

冬三月行黑骨温病，其源从太阳、少阴，相搏蕴积，三焦上下壅塞，阴毒内行，脏腑受客邪之气，则病生矣。

苦参石膏汤

主治：肾腑脏温病，阴阳毒气，其病相反。若腑虚则为阴毒所伤，里热外寒，意欲守火而引饮，或腰痛欲折；若脏实则为阳毒所损，胸胁切痛，类如刀刺，心腹膨胀，服冷药瘥过而便洞泄。

组成：苦参、生葛各二两，石膏、湿地黄各四两，栀子仁、茵陈、芒硝各一两半，香豉、葱白各半升。

用法：㕮咀，水八升，煎三升半，去滓，下芒硝烊化匀，温饮一盏，日三四服。

知母解肌汤

主治：疗温热病，头痛，骨肉烦疼，口燥心闷；或者夏月天行毒，外寒内热者；或已下之，余热未尽者；或热病自得利，有虚热烦渴者。

组成：麻黄、甘草各一两，知母、葛根各一两半，石膏三两。

用法：㕮咀，水三升，煎一升，去滓，温饮一盏。若已下及自得利下，虚热未除者，除麻黄加葛根成三两；病常自汗者，亦如此法加葛根；无汗而难得汗者，加麻黄成一两半；因变泄者，除麻黄加白薇、人参各一两，加水四升，煎至一升半。

四、小结

庞安时对外感热病学的发展做出了卓越的贡献，丰富和发展了伤寒以及温病的认识和辨治方法，不仅明确提出伤寒与温病应当区别治疗，也首次将温病分为一般温病和天行温病（温疫），在治法、处方用药上，也都形成了他个人鲜明的特色，极大地推动了后世疫病学的发展。

李鸿涛　佟琳

参考文献

[1] 周电光 . 浅谈《伤寒总病论》对温病学的贡献 [J]. 中国中医药现代远程教育 ,2012,10（19）：66,68.

[2] 毕岩 , 岳冬辉 , 张瑞彬 . 庞安时《伤寒总病论》温病论治探析 [J]. 中医药临床杂志 ,2014,26（11）：1109-1111.

[3] 周丽雅 , 张焱 . 浅谈庞安时论治温疫的学术成就 [J]. 中国中医基础医学杂志 ,2006,12（10）：763-764.

刘完素创新发展外感火热论

金代著名医学家刘完素是金元四大家之一，是河间学派的创始人，“寒凉派”的代表人物，他在学术上以倡导“火热论”著称，对后世中医学的发展有着深远影响。刘完素在阐论热病方面的精深理论和对“五运六气”的独到见解，在中国医学史上独树一帜。

一、简介

刘完素（约1120—1200年），字守真，河北河间人，被后人称为“刘河间”，自号“通玄处士”。金章宗曾三次征召刘完素去朝廷做官，三辞而不就，章宗赐号为“高尚先生”。刘完素幼年时母亲患病，曾经三次求医不治，此事激发他立志从医，埋头研修《黄帝内经》，并取得很大成就，被列为金元四大家之首。刘完素把《黄帝内经》中的运气学说和病机十九条加以创新阐释和发挥，对热性病的理论进行了发扬，创立了脏腑六气病机说、玄府气液理论，被后世尊为河间学派的创始人。刘完素十分强调“火热”之邪致病的重大危害，因此，后世称其学说为“火热论”。在治疗上，他主张用清凉解毒的方剂，后世也称他作“寒凉派”。刘完素的一生都是在研究医学经典与医疗实践中度过的，他将自己的学术思想与临床经验著书立说，传于后世，著作颇丰，主要有：《素问玄机原病式》一卷、《素问病机气宜保命集》三卷、《黄帝素问宣明论方》十五卷、《保童秘要》二卷、《伤寒标本心法类萃》二卷、《三消论》一卷、《伤寒直格》三卷等。

二、外感火热论创新思想

1. 传承发扬运气学说

北宋时期，运气学说盛行，甚至有“不读五运六气，检遍方书何济”之语。影响及金代，众多医家运用五运六气理论有关方法，以及六气病机等问题予以深入探讨，并蔚然成风，而此间以刘完素为代表。他融合五运六气学说和脏腑经络理论解释伤寒病机，并在学验上获得了重大的突破。尤其是他根据运气理论提出的“火热论”学说更是独树一帜、开宗立派。

2. 创新发挥“火热论”

正是因为刘完素重视五运六气对人体健康与疾病的影响，也看到了《黄帝内经》中关于火热病机浓墨重彩的论述，促使他以此立论而创新发展中医“火热论”。此外，关于“火热论”的提出也与其生活的时代背景密切相关，主要原因有三：一是刘完素所处时代背景的影响。由于生活在南宋与金对峙的年代，社会动荡，“大兵之后必有大疫”，尤其是热性病多次广泛流行，伤及无数百姓。当时很多医家按照治疗伤寒的方法进行治疗，没有取得很好的疗效。二是刘完素所居环境的影响。由于刘完素居于北方，他结合北方风土刚燥的环境气候特点，认为：北方民众饮食醇厚，体质强悍，冬则取火，久而蕴积化热，与南方潮湿的环境不同，而且南方人体质比北方人弱一些。针对北方人的身体素质和饮食习惯，刘完素因地制宜，提出用寒凉药物治疗的思想。同时，又根据《素问·至真要大论》的记载：“谨守病机，各司其属，有者求之，无者求之，盛者责之，虚者责之。”并采用“寒者热之，热者寒之”的治则，不墨守张仲景《伤寒论》的陈规，根据热病病机，突破前人框架，结合自己的临床实践，创立了“火热论”，从而开创药用寒凉的先河。正如《四库全书·总目提要》所说：“其作是书，亦因地、因时各明一义，补前人所未及耳。”三是北宋《太平惠民和剂局方》盛行导致宋代以降，社会上所使用的成方多偏于温补香燥和辛温，不仅不能适应温热类疾病，而且不知变通，墨守因循成风。在此背景下，刘完素大胆突破《太平惠民和剂局方》的限制，提出用寒凉药治疗外感热病的主张。正是基于这一认识，形成了刘完素处方用药偏重寒凉的治疗特色。刘完素认为“火热”是引起多种疾病的重要原因，揭示了火热致病的广泛性。因此，在治疗上强调辛凉解表、泄热养阴的原则，创造了一些清热泻火剂，临床运用则分为表里二证，火热在表，则用辛凉、甘寒之法以汗解；火热在里，则用承气诸方以下解；表里俱热，则用防风通圣散、凉膈散以两解之。

3. 补充完善《黄帝内经》方药论治

刘完素所撰《黄帝素问宣明论方》将《黄帝内经・素问》中的六十一个病名结合自己的临床经验，逐一给出处方，不仅补充了《黄帝内经・素问》中缺乏治疗方药的不足，又突出了他偏重寒凉、降火益阴为主的治疗大法。此外，刘完素以《黄帝内经》为学术基础，精研医理，把《黄帝内经》中的关于火热病致病原因的内容选摘出来，加以阐释，极大地丰富了“病机十九条”的学术和证治内容，进而提出了“六气皆从火化”的观点，认为“风、寒、暑、湿、燥、火”六气都可以化生火热病邪，因此，在治疗热性病的时候必须先明此理，才能处方用药。他所创方剂防风通圣散、凉膈散、天水散、双解散等，都是效验颇佳的著名方剂，至今仍被广泛应用。

三、治疫名方

防风通圣散

主治：风热怫郁，筋脉拘卷，肢体焦痿，头目昏眩，腰脊强痛，耳鸣鼻塞，口苦舌干，咽嗌不利，胸膈痞闷，咳呕喘满，涕唾稠黏，肠胃燥热结，便溺淋闭；或夜卧寝汗，切牙睡语，筋惕惊悸；或肠胃怫郁结，水液不能浸润于周身，而但为小便多出者；或湿热内郁，而时有汗泄者；或因亡津液而成燥，淋闭者；或因肠胃燥郁，水液不能宣行于外，反以停湿而泄；或燥湿往来，而时结时泄者；或表之阳中正气与邪热相合，并入于里，阳极似阴，而战，烦渴者；或虚气久不已者；或风热走注，疼痛麻痹者；或肾水真阴衰虚，心火邪热暴甚而僵仆；或卒中，久不语；或一切暴喑而不语，语不出声；或喑风痫者；或洗头风；或破伤；或中风，诸潮搐，并小儿诸疳积热；或惊风积热，伤寒疫疠而能辨者；或热甚怫结而反出不快者；或痘黑陷将死；或大人、小儿风热疮疥，及久不愈者；或头生屑，遍身黑黧，紫白斑驳；或面鼻生紫赤风刺瘾疹，俗呼为肺风者；或成疠风，世传为大风疾者；或肠风痔漏，并解酒过热毒，兼解利诸邪所伤，及调理伤寒未发汗，头项身体疼痛者，并两感诸症。兼治产后血液损虚，以致阴气衰残，阳气郁甚，为诸热症，腹满涩痛，烦渴喘闷，谵妄惊狂；或热极生风而热燥郁，舌强口噤，筋惕肉瞤，一切风热燥症，郁而恶物不下，腹满撮痛而昏者。兼消除大小疮及恶毒，兼治堕马打扑伤损疼痛，或因而热结，大小便涩滞不通，或腰腹急痛，腹满喘闷者。

组成：防风、川芎、当归、芍药、大黄、薄荷叶、麻黄、连翘、芒硝各半两，石膏、黄芩、桔梗各一两，滑石三两，甘草二两，荆芥、白术、栀子各一分。

用法：上为末，每服二钱，水一大盏，生姜三片，煎至六分，温服。涎嗽，加半夏半两，姜制。

四、小结

刘完素生活在金元时期，身处社会动荡中，他能够求新求变，对于中医药理论体系中的阙疑能够补充发扬，极大地推动和影响了金元时期医家学术争鸣局面的出现。其中，尤其是刘完素治疗热病的理论以及对“五运六气”的独到见解，对后世中医学的发展产生了深刻影响，甚至启迪与推动了明清温病学派的形成。刘完素敢于创立新说，开金元各家创新发展中医药学术的风气，推动了中医外感火热病临床实践的发展。

甄雪燕　李鸿涛

王履《医经溯洄集》论温热病

《医经溯洄集》一卷为元末明初王履编著，是王履的医学论述集萃。《诗经·秦风·蒹葭》："溯洄从之，道阻且长。"书名之"溯洄"，有贯彻源流、逆流而上之义，旨在回溯医学经典，探求医学本源。该书通过二十一篇论辩性文章，回归《黄帝内经》《难经》《伤寒论》原文，对医学理论进行了求真溯源，对晋以后王叔和、孙思邈、王焘、张子和、李东垣等众多医家的学术观点予以剖析、解读，在吸收各家医学经验的基础上，形成了自己的学术观点。王履对外感热病的研究颇有心得，所论均为当时临床亟待明确的问题，首次澄清了存在于当时对温病、伤寒的混乱看法，揭示出以里热为主的温病特征性病机规律，并提出"感天地恶毒异气"的瘟疫病因说，为温病学派的独立初步奠定了基础，极大地推动了明清温病学的成长。清代温病学家吴鞠通称赞王履"始能脱却伤寒，辨证温病"。

一、简介

王履（1332—1391 年），字安道，号畸叟，又号抱独山人，江苏昆山人，祖籍魏博（今河北省境内）。元末明初医家、画家、诗人。王履少时矢志学医，尽得朱震亨真传，明洪武四年（1371 年）任秦王府良医正，著有《标题原病式》《百病钩玄》《医韵统》《十二经络赋》等，但均散佚。现已知仅《医经溯洄集》《小易赋》留传于世。

王履的医学造诣与人文艺术成就相得益彰，他精通诗文画艺，所绘《华山图册》现为故宫博物院、上海博物馆的一级藏品。

明代著名文人王鏊评价王履："余始读溯洄集，知此翁之深于医，不知其能诗也。及修《姑苏志》，知其能诗，不知其又工于文又工于画也。今观此册（华山图册），三者皆绝人远甚。"

二、温热病创新思想

1. 考订仲景伤寒立法原旨，批驳医家以伤寒混治温暑

《医经溯洄集》共一卷，是王履在元末战乱不断、疫病肆虐的背景下所著。宋金元时期，气候恶劣，温热病多发，个别医家已经意识到伤寒和温热病的差异，开始尝试突破"法不离伤寒，方必遵仲景"的框架另寻思路，如庞安时《伤寒总病论》中的"伤寒、温病不可混治"以及刘完素的"六气皆从火化"等观点，促使王履对伤寒、温热病的关系进行重新考量。王履在书中指出，以伤寒法治疗温暑非仲景立法本意，虽然一些医家在伤寒和温热病的分类上已经有所思考与尝试，但实质仍是以伤寒概述温病，以温暑作伤寒立论，并未将二者做出明确区分。

王履对韩祗和、朱肱、成无己、刘完素之于伤寒、温病的认识进行评析，考订仲景伤寒立法原旨。"韩祗和虽觉桂枝汤之难用，但谓今昔之世不同，然未悟仲景书本为即病之伤寒设也"。对于夏至前胸膈满闷、呕逆、气塞、肠鸣、腹痛、身体拘急、手足逆冷等症状，韩祗和指出此与仲景三阴寒证脉理同而证不同，以温中法治之。然而王履认为，韩祗和"但曰寒而当温，然未尝求其所以为寒之故，能求其故，则知温、暑本无寒证矣"。且指出当下所叙"阴毒"有悖张仲景"阴毒"本义，后世所谓"阴毒"是由于"内伤冷物，或不正暴寒所中，或过服寒药所变，或内外俱伤于寒"所致，而张仲景所论"阴毒"并非阴寒毒邪，乃是"感天地恶毒异气，入于阴经，故曰阴毒"。

朱肱《类证活人书》对《伤寒论》多有发明，但书中仍混杂议论伤寒与温暑，"自奉议此说行，而天下后世蒙害不无矣"。成无已羽翼仲景之说所作《伤寒明理论》，对于三阴诸寒证亦是随文解义，"未尝明其何由不为热而为寒也"。此外，刘完素《素问玄机原病式·六气为病·火类》指出夏热以麻黄、桂枝发表须加寒药，但其不知张仲景麻黄汤、桂枝汤本非治温、暑之剂。由此，王履指出

仲景麻黄汤、桂枝汤乃专为即病伤寒而作：寒初客表，阳郁而热，故以麻黄汤辛温开腠以泄其热；风邪伤表，腠理开泄，“表之正气受伤，而不能流通，故亦发热也”。此时以桂枝汤甘温发邪，邪去腠理自密。两方皆未入寒药是因“风寒在表，又当天令寒冷之时，而无所避故也”。后世却有惑于麻黄、桂枝之热有犯于春夏之司气而不敢用，谓须加寒药，此皆不悟仲景立法所致。实际上，王履认为张仲景对于温、暑之治另有其法，只是遗佚不传，致使“后人有多岐之患”。

2. 明确指出“温病不得混称伤寒”，厘清了伤寒与温病的关系

《医经溯洄集》专设“伤寒温病热病说”一篇，明确提出“温病不得混称伤寒”，伤寒、温病各有其名，不可“因名乱实”，在诊断和治疗上二者应有所区分，“不可一例而施也”，如此使得温病从伤寒中独立出来。王履认为，辨因、正名、察形是辨清伤寒与温暑的关键，三者俱当，方可施治。伤寒是以病因作为病名；温病、热病则是以天时和病形作为病名。伤寒、温病、热病三者皆起于感寒，感于天令寒冷之时，即时而发者，为伤寒；感于霜降后、秋分前不即时而发，因郁热而逾至春夏发病者，为温病、暑病。“夫伤于寒，有即病者焉，有不即病者焉。即病者发于所感之时；不即病者，过时而发于春夏也。即病谓之伤寒，不即病谓之温与暑”。

同时，王履对温病的病因病机、发病及临床特点进行了详细的论述。关于病因病机及发病，王履认为温病的发病机制是里热外达，“怫热自内达外”，突破了传统温病由表入里的观点。并以《素问·生气通天论》指出“不即病”是温病的发病特点，且发病与邪气的传变聚散及人体的正气虚实都有关系。《医经溯洄集·四气所伤论》云：“且夫伤于四气，有当时发病者，有过时发病者，有久而后发病者，有过时之久自消散而不成病者，何哉？盖由邪气之传变聚散不常，及正气之虚实不等故也。”

在临床特点上，王履认为，发热不恶寒及口渴是温病的一般表现。《医经溯洄集·伤寒温病热病说》：“凡温病、热病，若无重感，表症虽间见，而里病为多，故少有不渴者。”同时，对伤寒、温病所见恶风、恶寒之症详加区分，使得二者自身特点更加明晰。他指出，即感即发之伤寒，风寒在表，表气受伤，故见恶风、恶寒。逾时而发之温病、暑病，若无新中风寒，则无恶风、恶寒。若出现恶风、恶寒之症，则源属以下两种情况：一是新中风寒，表气受伤，故见恶风、恶寒，二则由于“病人表气本虚，热达于表，又重伤表气，故不禁风寒”。非伤风之恶风、伤寒之恶寒，而是卫虚之恶风，荣虚之恶寒。同时，王履指出热邪郁闭腠理，不得外泄而复还里，此乃温病、热病先有表证后传里的原因，非如伤寒从表而始也，应重点加以区分。

3. 提出以清里为主的温病治法，奠定了温热病治疗的理论基础

王履反对以《伤寒论》六经病诸方通治温病，在《医经溯洄集·伤寒温病热病说》中明确提出伤寒、温病用药“不可一例而施”，主张寒温分治。《温证指归·温证正名论》言：“昆山王安道先生，受业于朱彦修，著《溯洄集》二十一篇，始言温病不得混称伤寒，发明温病脉右盛于左，由怫热在内，虽间见表证，而里证为多，法当治里热为主，而解表兼之。亦有治里而表自解者，于是温病之名始正。”

王履认为，温病、热病虽间见表证，但尤以里证发热口渴者为多，应以寒凉药清泄里热，或兼用解表法，“治里而表自解”。方用水解散、大黄汤、千金汤、防风通圣散之类兼治内外。《医经溯洄集·伤寒温病热病说》：“温病、热病者，非辛凉或苦寒或酸苦之剂，不足以解之，此仲景桂枝、麻黄等汤，独治外者之所以不可用，而后人所处水解散、大黄汤、千金汤、防风通圣散之类，兼治内外者之所以可用也。”值得注意的是，王履还分析了麻黄汤、桂枝汤用于春夏因其“辛甘发散之力”而偶见奏效，强调此并非常道，不能拘守。春夏虽然有恶风、恶寒之表证，但不可拘泥于“发表不远热”，应以辛凉解散法治之。清代余师愚、吴鞠通等医家都受到王履以清泄里热、辛凉解表法治疗温热病的启发，如余师愚《疫疹一得》中清瘟败毒饮践行了以清泄里热为主的治疗方法，吴鞠通创立了辛凉解表之银翘散治疗温病初起有表证者。王履的这些观点不但对温病学的独立具有重要意义，而且对新感及伏气温病治疗原则的确立也具有很大启迪。同时其主张“泻南补北”说，且继承了其师朱丹溪“阳有余阴不足论”，也为温病清热养阴的治法提供了理论根据。

此外，王履指出，疫病与伤寒、温病、热病皆不同。其一，他观察到，当世之医治疗温热类疾病，有误攻其里者，有误发其表者。“误攻其里，亦无大害；

误发其表，变不可言”，由此可知温热病乃里热郁结所致，故误攻其里致热邪外泄，恰无大碍。但是，亦可见到误攻里而致大害者，这是因为此种热邪与温病、热病之邪不同，此乃“春夏暴寒所中之疫证，邪纯在表，未入于里故也”。应详加辨别，谨慎治疗。其二，王履对寒疫、伤寒、温热病进行了区分，“秋冬之伤寒，真伤寒也；春夏之伤寒，寒疫也，与温病、热病自是两途”。指出寒疫乃四时不正之异气所致，“尤不可例以仲景即病伤寒药通治也”。

三、治疫名方

《医经溯洄集·伤寒温病热病说》云：“温病、热病后发于天令暄热之时，怫热自内而达于外，郁其腠理，无寒在表，故非辛凉或苦寒或酸苦之剂，不足以解之，此仲景桂枝麻黄等汤，独治外者之所以不可用，而后人所处水解散、大黄汤、千金汤、防风通圣散之类，兼治内外者之所以可用也。”

水解散

主治：时疫初起，头痛壮热，或疮疹出而不快，心胸烦躁，或虽出而仍发热者。

方源：《外台秘要方》卷三引《延年秘录》。

组成：麻黄四两（去节），大黄三两，黄芩三两，桂心二两，甘草二两（炙），芍药二两。

用法：上为散。患者以生熟汤浴讫，每服方寸匕，以暖水下。覆取汗，或利则便愈。丁强人服二方寸匕。

大黄汤

主治：天行，若已五六日不解，头痛壮热，四肢烦疼，不得饮食。

方源：方出《肘后方》卷二，名见张文仲引许推然方（见《外台秘要方》卷三）。

组成：大黄、黄连、黄柏、栀子各半两。

用法：水八升，煮六七沸，纳豉一升，葱白七茎，煮取三升，分服。

千金汤

主治：风寒外束，痰热蕴肺，哮喘咳嗽，痰稠色黄，舌苔黄腻，脉滑数。现常用于支气管哮喘、喘息性支气管炎、毛细支气管肺炎等。

方源：《摄生众妙方》卷六。

组成：白果二十一个（去壳，砸碎，炒黄色），麻黄三钱，苏子二钱，甘草一钱，款冬花三钱，杏仁一钱五分（去皮尖），桑皮三钱（蜜炙），黄芩一钱五分（微炒），法制半夏三钱（如无，用甘草汤炮七次，去脐用）。

用法：上药用水三盅，煎二盅，作二服。每服一盅，不用姜，不拘时候，徐徐服。

防风通圣散

主治：风热壅盛，表里三焦俱实之证。身热烦躁，头痛昏眩，口苦而渴，咽喉不利，胸膈痞闷，腹部胀痛，谵妄惊狂，手足瘈疭，大便秘结，小便短赤；小儿诸疳积热，诸疮，丹斑瘾疹，风肿火眼，舌苔黄腻，脉洪数或弦滑。

方源：《黄帝素问宣明论方》卷三。

组成：防风、川芎、当归、芍药、大黄、薄荷叶、麻黄、连翘、芒硝各半两，石膏、黄芩、桔梗各一两，滑石三两，甘草二两，荆芥、白术、栀子各一分。

用法：上为末。每服二钱，水一大盏，生姜三片，煎至六分，温服。

四、小结

《医经溯洄集》集中体现了元末明初王履的医学成就，具有溯本求真、启发后学的意义，在中国医学史上占有重要地位，直至今日对临床实践仍然具有很高的指导价值。特别是此书虽本于经，但不为经所宥，总征诸实践为解经之据，尊经致用，实事求是，如阐发“亢害承制”论，阐释“四气所伤”学说，首创“真中、类中”论，发挥“五郁”之治等。同时强调“辨其因，正其名，察其形”，在临床诊断中具有重要意义。

王履对伤寒、温病、疫病亦提出一系列创见，于明清温病学的成长具有重要启发意义。其对《伤寒论》客观求实的研究态度，影响了明清伤寒学的发展；“感天地恶毒异气”的瘟疫病源说启迪了吴又可的“戾气”说；明确伤寒由表而入、温病由内达外的发生路径，提出“温病不得混称伤寒”“不可例以仲景即病伤寒药通治（温热病）”，从概念、发病机理和治疗原则上将温病与伤寒明确区分开，使得温病最终从伤寒中脱离出来，为明清温病学说的创立奠定了基础。《古今医统》称赞王履“学究天人，文章冠世，极深医源，直穷奥妙”。《四库全书提要》称“然其会通研究，洞见本源，于医道中实能贯彻源流，非漫为大言以夸世者”。充分表明王履在医学上造诣颇高，同时具有严谨求实的科学态度。

王婧琳　李鸿涛

参考文献

[1] 吴鞠通．温病条辨（卷一至卷六）[M]. 上海：上海中医书局，1955：10.

[2] 王兴伊．元明之际太仓儒医王履三考 [J]. 南京中医药大学学报（社会科学版），2018，19（3）：150-152，203.

[3] 何贤武，王秋华．中国文物考古辞典 [M]. 沈阳：辽宁科学技术出版社，1993：606.

[4] 王履．中国古代绘画名作辑珍：王履画集《华山图》[M]. 天津：天津人民美术出版社，2000：71.

[5] 王履．医经溯洄集 [M]. 左言富，点注．南京：江苏科学技术出版社，1985.

[6] 周魁．温证指归・卷一 [M]. 杨继红，赵怀舟，张凡，校．北京：中国中医药出版社，2015：2.

[7] 彭怀仁．中医方剂大辞典（第二册）[M]. 北京：人民卫生出版社，1994：1143-1144.

[8] 陆广莘．王履医学思想的成就及其对明、清医学的影响 [J]. 中医杂志，1963（5）：20-24.

[9] 徐春甫．古今医统大全・上册・卷一 [M]. 崔仲平，王耀廷，主校．北京：人民卫生出版社，1991：37.

[10] 裘沛然．中国医籍大辞典（下）[M]. 上海：上海科学技术出版社，2002：1312.

沈之问《解围元薮》论述麻风

一、简介

《解围元薮》的作者沈之问是明代医家，自号花月无为道人。该书是沈之问集其祖父沈怡梅、父沈艾轩及其本人三代治疗麻风病的临床经验，于嘉靖二十九年（1550 年）撰成，但在当时该书秘藏未传，竟湮没二百六十余载，直至清代嘉庆二十一年（1816 年）始被吴越一医生黄钟发现而付梓。民国时经裘吉生先生校勘，编入《三三医书》铅印发行，1959 年上海科学技术出版社重校本刊行。该书公世后颇受推崇，被誉为我国第一部中医麻风专书。

二、《解围元薮》的创新思想

《解围元薮》共四卷，前两卷总论，详述风癞症的病因病理及药治总则，后两卷列方近二百五十首，分述其调配、适应证和临床应用注意点。是书之所以名为“解围元薮”，如沈之问所说：“所论风癞之理皆明，是书所治风癞皆备，此外更无遗隙。然用药如用兵，保黎如救命，疗人之病以复元命，能解城之围以活苍生，轻重之殊，实元元之妙法，深渊之大泽也。故曰《解围元薮》云。”

1. 重视综合病因

对于麻风病病因，沈之问认为出于“四时酷烈暴悍贼邪风”“天地变驳，风湿舛逆，是为不正之气，则人感而病焉”“风动而虫生，虫无风而不育”，因而“风”“湿”“虫”是麻风病最主要的病因。同时，又将患害之由从邪正对比、生物气候等方面综合为以下几点："一曰风水阴阳所损"，即地域、环境特异性因素；"二曰源流传染所袭"，即遗传因素；"三曰气秽蛊疰所犯"，是指素体内虚之人在人际交往中交叉感染而成；"四曰保养失度所发"，是指忍饥劳役、醉饱入房、妄想贪嗜，邪毒蕴积而成；"五曰感冒积郁所生"，指感受六淫郁蒸，入于肌肤，邪毒渐深，克剥荣卫发为害。

沈之问对于麻风病源的认识，虽大体上仍未能超出"风""湿""虫"说，但其含义已与前人之见不尽相同。如明确指出麻风病是"传染所袭"，因此"滋蔓于世，相感而生"，具体又有"若父母素患恶疾，必精血有毒，交感于胚胎，传至于儿女"和"他人之毒，传之此人……闻其污气，或对语言"之不同。这一见解在我国中医麻风病学史上，于当时是最为进步的。沈之问肯定本病是传染病，揭示接触传染、飞沫传染等传染途径，还指出机体状况在传染形成中的决定性作用，"若人血气虚，脾胃弱，偶遇恶疾之人"，甚或"其如清晨未饮食之时，犯之祸不旋踵，百难逃一"。因此，养护人体正气非常重要，不可过劳，尤其是放浪形骸、不知养生危害甚大，"若纵房劳，气血弱而复犯之，即发为害"。沈之问对此谆谆教导，"夫人为万物之灵，生于天地之间，宜惜身命，保养元神……后世之人，以六欲七情为事，故多夭折殇殂"，甚为可惜。

2. 麻风辨证论治

通过对麻风病发病过程的周密观察，沈之问根据各种风病的性质、特征和轻重等进行证候划分。首先对风、癞、疠进行区别，"中古分为风、疠二名，内驻曰风，所感深；外着曰疠，所感浅。风甚于疠，而疠轻于风"，故"风疾发迟死速，疠病发速死迟"，然其形气本源等同一体，危害皆然。又说"风、癞一症，轻重之别耳，其害则一也。癞愈形犹可复，风愈元气难全。癞死者少，风死者多"，无论风、癞，都非善症，辙迹一类。鉴于此，《解围元薮》全书具体分为三十六风与十四癞，以脏腑经络统述症状之不同。

沈之问首得麻风病六经辨证，开麻风病辨证论治之先河。"癞风之害根于六淫中，于六部发为六邪，部各六种，症名三十有六"。六淫，即风、寒、暑、湿、燥、火，乃天地六欲不正之气也。六邪，即痛、痒、麻、烂、胀、惫之六病也。六部，即心、肝、脾、肺、肾、胃也。心主血，肝藏之，毒伤血分，则心肝发病。肺主气，凡风疠皆因气闷而生。肾藏精，色欲房劳为害。脾胃通连而藏谷气，其醉饱、五味之伤在此。故风之为病，惟在心、肝、脾、肺、肾、胃之六经受邪。

以心经为例：中于手少阴，面目舌赤，翕翕然发热，喑不能言，久乃生虫，蚀心则足底穿，膝虚肿，浑身溃烂，涎脓腥秽者，荣血先死矣。舌乃心之苗，君火妄动，必舌枯无津液也。火气爍金，故音哑而发热。虚火下流，热毒注肾，直出涌泉，故肿痛，循膝节而至足底穿烂，无可救疗。心主血，火炎内泛，则浑身肿腐，皮肉伤残，不能聚敛。毒入于心，血泛无制，七年不治。

这段文字所描述的是心经受邪后的症状、病程进展、转归及预后，全面细致，有条不紊，对于风癞病的临床诊断提供有效依据。其余五经皆依此例，手太阴“鼻梁崩塌，若眼断、唇翻、失音”，足厥阴“眉发焦脱，满身生黑斑”，足太阴“音哑肤瘪”，足少阴“耳鸣啾啾，生疮，或痒或痛”，足阳明“散蠹周身，皮痒浮游”，为各经发病的典型特点。这种按隶属脏腑之症状做出诊断，有利于系统把握疾病的分类，在治疗及遣方用药时均据此为依归。同时，沈之问还强调“凡患风癞，决非一种，或二三种者有之，甚至有四五种者，先伤一脏，则注各经”。这使得对于风癞病的辨证要灵活而不要拘泥于某经所犯，因而更具临床价值。

三、特色方药治疗

沈之问首先提出风癞病治疗原则“治风之法，先散寒邪，次攻虫毒，次调元气，次养阴血，待风散虫死，血足气清之候，再拔疮秽，舒其筋而伸其挛，滋生毛发则病愈不发，补益之药终身服之不可止，乃不刊之秘论也”。因此，对于风癞病的治疗若欲速不分次序，则随得随失，症情反复，非惟无益，必反害之。沈之问继续明示“始以汤药宣畅，次以膏酒灌融，丸散调护”，此乃王道之常。缘于风癞之药，煎剂奇方最能速效，逐散风邪，通畅脉络，无留毒之患。但恐荡败脾胃，故不宜久服，一见病势稍缓即进丸散以厚脾胃，况“其脑、麝、牛黄、金石、香料不入汤液，又忌见火，惟和丸散，服之功力合宜而顺”。药酒虽人喜服切不可施于初病之时，须待病愈之后，防其再发，药酒使药力钻透肢体，把截毫窍，基固神坚，邪毒不能再犯也。故治风者先须汤液，次用丸膏，愈后方进药酒，为治法之序。

沈之问广求寰宇，不耻下问，搜集治疗麻风的经验，并且“旁搜考试，验而奇异者始录”，通过临床验证，总结筛选，推著了二百四十九首方药，内容丰富。如“黄龙丸”，即水煮黄香丸，能治三十六种大风危症。“千年药乃祖师邋遢张真人遗下平分家产方”，又曰灵宝千年大药，治三十六种大风，十四般大疠，无所不效。“东华玉髓”乃大风子油膏，治烂风疮秽者。“冯夷琼浆”，又名推云酒，治五色疙瘩云颜麻木者。诸如此类“若对症用之无不奏效，若乱投妄用则不见功”。

特别是他总结了大风子治疗麻风的新经验。大风子即海松子，又名丢子，因其专能治风而名也，生于东海日出燥炎之地，故性大热，能直入肌骨杀虫祛湿。丹溪云：“大风子有燥热之毒，能败血动痰，损人之目。”世人均深信不疑。沈之问在《解围元薮》中记载了先君的医案：“富翁陈善长患风年久，求予先君治之，先君思善长耽于酒色，日不间断必难治，固辞不药。善长密贿予家老奴，盗传制大风子之法，善长根据法制度三年，共食大风子肉七十余斤，其病脱去，绝无他患。一日持礼币至予家，谓先君曰，昔年求治力辞何也？先君甚赧颜，厚谢老奴而去，始知盗方之弊，想风病损目难归咎于大风子，盖世之不食大风子而瞽者甚多，后人不可泥于纸上之语。”他总结了大风子治疗麻风的新经验，否定了前人认为服大风子定致“瞽目”（失明）的说法，对以后的麻风防治做出可贵贡献。沈之问对大风子的评述就成书时间而言早于《本草纲目》。

四、小结

沈之问格外重视医德，他在《解围元薮·疠症总论》中写道：“人患风癞，命悬旦夕，求医调治，死生攸关。”这时医家要“治风癞者，当敬畏天谴，毋贪诈欺苟且之财，害人之命”。风癞病自古本就难治，患者痛苦万分，医者当怀仁爱之心，汲汲营营，全力诊治，不可贪图钱财而轻视生命，否则有违大医精诚之本。欲成为一名良医，不仅要医德高尚，还得有高超的医技，这就需踏踏实实地读书方可有所成就。对于那些夸夸其谈、欺世盗名之辈，沈之问则提出了强烈的批评："不读方书，盗袭死方，欺罔奸佞，惟贪轻信，或倩人荐拔，装点巧誉之言，即从而治之，岂不杀人乎？"

沈之问将中医学对于麻风病的认识，提高到一个新的水平。他反复精研，将风癞病的诊治经验留与后人，以俾读者了然无所窒碍，冀良医怀此仁术，有证可循、有方可捡，其用心良苦若是。

王嘉伦　张卫

参考文献

[1] 沈之问．解围元薮 [M]. 陈丽云，胡蓉，校注．北京：中国中医药出版社，2015.

[2] 刘卓风，梁江，郑腾，等．基于中医传承辅助平台分析《解围元薮》内服方剂的用药配伍 [J]. 时珍国医国药，2021,32（1）：251-253.

[3] 胡蓉，陈丽云．论《解围元薮》的学术特色和价值 [J]. 中华中医药学刊，2013,31（2）：337-338.

[4] 赵石麟．麻风病专书《解围元薮》《疠疡机要》《疯门全书》的学术成就 [J]. 陕西中医，1984（11）：31-32.

张凤逵《伤暑全书》论治暑病

《伤暑全书》由明代著名医家张凤逵所著。全书内容丰富，对暑病的病因、发病、辨证、诊断、治法和方剂都进行了较为全面而系统的论述，书中亦记述了许多张氏自身集前人之所成基础上的发挥，颇具特色，是我国现存最早的暑症专书，亦是温病专书之始。该书对于促进温病学的发展，充实中医外感热病学的内容及中医理论发展具有重要意义。

一、简介

张鹤腾，字元汉，号凤逵。安徽颍州（现阜阳）人，生于明嘉靖年间，约1557年，卒于明崇祯八年（1635年），享年约七十八岁。张氏幼习儒学，于1595年中进士，曾任户部陕西司郎中、云南副使等官职，习儒时，对医学甚为爱好，浏览大量医书。1588年夏，张氏患暑病，病情甚为严重，延请多位医生，皆不得要领。后就诊于徽州名医汪韫石，据当时心烦、面垢等症状诊为暑证，投用益元散，二剂病即减轻，后又以加味香薷饮，数剂而愈。此后，张氏深感当时医生对暑病的认识不清、治疗无法，遂潜心钻研有关暑病的医书，搜集整理了大量前人著述，结合个人心得，编写了《伤寒伤暑辨》一书，并于暑季广为刊行，同时为患者诊治，布施药物，开展医疗实践。张氏步入仕途后，仍兼行医道，其医名远盛于官名。而后，张氏在《伤寒伤暑辨》的基础上，搜集群书，撰写了《伤暑全书》两卷。该书于天启三年（1623年）（一说为天启二年，即1622年）成书，全书两万余字，后经清代扬州叶霖（字子雨）增订为《增订伤暑全书》，此书稿成于光绪二十四年（1898年），后由裘吉生刊刻于1936年由世界书局印行的《珍本医书集成》中。《伤暑全书》浅显易懂，所收前人之论分门别类，条理清楚，所收方剂甚合实用，便于读者学习和掌握运用。张氏自己对该书的评价是："议论皆常语，不敢钩深，以便医家览解。方多遵古无他奇，宜证则灵。"

二、创新思想概要

《伤暑全书》共分为上、下两卷。其中上卷首辨春夏秋冬温暑凉寒四证的病原，而后论天时、地气，辨寒暑证之异，认为二者不仅病原不同，而且临床表现与治法亦异。再辨暑证、暑厥、暑风、暑疡、暑瘵、绞肠痧、时疫、寒疫等病的发病特点、治疗大法，并涉及脉理、五运六气等。下卷重论方药，收载治暑常用方五十余首，详述主病及服法，分治暑主方、丸散方类、备用方类、增补方类而论，附有霍乱、疟痢、发斑、痢疾方、疟疾方、发斑方和服药总法等。其后载古今名医品汇，主要搜集了自张仲景以后十余位医家关于温暑病的论述，后还有名医类案，收载了罗谦甫等十余位医家的病案。本书主要学术创新思想可以概括为以下几点。

1. 辨明暑病本质，明确伤寒、暑病区别

面对当时温病学尚未形成完整体系，暑病论述甚少，医以麻桂之剂治疗温热病而多误人的现状，张凤逵认为伤暑病因与伤寒不同，意识到澄清暑病本质的重要性，指出："夏至后，炎火时流，蒸郁烁人，得病似伤寒者，皆是暑火所感而成，与冬之寒气毫不相涉。而亦以冬寒之积久所发者，误矣。""伤寒者，感于冬之严寒；温病者，感于春之轻寒；若暑病，则专感于夏之炎热。"可以看出，张氏认为暑病为专感于夏之炎热之气而罹患，从而分伤寒、伤暑、温病之别，于根本上明确了暑病的病因。在指导治疗上则指出二者本质区别，"冰炭霄泉之不相及，一水一火各操其令。治法一热剂，一凉剂，各中其窍"。此外，张氏还认为暑病发病与否，与人体元阴亏损、元气不足亦有重要关联，暑邪伤人最易伤津耗气，故应内外因并重而不宜有失偏颇。从发病角度，张氏认为与伤寒乘虚伤人相比，伤暑的发病则虚实并重，如阳热体质之人夏季则易染暑病。从传变预后方面，寒暑有较大差异，伤寒由表入里，多循固定的次序进行传变，而伤暑则变幻

莫测，有顷刻便见危重的可能，危害颇大。张氏还认为伤暑的病变过程可分为正邪相争的实热阶段，和邪盛正衰、暑热伤津耗气的实中夹虚阶段。

2. 详述暑病诊断，明确多种病名

张氏对于暑病的诊断多依据临床症状，故书中对于临床症状的描述甚为细致翔实，一方面提出了临床表现的复杂性，提出："暑证多歧；中热、中暍，中内、中外，甚者为厥、为风、为癫痫。即发则泄泻、霍乱、干霍乱，积久后发则疟、痢、疮疡，种种病名，约有十余科。"张氏对暑病的各种临床表现进行了分类，确定了暑厥、暑风、暑疡、暑瘵、绞肠痧等暑病病名，并把泄泻、疟、痢、霍乱、干霍乱等多种疾病归于暑病之中。就寒暑临床表现的异同，张凤逵亦进行了论述，表明"伤寒伤暑二证，流毒天地，沿袭古今，人率习而不察，据其外证，头痛身痛、发热恶寒等证相同，皆混于象而不审内景，不观乎时，因一名之曰寒，而不知其歧多端，甚不可一律论者"。张氏认为，伤暑与伤寒外症相似，易于混淆，从伤寒论治便导致病情延误，结合临床经验表示暑病初起便多有火旺耗气之象，如倦怠嗜睡或胸闷烦渴等症状。另一方面，重视依据脉象来进行诊断，张氏认为：寒病脉浮洪有力者易治，芤细无力者难治，无脉者不治；若温热则不然，温有一二部无脉者，暑热有三四部无脉者，被火所逼勒而藏伏耳，非绝无也，于病无妨，攻之亦易……不知照经用辛寒药，火散而脉起，脉起而病愈。从中可以看出张氏在暑病脉象方面的独到见解。

3. 重视暑病的治法及服药方法

对于暑病变幻难测，发展迅猛的特点，张氏强调暑病要早辨早治，并有暑热为患，当以寒凉为治的观点，主以"清泄内火""辛以散之""酸以收之"，并提出，"暑证不分表里，一味清内，得寒凉而解，苦酸而收，不必用下""治法皆以清内火为主，而解表兼之"。在温病学说未成系统的当时，这些观点发前人所未发，成为后世许多温病学家治疗暑病的思想指引，为之后温病学论治体系的发展提供了坚实的理论基础。对于不同类型的暑病，张氏亦分论治法，如对暑厥的论治，提出属阴风当先用辛温散解之，待其苏醒后再用辛凉以清火除根等。同时，张氏对于服药方法也有心得，不但于每方后附上服法，更专论了服药总法："药对则连进，日夜三五服，以邪退病安为止。”他认为应针对暑病的特点，就其病情发展的态势而采取频频服药的方法。

4. 尊古而不泥古

《伤暑全书》引用了大量前人的论述，但张氏并非全盘收录，而是取其精华，结合自身看法与临床经验，修其不妥，增其不足，汇集张仲景、孙思邈、刘完素、李东垣等十余位名医论暑精义，综合时代特征及暑病特点，逐一辨析，使思路更加清晰，理论更加妥当。如前人所说的“阴暑”“阳暑”之辩，张氏则明确指出：“暑证属火，多发扬激烈之状，总谓之阳，似无所谓阴者。阴证阳证尚不可分，况以暑与热分之，益不达矣。”可见，张氏并未囿于前人论述，其认为暑为火热性质，故治疗应以寒凉为主。又如对李东垣所制的清暑益气汤，历代都将其作为治暑的代表方，但张氏提出，该方对于气血虚弱之人用之最宜，但对强壮者用之恐有助温火之虑，后世王孟英所创制的清暑益气汤则以清暑热、养阴为主，更能针对暑邪的性质而起到治疗作用。张氏于治法上亦针对前人分述表里的说法，提出了“暑证应无分表里”的看法。总之，《伤暑全书》虽对前人的理论与方药多加收录，却不失自己的思考，批判性地开拓出许多针对暑病的独到见解，虽于选方用药尚有局限之处，但瑕不掩瑜，其对暑病辨证论治的阐述，对温病学说形成的影响以及对中医学发展的贡献实是毋庸置疑。

三、用药特色

张氏在暑病选方用药上颇有心得，以其“暑证不分表里，一味清内，得寒凉而解，苦酸而收，不必用下”一说法，可将其选方用药大致分为“寒凉而解”与“苦酸而收”两类论述：“寒凉而解”即以辛寒与甘寒清解暑热，张氏治疗暑热炽盛，气津未伤者，主张以辛寒治之，大清暑热，药如石膏、寒水石、滑石等，方如桂苓甘露饮、白虎汤、益元散一类；而暑热炽盛，但阴津已伤者，以甘寒治之，兼顾津液，药如西洋参、麦冬等，方如竹叶石膏汤、生脉散一类，后来王孟英清暑益气汤的创制，便蕴意有张氏这一理论，如上选方用药均体现了张氏“清泄内火”的治法。另外对于伤暑轻症，张氏主张“辛以散之”，用藿香一类辛凉药物疏解暑热之邪，或以五苓散类利水导热。“苦酸而收”即以酸收的药物敛养津液，治疗暑热渐退、津伤较重者，多采用乌梅、五味子、芍药等药味，即治法中所提“酸以收之”之法，后世吴鞠通创连梅汤便是这一思想最好的体现之一。

由此可见，张氏治疗暑病，选方用药多以祛除暑热之邪为主，同时兼顾养阴扶正。针对不同暑病，张氏亦活用经典名方，将前人理论与自身观点相结合，辨证施治，如暑疡者，主要用败毒散加减来清热毒去脓血；暑瘵者，用四物汤、黄连解毒二陈汤加减等以清暑热养阴血。上述方剂均实用且有效，正如张氏自己所言：方多遵古无他奇，宜证则灵。

四、小结

张凤逵在《伤暑全书》中的许多见解，对后世包括吴又可在内的诸多医家都产生了较大影响。清代如周扬俊、俞根初、叶天士、吴鞠通、王孟英等医家对暑病的辨证论治，均为继承和发扬了张氏所创立的论点和方法。如周扬俊《温热暑疫全书》中暑病相关内容，大多便沿用了张凤逵《伤暑全书》的内容。叶天士在《幼科要略》中更是推崇张氏的“首用辛凉，继用甘寒，再用酸泄酸敛，不必用下”的基本原则，称其为“要言不烦”。由此可见，《伤暑全书》作为现存最早的暑症专书，一方面，拓充了暑病辨证论治的方法与经验，指导后世乃至今日暑病的临床诊治；另一方面，更为重要的是它不囿于时代，敢于提出诸多先声，为清代温病学说的暑病论证奠定了理论基础，对温病学的发展起到了极大的推动作用。

佟琳

参考文献

[1] 岳冬辉，毕岩，苏颖 . 明代医家张凤逵论治暑病的贡献与特色探析 [J]. 中国中医基础医学杂志，2015,21（8）：921-923.

[2] 肖永芝 . 重考《伤暑全书》和《增订伤暑全书》[C]// 全国第十一届中医医史文献学术研讨会论文集，2008：104-107.

[3] 沈凤阁 .《增订伤暑全书》探析 [J]. 安徽中医学院学报 ,1988（2）：62-63.

[4] 赵章忠 . 张凤逵生平及其《伤暑全书》考评 [J]. 安徽中医学院学报 , 1988（2）：53-54.

[5] 盛增秀 . 增补温病名著精华 [M]. 北京：科学技术文献出版社 , 2020.

吴又可《温疫论》戾气学说创新思想

《温疫论》为明末著名医家吴又可所撰，书中理论开温病学之先河，被誉为温病学派的奠基之作。该书首次提出“戾气致病”的温疫病原学的新观点，认识到戾气具有传染性，是温疫感染流行的主要病因，并提出温疫侵袭人体的传变途径以及辨证论治，本书是继《伤寒论》之后又一部具有划时代意义的外感热病专著。

一、简介

吴又可，名有性，字又可，号淡斋，江苏吴县洞庭东山人，生于明万历十年（1582年），卒于清顺治九年（1652年），享年七十岁。吴又可所处的时代，温疫大流行，许多医者找不到好的治疗办法，而墨守伤寒法治温疫，以致疗效很差，甚至患者不死于病而死于医。吴又可亲身目睹当时一些传染病流行地区“一巷百余家，无一家仅免；一门数十口，无一口仅存者”的惨景，1641年山东、浙江等省疫病流行，吴氏不顾安危，深入传染病流行区进行救治。他刻苦钻研，推究病源，对温疫病因和传染途径的认识，较前人有重大突破与创新，并结合自己丰富的治疗经验，分析总结，于崇祯十五年（1642年）撰成了第一部温疫学专著——《温疫论》。他指出温疫的发生是戾气从口鼻侵入人体，伏于募原，其邪在半表半里之间，其传变有九，并提出其辨证和治疗与伤寒不同。吴氏参考古今医案，创造了一整套辨证施治法则与有效方药。吴氏治学严谨，重视从实践出发，不拘泥于前人经验，富有创新精神。他在实践基础上提出的辨治温疫的伟大创见和诊治经验，为后来温病学说的发展和系统化奠定了基础。

二、戾气温疫创新思想

《温疫论》全书共分上下两卷。上卷载文五十篇，主要阐发温疫之病因、病机、传变、证候、治疗、误治等，重点阐介了汗、吐、下等温疫逐邪之法及汗、下后的处理。下卷载文三十六篇，着重叙述温疫的各种兼挟证治以及“应补”“应下”的运用法度，尤其是对于妇人、妊娠妇女、小儿等特殊人群感受时疫的证治设有专篇论述，还有对温疫的名称、性质、盛衰、传统认识质疑正误等辩论性文章。综观全书，其主要学术创新思想可以概括为以下几点：

1. 提出了温疫的病因学——“戾气学说”

吴又可经过长期的临床实践发现，温疫邪气致病具有特异性，既不类《伤寒论》所述之伤寒，又与刘完素之“火热论”有别，其发病暴戾恣睢，流传沿门阖户，症候急重，传变多端。于是，他根据当时温疫流行的情况，创造性地提出：“夫温疫之为病，非风非寒，非暑非湿，乃天地间别有一种异气所感。”他称这种异气为“戾气”或“杂气”，并肯定戾气虽不可见，但亦是一种物质，同时指出“戾气”的传染途径是通过空气与接触，由口、鼻进入人体而致病。

“戾气学说”否定了“疫病之由”是“非其时而有其气”的传统观点，突破了历代医家所持的六淫时气说、伏邪说、瘴气说等论点，认为戾气并非单一性质，而是多种多样的，“为病种种，难以枚举……是知气之不一也”，并且“众人触之者，各随其气而为诸病焉”。他认识到这种具有“特异性”的戾气具有“种属免疫性”特征，在《温疫论·下卷·论气所伤不同》中道：“偏中于动物者，如牛瘟、羊瘟、鸡瘟、鸭瘟，岂当人疫而已哉？然牛病而羊不病，鸡病而鸭不病，人病而禽兽不病。究其所伤不同，固其气各异也。”此外，吴氏还观察到，温疫等传染病的流行形式可以是大流行，也可以是散发。在当时科技及历史条件下，吴氏对传染病能有如此深刻、精辟的认识，令人赞叹。

2. 揭示了以“膜原”为中心，表里为纲领辨识温疫发病传变的基本规律

吴氏对于温疫的发病做了较为客观的评述与总结，“其感之深者，中而即发；

感之浅者，邪不胜正，未能顿发”“其年气来之疠，不论强弱，正气稍衰者，触之即病”“本气充满，邪不易入，本气适逢亏欠，呼吸之间，外邪因而乘之”“或遇饥饱劳碌，忧思气怒，正气被伤，邪气始得张溢”。温疫的发病一方面取决于人体感受戾气的深浅与毒力的程度，另一方面也取决于人体正气的强弱，从正邪两个方面加以分析。另外，吴氏对戾气致病的大流行与散发性、地域性和时间性等均有所论述，这些都源于其实践经验的积累。吴氏吸取了《素问》经络膜原之说，并在刘完素三焦热论的影响下，总结与归纳了温疫学说，对于温疫的传变规律做了较为翔实的论述，其基本模式是以“戾气—口鼻（皮肤）—膜原—表里”这一途径感受并传变的。其中以“膜原”为中心，表里为纲领，内外传化，上下递变，错综复杂。基于长期细致的临床实践观察，吴又可将这一规律总结为“九传”，即：但表不里、表而再表、但里不表、里而再里、表里分传、表里分传而再分传、表里偏胜，先表而后里，先里而后表。

3. 创拟了治疗温疫的基本原则和实用效验的方剂

吴氏吸收了刘完素的三焦火热学说，以及喻嘉言的逐秽解毒学说，结合自己丰富的临床实践，强调治疗温疫的基本原则以“逐邪”为第一要义，认为“客邪贵乎早逐”“邪不去则病不愈”，如书中以辛散逐秽、苦泄解毒的达原饮，疏利开逐膜原邪气而用于温疫初起。病邪深入于里，偏重于上时，以瓜蒂散涌邪而出；偏重中下者，主张“急证急攻”“勿拘于下不厌迟之说”。攻下祛邪主张以承气辈，病邪发越于表，或汗出、或发斑者，当因其势，助邪外透，自然汗止斑消。至于表里分传者，亦不离因势利导，就近逐邪。另外，吴氏提出反对妄投寒凉、闭伏邪机的精辟主张。

《温疫论》记载了吴氏治疗温疫的很多验方，不仅丰富了温疫治疗学，而且对今天的中医临床实践仍有很大的指导价值。如治疗湿热郁遏膜原的达原饮，治疗温疫后期正邪交混、主客浑受、正虚邪恋、痰瘀互结的三甲散，以及攻补兼施、虚邪兼顾的承气养荣汤等，立方精当，疗效确凿。

4. 总结完善了温疫兼挟证、复发、误治的处理以及补法、下法的运用

温疫变证多端，尤其在有兼挟证、复发以及误治的情况下，处理起来颇为

棘手，如对兼有下格（大便不通兼有呕吐、饮食不进）、蓄血、发黄、自汗、盗汗、狂汗、发斑、夺液无汗、虚烦似狂、神虚谵语、夺气不语、脉厥、体厥、蛔厥、呃逆、肢体浮肿等情况的论治；复发是指劳复、食复、自复等情况；误治是指妄投破气、补益、寒凉之剂。吴氏在《温疫论》中对其临床治疗经验做了全面的总结与论述，值得深入研究。《温疫论》强调下法对于逐邪的重要性，但应善用而不是滥用，滥用或应用不当仍会引起重大的不良反应，对于“应下诸证”设有专篇阐发，并对先后出现的种种变证，如下后脉沉、下后脉复沉、下后复聚、下后身反热、下后脉反数、下后反痞、下后反呕等情况也介绍了详细的处理应对办法。疫病用补，可谓艺高人胆大，吴氏不仅设立了“应补诸症”专篇，而且对于攻补兼施等问题均有详细讨论，反映出这些认识确是临床经验所得，俱系真知灼见。

5. 丰富发展了妇人、小儿等人群感受疫病的辨证施治

吴氏根据妇人、小儿的体质特点，设有专篇论述此类人群的辨证施治方法。吴氏指出，妇人伤寒温疫因有月经及产育的特殊生理情况，所以应注重调血分；孕妇时疫，若当用三承气，须随证施治，勿惑于参、术安胎之说而用补药，体现了吴氏胆大、心细、严谨的医疗作风。同时他也提出孕妇时疫伴有大劳、大欲、大病、久病等气血两虚、阴阳并竭“四损”的证治原则。小儿时疫，变化最速，辨识不清，延误治疗，祸不旋踵，因此贵在审识精准，及时用药，小儿太极丸为其代表方剂。

三、治疫名方

达原饮

主治：温疫初起，先憎寒而后发热，日后但热而无憎寒也。初得之二三日，其脉不浮不沉而数，昼夜发热，日晡益甚，头疼身痛。其时邪在伏脊之前，肠胃之后，虽有头疼身痛，此邪热浮越于经，不可认为伤寒表证，辄用麻黄桂枝之类强发其汗。此邪不在经，汗之徒伤表气，热亦不减。又不可下，此邪不在里，下之徒伤胃气，其渴愈甚。宜达原饮。

组成：槟榔二钱，厚朴一钱，草果仁五分，知母一钱，芍药一钱，黄芩一钱，甘草五分。

用法：上用水二盅，煎八分，午后温服。

方解：槟榔能消能磨，除伏邪，为疏利之药，又除岭南瘴气；浓朴破戾气所结；草果辛烈气雄，除伏邪盘踞，三味协力，直达其巢穴，使邪气溃败，速离膜原，是以为达原也。热伤津液，加知母以滋阴；热伤营血，加白芍以和血；黄芩清燥热之余，甘草为和中之用，以后四味，不过调和之剂，如渴与饮，非拔病之药也。

加减：凡疫邪游溢诸经，当随经引用，以助升泄，如胁痛、耳聋、寒热、呕而口苦，此邪热溢于少阳经也，本方加柴胡一钱；如腰背项痛，此邪热溢于太阳经也，本方加羌活一钱；如目痛、眉棱骨痛、眼眶痛、鼻干不眠，此邪热溢于阳明经也，本方加干葛一钱。证有迟速轻重不等，药有多寡缓急之分，务在临时斟酌，所定分两，大略而已，不可执滞。

四、小结

《温疫论》在温病学派发展史上是一部划时代的著作，是对温疫学说的创新与升华，其问世对于当时乃至对后世温病学说的发展都产生了极大的影响和推动作用。温病学说源于《黄帝内经》，萌芽于《伤寒论》，孕育于金元，成熟于明清。清代一些著名医家，如戴北山、杨栗山、刘松峰、叶天士、吴鞠通等均是在《温疫论》的基础上有所继承与发扬，最终在清代开创并形成了新的中医学术流派——温病学派。在温病学说的发展过程中，《温疫论》作为我国第一部治疗传染病的专著，具有承前启后的重要作用。至今，《温疫论》中所记载的宝贵而实用的医疗经验，对于治疗一些传染病或感染性疾病如流行性乙型脑炎、流行性感冒、麻疹、猩红热、痢疾等仍具有重要的指导意义与应用价值。

李鸿涛　陈广坤

参考文献

[1] 浙江省中医研究所 .《温疫论》评析 [M]. 北京：人民卫生出版社 ,1977：2-3.
[2] 曹洪欣 . 温病大成 · 温疫论 [M]. 福州：福建科学技术出版社 ,2007.

喻昌丰富发展外感热病体系，创新秋燥辨证论治

清初医家喻昌精研医理，推崇《伤寒论》，对伤寒条文做了分类整理，成为研究伤寒派中错简重订派的代表人物之一。喻昌一生著述很多，其撰论十分重视结合经典阐述治验。他对于外感病，尤其是秋燥、痢疾等外感病及传染病的辨证论治具有独到的创新认识。

一、简介

喻昌（1585—1664 年），字嘉言，明末清初医学家，南昌府新建县（今江西南昌新建区）西山朱坊村人，因新建曾名西昌，故喻昌别号西昌老人。喻昌生性豪放、文采粲然，清初著名经学大师阎若璩在《潜丘记》中曾赞誉喻昌及其时钱谦益（号牧斋）、吕留良（号晚村）等十四人为“盛人”。可见其与当时文化名流交从甚密，颇负盛名。《清史稿》亦赞其：“才辩纵横，不可一世。”

喻昌幼年聪敏，治举子业，博通经史诸子百家之学，明崇祯三年（1630 年）在南昌应江西乡试，考中副榜贡生，继而北上入京国子监就读，并上书请求崇祯皇帝征诏，谏言救国救民之道，而不得，后又参与会试，落第。由此，喻昌已无心于仕途，遂南归乡里。明朝灭亡后，他游历于南昌、靖安等地。据《牧斋遗事》：“嘉言本姓朱，江西人，明之宗室也。鼎革后讳其姓，加朱以捺为余，后又易木以刖为俞。”后又加一“口”旁，乃成“喻”姓，并剃度为僧，隐蔽明宗室身份。喻昌中年以后周游各地，足迹遍及赣、浙、苏、皖，最后定居常熟。《新建县志》记述喻昌“顺治初寻诏征，力辞不就，佯狂披鬀，复蓄发游三吴，侨居常熟”。《江西历史名人传》指出喻昌在“顺治十年（1653 年）前后”出游

江、浙，受友人钱谦益之邀，移居于常熟城北虞山下，悬壶济世，并在诊务之余课徒著述，直至去世。

喻昌中年以后致力研习医学，攻读《黄帝内经》《伤寒论》等中医经典医籍，对其中理论颇有创悟。据《靖安县志》载，嘉言“居靖安最久，治疗多奇中，户外之履常满焉”。其医名远振，与张璐（字璐玉）、吴谦（字六吉）并称清初三大名医。晚年的喻昌感叹道：“吾执方以疗人，功在一时；吾著书以教人，功在万世。”故其在行医、课徒之余，致力于著述，先后著有《尚论篇》四卷、《尚论后篇》四卷、《医门法律》六卷、《寓意草》四卷等，书中独到之处颇为后世称颂，受到后世医学界大力推崇。传喻昌学者，以徐忠可、程云来，以及再传弟子舒驰远等为著。

喻昌少年之时即通晓内养之法，且在参修禅理之余，兼习道家黄白之术，故终生未尝卧病。喻昌于医、儒、释、道之外，尤喜好围棋，《常熟志》载：“昌好弈，弈品居二三手，达旦不倦，年八十余与国手李元兆对弈三昼夜，敛子而卒。”喻昌无子嗣，由外甥赴常熟扶柩而归，《江城旧事》记述：“新建喻嘉言殁于钱牧斋家，牧斋以为坐化龛奉之。康熙间，甥某迎归靖安。”又据《江苏省志》记载：“昌无后，其甥负遗骸归……后寄靖安萧寺。”喻昌遗骨停柩于靖安萧寺达50余年。南昌医者出于对喻昌的尊敬和爱戴，至“雍正中，南昌医士佥曰：先生明处士稳于医，奈何辱遗骸而佛法祀之，因迎至南昌徐孺子墓侧葬焉。龛初至，寄城南百福寺。”将其柩安葬在东汉“南州高士”徐稚墓侧，共同纪念这两位高风亮节的雅士。

二、创新思想

1. 祖述经典，继承发扬仲景学说

喻昌的学术思想直接源于《黄帝内经》和仲景学说，他说：“谈医者，当以《灵》《素》为经，《金匮》为纬。”（《医门法律·疟证门》）。喻昌以《黄帝内经》为理论基础，在临床实践中，外感遵《伤寒论》，内伤遵《金匮要略》，在弘扬与发展仲景学说上做出了重要贡献。

此外，喻昌在《尚论篇》中对《伤寒论》的编次、注释都提出了新的见解。他接受了明代医家方有执的学术观点，认为《伤寒论》经王叔和、成无已等人修

订后，已有错简及失误，而非原貌，故而重予厘定。他主张“错简重订”，倡导“三纲鼎立”之说，此说开辟了研究《伤寒论》的新视角，对明清温病学派的形成，也有一定的影响。这一学术观点主要集中论述于《尚论篇》和《尚论后篇》中，《四库全书总目提要》评价道：“纲举目张，颇有条理，故医家称善本。”

喻昌发展了仲景伤寒疫病学说，如他在疟证门中首言疟病治法、病因病机、病位及治疗重点，次言温疟、牡疟，并重点阐释《金匮要略》柴胡去半夏加栝楼汤方以及柴胡桂姜汤，最后从《黄帝内经》以降，历数后世治法机要，其中首推仲景《金匮要略》论疟法门。“律”中特别强调要根据人体的正气，正确施以攻邪截疟之法。又如，喻昌在仲景伤寒外感的启发下，进一步丰富发展了外感热病辨证论治体系，在热湿暑三气门中从痉病、痉脉、风湿三节立论，对痉进行了精详的辨析，指出：“六淫之邪，至于成痉，乃病证之最多、最深、最恶、最易惑人者。轩岐仲景，奥中之奥，后世罔解，因致肆无忌惮，凿空妄谈，此唱彼和，夭枉接踵，岂操生人之术以杀人耶！由辨之不早辨耳。”此三门以《金匮要略》言论治，在实例中阐述经方治热湿暑的原理，“综群方而论列之，以其详故益加详焉”。此外在《尚论篇》中，“论春温大意并辨叔和四变之妄”“详论温疫以破大惑”等论著亦多有创新和发挥。

2. 敢为人先，丰富发展经典理论

喻昌学本《黄帝内经》，用本“仲景”，但在临床实践中，敢于提出自己的新认识，对经典理论和中医临床多有开拓。

如他在《医门法律・痢疾门・痢疾论》中指出：“外感三气（热暑湿）之热而成下痢，其必从外而出之，以故下痢必从汗，先解其外，后调其内，首用辛凉以解其表，次用苦寒以清其里，一二剂愈矣。失于表者，外邪但从里出，不死不休。故虽百日之远，仍用逆流挽舟之法引其邪而出之于外，则死证可治，危证可安。”其方选用活人败毒散，扶正透表而败毒。喻氏独创的这一“逆流挽舟”法，用治“外感三气之热而成下痢”，先解其外，后调其内，“引其邪而出之于外”。并详述了痢疾各种变证以及噤口痢、休息痢、久痢的治法。喻氏开创的“逆流挽舟”法治疗痢疾，开辟了一个崭新的治疗思路，也是对经典理论的继承和创新。

又如《医门法律・秋燥论》中对六淫之一的“秋燥”进行了详辨与阐发。

《黄帝内经》病机十九条，论六气独缺一“燥”，虽有刘完素补“诸涩枯涸，干劲皴揭，皆属于燥”之说，但对“秋燥”的认识以及证治方药尚未完备，而且《黄帝内经》中有“秋伤于湿”之说更滋学者疑惑，喻昌特辟燥湿霄壤之殊，指摘其讹。他说：“春伤于风，夏伤于暑，长夏伤于湿，秋伤于燥，冬伤于寒。觉六气配四时之旨，与五运不相背戾，而千古之大疑，始一决也。”并对燥气随时令的转化，言道：“夫秋不遽燥也，大热之后，继以凉生，凉生而热解，渐至大凉，而燥令乃行焉。”为后世温病学说中温燥、凉燥之说提供了依据。对于燥证的治疗，喻氏既反对误燥为湿，滥用辛香行气，又反对不达治燥之旨而但用润剂。他强调治燥要分清表里气血之不同，分脏腑加以施治，“治燥病者，补肾水阴寒之虚，而泻心火阳热之实，除肠中燥热之甚，济胃中津液之衰。”并在此认识下，创制了有效方药，如治疗诸气膹郁、诸痿喘呕的清燥救肺汤，治皮肤皴揭、筋燥爪干的滋燥养荣丸等，对经典医论既有继承又有发展。

3. 针砭时弊，规范警醒医界俗套

在《医门法律》中，喻昌阐发辨证论治法则，辩驳与阐论医界误治俗套，同时标立禁例。书中评古论今，理辩纵横，既是规范医疗辨证施治的准绳，又是警醒医界流弊的科律。他提出《伤寒论》治病之律例十条，申治风温不可发汗之律，申治湿温不可发汗之律，申治伤寒病令人亡血之律，申治伤寒病令人发噎之律，申治伤寒病不审营卫素虚之律等。同时，在卷二至卷六中，对中寒、中风、热湿暑之气、伤燥等六气病证，以及疟证、痢疾等疫邪杂病的证治，皆设有“戒律”，析理透彻，法度严谨，条律彰明，使人有法可依，有律可遵。如《医门法律·黄瘅门》中指出：“阴瘅病，误从阳治，袭用苦寒，倒行逆施，以致极重不返者，医杀之也。”从这些律条可以看出喻昌的真才与苦口，谆谆告诫为医者切莫从俗而流，操术误人。

三、治疫名方

清燥救肺汤

主治：诸气膹郁，诸痿喘呕。

组成：桑叶（经霜者，得金气而柔润不凋，取之为君，去枝梗，净叶）三钱，石膏（煅，禀清肃之气，极清肺热）二钱五分，甘草（和胃生金）一钱，人参（生胃之津，养肺之气）七分，胡麻仁（炒，研）一钱，真阿胶八分，麦冬（去心）一钱二分，杏仁（泡，去皮尖，炒黄）七分，枇杷叶（刷去毛，蜜涂炙黄）一片。

用法：水一碗，煎六分，频频二三次滚热服。痰多加贝母、瓜蒌；血枯加生地黄；热甚加犀角、羚羊角，或加牛黄。

方解：诸气膹郁之属于肺者，属于肺之燥也。而古今治气郁之方，用辛香行气，绝无一方治肺之燥者。诸痿喘呕之属于上者，亦属于肺之燥也。而古今治法，以痿呕属阳明，以喘属肺，是则呕与痿属之中下，而惟喘属之上矣。所以千百方中，亦无一方及于肺之燥也。即喘之属于肺者，非表即下，非行气即泻气，间有一二用润剂者，又不得其肯綮。总之《内经》六气，脱误秋伤于燥一气，指长夏之湿，为秋之燥。后人不敢更端其说，置此一气于不理，即或明知理燥，而用药夹杂，如弋获飞虫，茫无定法示人也。今拟此方，命名清燥救肺汤，大约以胃气为主，胃土为肺金之母也。其天门冬，虽能保肺，然味苦而气滞，恐反伤胃阻痰，故不用也。其知母能滋肾水、清肺金，亦以苦而不用。至如苦寒降火，正治之药，尤在所忌。盖肺金自至于燥，所存阴气，不过一线耳，倘更以苦寒下其气，伤其胃，其人尚有生理乎？诚仿此增损以救肺燥变生诸证，如沃焦救焚，不厌其频，庶克有济耳！

四、小结

《医门法律》是喻昌集临证几十年经验撰写而成，内容体例独具一格，传诵医林，影响深远。《四库全书总目提要·医家类》评价道：“盖古来医书，惟著病源治法，而多不及施治之失，即有辨明舛误者，亦仅偶然附论，而不能条条备摘以咎，昌此书专为庸医误人而作，其分别疑似，既深明毫厘千里之谬，使临证者不敢轻尝，其抉摘瑕疵，并使执不寒不热、不补不泻之方，苟且依违，迁延致变者，皆无所遁其情状。亦可谓患预防，深得利人之术者矣。”尤其是在学术领域里，喻氏敢于修订古典著作中的不足，既发明了仲景伤寒蕴义，又丰富和发展了风、寒、暑、湿、燥、火六气诸疾的辨证论治。其提出的秋气应燥而非《黄帝内经》的“秋伤于湿”，并自拟清燥救肺汤以疗燥证，以及开创治疗痢疾的新思路——“逆流挽舟法”，都对后世中医理论和临床实践的发展做出了有益的开拓。《郑堂读书记》赞扬该书是“济川之舟楫，烹鱼之釜鬵”。

李鸿涛　张明锐

费启泰《救偏琐言》论治天花

一、简介

费启泰，明末清初医家（1590—1677年）。字建中，乌程（今浙江吴兴）人。少业儒，久不得志，遂检家藏医籍及诸家痘疹书，潜心三载，精研奥旨，颇获心得，尤工痘科。

二、《救偏琐言》的创新思想

天花，是由天花病毒引起的一种烈性传染病。在明以前的古医籍中，天花的病名有虏疮、豌豆疮、疮疹、痘疹、痘疮、痘症等，内容混淆。直至明代，随着出疹性疾病患者的增多，医家积累了更多的实践经验，对疾病的认识不断加深，逐渐分辨诸出疹性疾病，从原先的混同渐至明辨。自此之后的儿科医书，不再将天花与麻疹这两种出疹性疾病混为一谈，而是以“痘疮”或“痘症”称呼后世的天花，以“麻疹”或“麻证”称呼后世的麻疹，并在书中将这两种疾病的病因、病机、症状、治法与方药分开论述。《救偏琐言》所论治痘，实为天花。

1. 病因认识

葛洪在《肘后救卒方》中，以“恶毒之气”解释天花的病因，认为天花是一时行病。隋代巢元方在《诸病源候论》中以“表虚里实，热毒内盛”解释天花病因。最早将天花病因与胎毒相联系见于北宋钱乙的《小儿药证直诀》，书中专列《疮疹候》一节，对“疮疹”的病因，钱乙认为是：“小儿在胎十月，食五脏血秽，生下则其毒当出。”这是关于天花病因是胎毒的最早论述。自此以后，天花胎毒病因观为诸医家所认同，一直沿用至清末。

明代医家汪机认为胎毒的成因与父母的欲火有关：“盖痘之为证，根于精血之初，而成于淫火之后。”此观点为后世不少医家所认同，《救偏琐言》亦持此观点，书中言道：“痘，一胎毒耳，名之曰痘，取象形之义也。有谓天疮者，以先天所种，非后来之毒也。然所谓先者，非怀娠时母感七情六欲，辛热爆炙之毒，当二五妙合，精行血就时当下之毒也。何也？孩体以精血而成，精血以情欲而媾，有是身，则有是毒矣。精血为成身之本，情欲在会合之先，先孰最焉。同一情欲，而痘有顺险逆之分，何也？精血厚而情欲淡，更得性恬味薄者，合天地化生之理，得阴阳和合之宜，其禀旺，其毒轻，痘疮自顺。有血旺而精薄，有精强而血虚，或偶为七情所扰，或适为辛热爆炙所乘，至交媾时，或男淡而女炽，或女淡而男浓，是精血不能无病矣，其痘自险。至若积为七情所扰，或嗜厚味无厌，或久服兴阳壮火之药，皆足以致火，洽髓沦肌，更兼男女俱炽，乐及于纵，即精血极旺，而精乃毒精，血为毒血矣。以毒精毒血而成此孕，其能保痘之不逆乎。又有欲泄而强闭，以贪欢会，此又逆之最速，不终日而可毙，是谓闷痘。此顺险逆之由分也。”

2. 痘形图

《救偏琐言》载有全身痘形图十八种，并在前有十五种异形痘症图像介绍。痘形图是痘疹在人体上的直接表现，是中医儿科古籍中的特色图像，实用性强，学科特点突出。

儿科医籍中，关于痘疹疾病的表述常采用痘形图的形式，这是因为痘疹自古以来是威胁小儿生命的急重疫病。痘疹的色泽、形状、疏密变化，痘中浆液的饱满或塌陷，是痘疹最明显的外在表现形式，是可资诊断与鉴别的重要征象。痘形表现形式复杂多样，但因有皮肤表象，故用图像说明其各自特点、吉凶预后最为方便。掌握了痘形变化的规律，就可有效地判断病情，及时挽救小儿生命。

3. 六气大司天理论

六气大司天理论是明清医家以《黄帝内经》中的运气学说为基础，探索并解释疾病特点和医家用药特点的中长期变化规律而提出的一种周期理论。它把运气学说中逐岁而更的“司天”之气扩大为六十年一变的“大司天”，是中医发展史上难得的理论创新。

有关六气大司天理论的论述始见于《救偏琐言》，但费启泰未用“大司天”的概念，而将六十年基本单元称为“大运”。并在《救偏琐言·自序》中详述发现“大运”经过：“检家藏医籍，及诸家痘疹，潜心三载，草草应事。留心于兹，前人不我欺也。殆自甲子更始，于古法所以然者，渐觉不当，所必禁者，渐觉相宜。然犹不敢自信，窃见泥古而执成规者，不第崇补助阳，致轻变重，重变逆。”

他发现甲子更始后对古法治疗产生了疑问，于是“苦心参究”，最后领悟到“民病固因六气而转，六气之运，本阴阳太乙而分，时行物生，寒暑代谢，阴阳在岁位也。总持岁纪，充积其数，阴阳有大运也。必甲子一周，而一气之大成，始伏，将来乃进，自不规规于岁位，而得满充积之数者，是则民病之改易，其应大运可知。”即言，有以一岁“寒暑代谢”为一气的“岁气”，“总持岁纪”扩大之，有以甲子一周成一气的“大运”，而疾病性质的变化与“大运”相应。由此在临床经验的基础上发现了“大运”。

接着费启泰运用“大运”对宋明医家的用药特点进行了分析，如卷二云：“尝稽东垣一以保脾为主，河间一以滋阴为重，子和一以荡涤为先，皆能表表于世，总得挈领提纲，故得一本万殊之妙。不则当年岂无岁气而必各取其一耶？至于痘症，有独取于辛热，有得意于寒凉，有扼要于保元，是亦治痘之明手，何不见有逐年之分别耶？要知大运之使然，非三氏之偏辟也。”他以“大运”解释医家的用药特点，以医例说明医论的做法为后世医家所继承和发展。

《治痘须知大运论》是《救偏琐言》的纲领性文章，阐明大运与岁气关系，指出大运乃临证首要考虑的因素。此外，文章记录了大司天相火在泉的特性和应对经验，非常宝贵。费启泰之说暗含“大运”的传变次序，虽未具体排出“大运”的传变次序，但其论已可推出。《治痘须知大运论》开篇“天以阴阳而运六气，运有小大，小则逐岁而更，大则六十年而易”，即“大运”遵循和岁气类似的传变规律，而岁气按三阴三阳的次序传变，“大运”亦然。另又言“往昔痘多虚寒，大运在寒水也。今多烈毒，大运在相火也”。意指自1624甲子年之后，“大运”由太阳寒水司天、太阴湿土在泉转为厥阴风木司天、少阳相火在泉，亦即七十二甲子为寒湿之气当值，七十三甲子为风火之气当值。因而，其他甲子之“大运”可依次按三阴三阳之序推算。显然，虽未明言，但其所论确已隐含一套相对完整的理论。

有学者认为，费启泰“大运”的更替由太阳寒水转为少阳相火，而非按三阴三阳之序传递，且其未能建立像运气学说般严整的理论格局，是因他将“大运在寒水”“大运在相火”都解为司天之气的缘故。而实际上，因为“大运”和岁气一样按照三阴三阳的次序传变，“大运在寒水”应指司天之气（其在泉为太阴湿土），“大运在相火”应指在泉之气，费启泰著文时已到相火在泉主事的时段。

费启泰认为“民病之应乎运气，在大不在小”，但也存在“偶尔之变”，因而提出“常”“变”之论：“病而于小大俱合，无论矣。有于大运则合，岁气相违者，自从其大而略变其间也，此常理也。间有于小则合于大相违，更有于大运岁气俱违者，偶尔之变，亦当因其变而变应之。”这为后世合理运用“大运”提供了借鉴，值得重视。

三、小结

《救偏琐言》共五卷，刊于1659年。费启泰认为古人治痘之法，多有所偏，特别是略于攻下、解毒、凉血、清火诸法，因而根据临床经验写成此书，对痘疹的辨证原则和治疗方法论述颇详。书中除讨论了一些具体的痘科辨证外，并附异形痘症图像及备用良方。费启泰对运气大周期理论的阐述是值得称道的理论创新，为后世医家所继承。

后世总结费启泰：“（旧）时治痘，重于扶正，轻于治毒，与病不相宜，败于虚者，几上残花，毙于毒者，大林秋叶，力纠世医之偏见，善用清热解毒之治法，所治多效。”

王嘉伦　张卫

参考文献

[1] 费启泰.救偏琐言[M].方春阳，点校.长春：吉林科学技术出版社，

1994：801.

[2] 柯资能，孙明，廖莲婷．六气大司天理论历史源流考 [J]. 中国中医基础医学杂志，2015,21（10）：1199-1201.

[3] 刘玉玮．儿科类中医古籍特色图像研究—整理研究儿科诊疗经验的途径 [C]// 中华中医药学会中医医史文献分会．整理、传承、发展—中医医史文献研究的新思路—中华中医药学会第十五次中医医史文献学术年会论文集．2013：129-133.

[4] 黄颖．天花病名演变探析 [J]. 浙江中医药大学学报，2016,40（6）：456-458.

[5] 黄颖．古代天花病因观的演变 [J]. 山东中医药大学学报，2015,39（4）：314-317.

倪宗贤《疟痢三方》论述疟疾、痢疾

一、简介

倪宗贤，字涵初，清初医家，山阴（今浙江绍兴）人。精于医学，尤擅长治痢、疟病，撰有《倪涵初疟痢三方》（简称《疟痢三方》），于疟、痢两病，各拟三首处方作为专病通治方，介绍其适应证及其加减用法等，并提出了忌温补、忌大下、忌分利、忌发汗四忌，后刊入《济世专门编》。

关于其有一故事，名为“倪宗贤呼盗”，记载云：“倪宗贤，字涵初，山阴诸生。以医名，好理学，盩厔李颙讲学于武进，徒步往从之。宗贤性慈厚……尝蓄贵药于笼中，遇贫者辄以救之。一日，舟行暮归，有盗其邻田禾者，宗贤呼曰：‘此某寡妇田，借以活命，汝辈不可刈。左右为倪涵初田，渠以医得利，虽刈无伤也。’言毕鼓棹去。窃者不知宗贤之自呼，竟尽刈之。其为人概如此。及卒，人有梦见为台州城隍神者。”（清代俞卿等《绍兴府志》卷五十八《续人物志·乡贤义行》）可见其性慈厚。

二、《疟痢三方》的创新思想

1. 疟疾治疗

我国对疟疾的认识久远，殷商时代甲骨文中就有“疟”的象形字。《黄帝内经》中有《疟论》《刺疟论》等篇，专论疟疾病因、病机、症状及针刺治疗等，同时，提出寒疟、温疟、瘅疟、风疟、间日发疟、间二日发疟等各种疟名。《金匮要略·疟病脉证并治第四》中阐述了疟疾的辨证论治，载有用蜀漆（常山）治疗疟疾。晋代《肘后备急方·治寒热诸疟》记载有用“青蒿一握，以水二升，渍，绞取汁。尽服之”以治疗疟疾的方法。此后许多医家对疟疾有了更为详细的认识，进行各种分类辨治，总结出由常山、柴胡、青蒿等药物组成的截疟方剂，至今仍在指导临床，尤其是启发了“青蒿素”的研发，对防治疟疾起了重要的作用。

中医通常认为疟疾的发生因正气不足，感受疟邪而致。疟邪常兼风、寒、暑、湿等时令之气，《黄帝内经》称“疟气”。疟邪多从皮毛而入，郁伏半表半里卫气之间，其是否引起发病，取决于正气的状态与疟邪的盛衰。当人体正气弱或疟邪较盛时，疟邪出入于表里与营卫相搏发病，出现寒热往来，处于发作期；当正气盛或疟邪较弱时，正气阻遏，疟邪不得出入表里营卫间，即正气与疟邪相离，则疟疾不发作，处于休止期。正邪交争则寒热互作，正盛邪伏则休作定时。故《素问·疟论》有疟气与“卫气相离，故病得休；与卫气集，则病复也”的记载。

倪宗贤言：“疟之为害，南人患之北人尤甚，弱者患之强者尤甚。虽不致遽伤大命，然不治则发无已时，治之不得其道，则恶邪内伏，正气日虚，久而久之遂不可药。予所定三方甚为平易无奇，绝不入常山、草果等劫剂，且不必分阳疟阴疟，一日、二日、三日及非时疟。人无老幼，病无久近，此三方不用加减，唯按次第服之，无不应手而愈也。”

倪宗贤补泻互用，虚实得宜，用药平平无奇却有神效，即使极弱之人，缠病日久，十剂后立有起色，立奏万全。

2. 痢疾治疗

痢疾，以“腹痛，里急后重，下痢赤白脓血”为主要症状，多发于夏秋季节，是一类或具有传染性的疾病，西医学中的细菌性痢疾、阿米巴痢疾、溃疡性结肠炎等属本病范畴。

中医学认为痢疾多由外受湿热、疫毒之气，内伤饮食生冷，损及脾胃与肠形成。人体中气的强弱与所感病邪有密切关系。暑湿、疫毒之邪，侵及肠胃，湿热郁蒸，气血阻滞，气血与暑湿、疫毒相抟结，化为脓血，而成湿热痢或疫毒痢。饮食所伤或误食不洁之物，如平素好食肥甘厚味，酿生湿热，湿热内蒸，腑气阻滞，气血凝滞，化为脓血，则成湿热痢。若平素过食生冷瓜果，有伤脾胃，脾胃不运，水湿内停，中阳不足，湿从寒化，寒湿内蕴，如再饮食不慎，寒湿壅塞肠中，大肠气机受阻，气滞血瘀，气血与肠中秽浊之气相抟结，化为脓血，则成寒湿痢。脾胃素弱之人，感受寒湿之气，或湿热痢过服寒凉之品克伐中阳，易成虚寒痢。

本病病位虽然在肠，但肠与胃密切相连，如湿热、疫毒之气上攻于胃，或久痢伤正，胃虚气逆，则胃不纳食，成为噤口痢；如痢疾迁延，正虚邪恋，则成久痢或时愈时发的休息痢；痢久不愈反复发作，不但损伤脾胃，而且影响及肾，导致脾肾亏虚，而致痢下不止。

倪宗贤言："痢为险恶之症，生死所关，不惟时医治之失宜，而古今治法千家，多不得其道，是以不能速收全效。今立方何以为奇，不泥成法故奇也。立论何以为妙，不胶成说，故妙也。然其药品又不外乎常用，而已有识者，切不可更张，勿为庸医所误，遵而用之，百试百效者也。"

倪宗贤认为治病切勿泥古，勿尊成说、成法不知变通，他认为痢所难治在于"初时投参术等补剂太早，补塞邪气在内，久而正气已虚，邪气益盛缠绵不已，欲补而涩之则助邪，欲清而疏之则愈滑，遂至于不可救。药虽有奇方，无如之何！则初投温补杀之也。"所以他提出了治痢四大忌，其一忌温补：痢疾为病，多因肠道湿热蕴积，治疗上宜以清热导气祛瘀为法，切不可用参、术等温补之品，使热越盛，气越滞，久则可致邪气盛、正气虚。其二忌大下：治痢大下，损伤胃气，久则伤正，而邪不可除。其三忌发汗：发汗当辨有否表邪，若实非表邪而用汗法，则伤其正气，湿热实邪难去，邪愈炽于内。其四忌分利：分利小便当辨成因，若热盛于内，肠燥津亏，仍分利其水，则肠道愈枯，津伤更甚。以上论点皆对后世在痢疾治疗上有一定警示作用。

三、小结

倪宗贤好学，以医称著，一日闻关中李中孚讲学昆陵，宗贤往执弟子礼，足见谦逊好学。倪宗贤精研岐黄，精内科，治之多能活人，声闻远迩，求医者不绝，治病先贫后富，常蓄贵药笼中，遇贫者弃利以进，可见医术、医德之高。其为人性慈厚，常以济世救贫为乐。

《疟痢三方》列治疟、痢通治之方，应用便利，用药不泥成说，平中见奇，为后世所称道。

王嘉伦　张卫

参考文献

[1] 袁长津 , 何清湖 . 现代中医疫病学 [M]. 北京：化学工业出版社 ,2008.

[2] 李洁 . 基于临床路径中西结合治疗溃疡性结肠炎的卫生经济学评价 [D]. 北京：北京中医药大学 ,2011.

[3] 温佳雨 . 国家图书馆藏孤刻本中医古籍考察研究 [D]. 北京：北京中医药大学 , 2021.

[4] 刘彪 . 绍兴中医药与其自然环境及社会文化关系研究 [D]. 杭州：浙江中医药大学 ,2019.

[5] 郑淳理 . 历代医林人物传 [J]. 绍兴师专学报（社会科学版）,1985（4）：108-111.

陈司成《霉疮秘录》论治梅毒

一、简介

陈司成生活于17世纪，字九韶，浙江海宁人，八代业医，尤以疡医闻名。陈司成少时攻科举，后承传家学，行医于江浙一带。他博涉临证各科，善治老人、妇人、婴儿疾患，对外科尤精。当时开海通商，梅毒自外而入，梅毒患者日渐增多，陈氏总结前人经验，结合家传秘法，经二十余年对该病的观察与临证治验，类成一帙，撰成《霉疮秘录》一书。

二、《霉疮秘录》的创新思想

《霉疮秘录》是我国第一部梅毒专著，该书明确指出了梅毒系通过两性不洁性交为主要传染途径，以解毒、清解、杀虫为本病的主要治法，且首先运用了汞、砷制剂等。

1. 统一病名，分期分段

梅毒是一种慢性传染病，其病毒可以广泛地侵犯人体黏膜、皮肤、肌肉、骨骼、神经及任何组织器官。症状表现复杂多变，病程长短、发病迟速相差悬殊。有时外疮消失，毒邪内伏，迁延数十年之久，仍可因重要脏器损害而殒命。

在《霉疮秘录》问世之前的医学典籍中有诸如霉疮、广疮、痘疮、砂仁疮、棉花疮、翻花疮、时疮、杨梅疮、下疳、结毒等众多不一的病名。陈氏指出，“痘疮、梅疮皆以形命名，所以不一也”“毒之相感者，一气也，脏之见证者各异也”“一感其毒，酷烈匪常，入髓沦肌，流经走络；或中于阴，或中于阳；或伏于内，或见于外；或攻脏腑，或巡孔窍；有始终只在一经者；有越经而传者；有间经而传者；有毒伏本经者，形证多端”“出入无常，伏见不一，论其本则一，究其末自殊”。并在书中对各期梅毒、胎传梅毒的种种见症做了颇为详尽的载述。

陈氏不仅洞若观火，将名称不一、变化多端的诸般病证归属于统一的病名之下，而且依据毒之深浅、时之长短，将相当于一、二期梅毒和三期梅毒分列为霉疮和结毒两大类型，“三期梅毒”之说虽未直接提出，却包含于五脏梅毒与结毒之中，与现代医学对梅毒的认识具有高度的一致性。陈氏又根据发病部位、主要见症对梅毒进行分经辨证论治，为后人树立了辨病与辨证相结合的典型范例。

2. 传播复杂，广泛多样

书中肯定了梅毒有性交传染和非性交传染之分。如“一乳母……患乳痈，肿痛百日而溃……原非乳痈，乃霉疮毒气所遗。究其因，乳子之父曾患此症”“是证也，不独交媾相传，禀薄之人，或入市登圊，或与患者接谈……”，也就是说这种病不只是通过性交传染，抵抗力差的人在上厕所或与患者接触交谈的时候也有机会被传染。此观点在现代医学中得以证明，认为梅毒是由梅素螺旋体所引起的一种全身性、慢性、传播性疾病。早期主要表现为皮肤黏膜损害，晚期可造成多器官组织的病变。传染途径主要是由不洁性交，偶尔通过接吻、哺乳，或接触患者污染的衣物、输血等途径间接传染，从而证明陈氏说法之正确。

书中记载：“一感其毒……或中于阴，或中于阳，或伏于内，或见于外……有毒伏于本经者。”现代医学认为，梅毒螺旋体进入机体后即在侵入处组织中繁殖，于外生殖器处形成硬下疳，即一期梅毒。由于局部的免疫反应，使部分螺旋体被消灭，局部损害逐渐消退，成为一期潜伏梅毒；硬下疳消退后约六周，潜伏的螺旋体大量繁殖，进入血液循环，侵入多种组织内，全身皮肤黏膜广泛出现梅毒疹，成为二期梅毒。陈氏书中记载：“一太学，年三十，染霉疮……不服药，至两载而痊。不及数月，两腿起小块，月余而破，但不深溃。”由于机体的免疫力，皮肤黏膜的梅毒疹也可消退，但当抵抗力低下时，未被自身免疫系统消灭的螺旋体仍然可以引起皮损的再发，成为二期复发性梅毒。经三至四年（最早两年，最晚二十年），40% 的患者进入晚期，此期可为无症状的晚期隐性梅毒。如有复发，则可侵犯任何组织、器官，受累组织内梅毒螺旋体虽少，但具有极大的破坏性而致组织缺损及功能障碍，成为三期梅毒。可见陈氏在当时对此病已有了深刻认识。

在本书治验中载："此乃先天遗毒使然。或出生无皮，或月内生疮，或作游风丹肿，或发块，或生癣，皆霉疮之遗毒也……一儿……起疮如癣，或干或湿，身无完肤……此虽胎毒，必为霉疮恶气遗。"现代医学已经研究证实，其病原体可经胎盘进入胎儿血液循环，致胎传梅毒。早期胎传梅毒多在出生后两周至三个月内出现症状，表现为消瘦，皮肤松弛多皱褶，哭声嘶哑，发育迟缓，哺乳困难等；皮肤损害可表现为斑疹、斑丘疹、水疱、大疱、脓疱等；晚期胎传梅毒患儿有发育不良、智力低下等各种异常症状，其皮肤黏膜损害与成人相似。可见陈氏也认识到梅毒可以胎传，并描述其早期症状。

3. 分期治疗，攻补兼施

梅毒感染初期，无论症状如何，陈氏一概以牛黄化毒丹解之，"使正气足而邪自除也"。五脏毒早期出现时（一期、二期梅毒阶段），因毒邪未深，陈氏常常结合具体的证候特点，分两部分用药：先予以益卫散、保脾饮、安神散等补益之品扶助人体五脏正气，使正盛而邪衰，其次分别配合庚字化毒丸、戊字化毒丸、丙字化毒丸等丸药缓缓祛除邪毒，一补一攻，攻补兼施，早期的梅毒可以无虞。

发展至结毒时期（三期梅毒阶段），陈氏指出此时毒气已经遍及全身，结聚不散，且"攻则毒气去，补则正气强……不能治其虚，安问其余。盖言虚者，为百病之本"，指出扶正和祛邪要紧密配合，同时进行。为此，陈氏首先依据病症的表现，判断结毒主要停聚于肝胆、膀胱肾、脾胃、大肠肺、心小肠五经之何部，然后依据各经特点分制乙字、癸字、已字、辛字、丁字化毒丸供长期服用，再搭配相应的煎药方灵活加减。五字化毒丸均以甘凉之牛黄清热疗疮制其毒，辅以甘寒之朱砂解毒安神定其心，以辛温之雄黄燥湿祛痰调湿浊之阻滞，以辛苦温之乳香活血行气止痛，又以咸凉之穿山甲消痈散结，溃结毒壅滞之坚积，兼加苦寒之白鲜皮走皮络祛风止痒，甘温之月月红轻清为使，疏其气解其郁，以为活血调经之用，矿物药、植物药、动物药共用，缓峻分明，层次清晰，功效卓著。又依据各经特点，加琥珀、郁金之类疏利肝胆结毒，加鹿角屑、沉香、人中白之类调治膀胱肾结毒，加大黄、僵蚕之类解散脾胃结毒，加川贝、槐花以清润大肠肺结毒，加珍珠、蜈蚣之类攻逐心小肠结毒。凡此种种，皆不离扶正祛邪之法。若患者因误服轻粉、粉霜而致上述化毒丸无效者，陈氏另制拔毒丸，以茯苓汤送服，“百日内，忌房劳恼怒，日宜食猪肉数两”。面对结毒预后较差的情况，陈氏又以加味地黄丸、补髓丸、安神丸、加味养荣丸、助胃膏等调摄其预后问题。整体来看，三期之治，更加注重扶护正气，无论结毒在何处均以病去为药减之旨，“如余邪未尽，药不可撤。百日内，勿大劳大怒，顺时调理”。先天性梅毒，陈氏强调从患儿父母着手进行论治，“当诊父母脉气，方见毒之有无轻重，然后服药，疏涤余邪，补益正气，庶使后孕子女，永无胎毒”。

陈氏对当时患者普遍认为轻粉有毒而畏服丸剂，医家临床惯用汤剂诊治梅毒的现象进行了批评，认为梅毒病证复杂多变，治疗周期较长，常常要多剂型配合使用，且“汤者，荡也，去大病用之；散者，散也，去急病用之；丸者，缓也，舒缓而治之”，每种剂型都有各自的优势，无论草木金石，还是丸散膏丹，都要合宜而用，取长补短。查阅全书发现，陈氏《霉疮秘录》一书记载各类治疗方五十余首，医案近三十篇，绝大多数患者在治疗时都会有两种或两种以上的剂型配合治疗，陈氏自制了多种成药丸剂，一种不效，即换别方，还有针对某些症状的特效药，有的甚至内服汤剂、丸剂、外用掺药方、熏洗方配合，灵活多变，均取得了不错的疗效。灵活搭配、分剂分型、重用丸剂、缓慢祛邪是陈氏治愈梅毒的关键所在。

梅毒乃正虚感邪之疾，正虚为先，邪侵在后，扶护正气是贯穿始终的治疗法则。“不能治其虚，安问其余”，陈氏虽时刻固护正气，但也不惧猛药，面对危重症候，常常以毒攻毒，指出：“凡疮毒年深月久，流脓出水者，症属虚寒，非金鼎砒佐他药，不能收功。”并汲取前人运用金石药的经验，大大提高了临床的疗效，“所以治此症者，须标本兼治，不可偏施”。

同时还指出在临床治疗中要谨守病机，毋犯虚虚实实之误。“凡治病在阴者，毋犯其阳；病在阳者，毋犯其阴……虚则补之，实则泻之，有是证而用是药，此万世之常也”。对于时医为图一时之效而不辨病因病机，滥用药物的现象，陈氏指出不可“妄施汗下、点擦、熏洗等药”，否则长此以往，只会使毒邪伏于体内，攻伐脏腑，最终耽误了最好的治疗时机而酿成危证。

三、小结

《霉疮秘录》问世后在海内外均产生了深广的影响，它不仅是我国第一部性病学方面的专著，而且对世界医学亦做出了不可磨灭的贡献。1726 年日本汉医医官不破元澄在日本刊印的本书序言中曾曰：“我邦近世染此疮者居多，方书无明论……素闻陈九韶《霉疮秘录》，多方搜索数年，客岁抵役东都，偶得诸书肆欣赏，不啻拱璧。顾为其书总说、或问、治验、方法、宜禁，详说痛快无剩义。”1788 年日本汉医片仓元周在其编著的《霉疠新书》中曾数次引用陈氏验方及其服法、禁忌等有关论述，并在其所载加味化毒丹下注曰：“是牛黄化毒、乙字化毒两合之方，虽药繁杂，取效尤捷。余屡用屡验者也。”由此亦可佐证陈氏自云本书“备述受病根源，施治本末方法，启前人未发之秘……此皆独得之法，已经印证海内名公……能刻日收功，又能拔去轻粉之毒，使终身无患”诚非虚言。

陈氏总结了百年来我国人民与梅毒作斗争的经验和他二十余年悉心研究探索的成果，对梅毒的症状、治疗及结局做了详尽描述，首先用问答方式记述了梅毒的原因和病理，次述治验，首次提出用减毒的生生乳（砒霜及轻粉为主）治疗霉疮，《霉疮秘录》载用朱砂、雄黄等含砷药物治梅毒，是用砷剂疗毒较早的记录，实为创举。

王嘉伦　张卫

参考文献

[1] 车慧，景瑛.《霉疮秘录》对梅毒治疗的贡献 [J]. 长春中医药大学学报，2007（1）：6.

[2] 魏睦森，陈蓉蓉.《霉疮秘录》评介 [J]. 中医杂志，1991（9）：10-12.

[3] 王东超，李海昌，谢志军，等. 陈司成《霉疮秘录》学术思想探析 [J]. 浙江中医药大学学报，2019,43（12）：1337-1340.

[4] 相鲁闽. 陈司成之《霉疮秘录》[J]. 河南中医，2013,33（2）：195.

郭志邃《痧胀玉衡》论述痧疫

一、简介

郭志邃，字右陶，一字有陶，槜李（今浙江嘉兴）人。郭氏出身于儒者世家，自其高祖以来，累世治儒。幼时克绍家业读书，及长胸怀大志，“愿为愁者解困、危者延命”。由于身处明清朝代更迭之乱世，经儒治国之术无从施展，于是转重医学。他曾说：“夫君子生于斯世，不屑为天下无所用之人，则必求为天下所必需之人，故君子不为良相，则为良医。盖良相济世，良医济生，其所以行我心之不忍者，事有相符，而道有相类也。”于是遍阅仲景、东垣、丹溪诸家医论，颇有所得。

郭氏后因战乱流徙，至江淮、吴越一带，时行痧胀为祸却缺乏救治方法，他心中恻然，便萌发了研究痧症以济世的想法。于是他一方面虚心向杏林先辈、贤异隐人请教，另一方面潜心钻研《黄帝内经》《针灸甲乙经》与仲景学说，但一时仍不得要领。其后返回家乡，继续广搜文献，终日究心参酌，终于豁然有得。他曾在回忆自己这段经历时说：“余尝博览遗言，若其有得于心，固然不忍释手，即令有疑于己，亦且数四徘徊，然后得一夕豁然洞灼而大悟也。”如他对方书所载“诸痛脉伏不可诊也”的说法曾一度疑惑不解，认为治病之道，脉诊不可或缺，若脉伏不可诊，医生怎能辨治疾病呢？于是再三思索，领悟到在脉伏不可诊的情况下，必须根据其他症状来辨治。所以他在遇到痧症而脉伏时，即推而广之，以验青紫之痧筋有无，来鉴别是否为痧症。他深入研究了前人有关伤寒、痘疹、惊风、疟、痢与胎前产后等症的学术经验，着重以小儿痧疹之理为据，精心殚思，经过孜孜不倦的努力，终于总结出较为系统的痧症辨治规律，并验之于临证，收到了很好的效果。

二、《痧胀玉衡》的创新思想

17世纪70年代初，一度疫病流行，痧症频发，郭氏曾忆及当时情况说："迩来四方疫气时行，即今丑寅年间，痧因而发，乡村城市之中，俱见有此等症。或为暗痧，或为闷痧，或为痧痛，或为落弓痧、噤口痧、扑鹅痧、角弓痧、盘肠痧，或又因伤寒、疟、痢与夫胎前产后等症，而痧兼发，甚至阖门被祸，邻里相传，不可重悼。余尝遍此等症，临危急救，难以屈指。"他深感痧症发病多、传变快，辨治失宜则症转凶险，而世间却无专著论述，又自信于此已深有所得，于是满怀救人拯危的仁心，全力以赴埋头著述，"因以治之所验，悉其症之所由，于甲寅岁著《玉衡》一书，偕同人互相参订，急而行之，亦济生之念，所不得已也"。

1. 书名释意

在中医古籍中，"痧"所指有多种含义，《痧胀玉衡》一书中指痧症，即多发于夏秋两季，因感受风、寒、暑、湿、燥、火六淫之邪气或疫疠之秽浊出现的一些病症，如头痛、咳嗽、烦闷、眩晕胸闷、头面肿痛、手足肿痛、身体肿痛、脘腹痞满、恶心呕吐、腹泻、指甲青黑等，又称之为痧气或痧胀。《痧胀玉衡》卷上曾在论述其发病与症状的关系时说："痧症先吐泻而心腹绞痛者，从秽气痧发者多；先心腹绞痛而吐泻者，从暑气痧发者多；心胸昏闷，痰涎胶结，从伤暑伏热痧发者多；遍身肿胀，疼痛难忍，四肢不举，舌强不言，从寒气冰伏过时，郁为火毒而发痧者多。"

考察"痧"字来历，可知"痧"是从"沙"字而来，这是由于一些古代医家认为痧症的致病物是所谓"粪土沙秽"之类。如《痧症全书•论痧》说："古无痧字……惟霍乱条下有不吐泻而腹绞痛者，曰干霍乱，亦名绞肠痧。缘南方体气不实之人，偶触粪土沙秽之气，多腹痛闷乱，名之曰痧，即沙字之讹也。"至于痧胀的"胀"字，则是由于痧毒可胀塞肠胃、壅阻经络而来。所谓"玉衡"，表明作者编书时旨在使医者治痧胀有法可依，权衡度测，不越规矩。

2. 明辨痧症

郭氏认为，痧症为病，不同于一般外感，而是感受了一种痧毒之气所致。这种痧毒之气属时行疫气、疠气、秽气，多于夏月暑热时作乱。在传感途径上，郭氏承袭了明代医家吴又可“戾气自口鼻侵入人体”之说，认为“痧症寒热不由外感，往往毒从鼻吸而入，搏激肌表”“是时行之气所感，由呼吸而入”。感邪之后，可即时而发；亦可伏于肌肤、血肉间郁为伏热火毒，乘机而发，其至春、秋而发者，变为瘟症，又名瘟痧。

3. 治疗特点

长于攻邪。郭氏认为“其有余者，非有余于本原，乃有余于痧毒也”，故他指出“痧发不论虚实，驱毒在所当先，温补必于收后”。在其大量的验案中，有不少为虚证或虚实夹杂证，仍大胆用刮放攻邪之法。

善于使用活血化瘀药。郭氏指出“痧者，天地间之厉气也。入于气分，则毒中于气而作肿作胀。入于血分，则毒中于血而为蓄为瘀。凡遇食积、痰火、气血即因之阻滞，结聚而不散，此痧之所以可畏也”。故郭氏不少处方都伍以活血化瘀药。全书列方五十六首，其中伍用活血化瘀药者就有二十七首，占总方剂百分之四十八，可见郭氏用活血化瘀药之多，论理独到，卓有定见。

强调辨证论治。郭氏尤其重视制方施药时的“三因制宜”。如说：“至于风气之强弱，年岁之多寡，精力之厚薄，必须以己为断，然后原疾量药，贯微彻幽；度节气而候温凉，参脉理而合轻重，始乃取应如神，捷于桴鼓。不然，鲁莽从事，是犹南辕而返北辙也，乌可得哉！”这是强调“因人制宜”与“因时制宜”。又说：“余近地气禀柔弱，故方中分两，从乎减少，便能取效。”“若遇西北风高土燥之地，刚强勇壮之人，其分两必须加倍，或加二倍三倍，方能有效”“其中分数，如遇西北强壮人，当加一二三倍，不可执一”，这是强调“因地制宜”。

4. 刮痧刺血疗法

通观全书，郭氏以刮放之法治疗九十多种病症，列举治验二百余条。其中有属疫方之气所致温病范畴的痧胀，也不乏兼痧之内外妇儿五官杂症，体现了治痧而不囿于痧的原则。如有“筋骨疼痛痧”“痫症兼痧”“倒经痧”“小儿夜啼痧”“眼目痧”等，丰富了疫气病因说，扩大了刮痧放血疗法在临床的运用，为我们今天治疗骨关节病、癫痫、妇科、儿科、眼科疾病提供了新的思路。郭氏所提的十个放血部位，为针灸放血疗法总结了许多可贵的临床经验，同时发展了刺血疗法在急症方面的应用，堪称痧书之祖。

郭氏在扩大治疗病种和推广普及刮痧、放血疗法方面做出了重大的贡献，对后世产生深远的影响。放血疗法，至今不但在民间行之有效，而且在一些医院亦广泛应用，如应用刺络放血法治疗流行性感冒、哮喘、湿疹、带状疱疹、血栓静脉炎、过敏性疾患、急性脑血管病、高血压、小儿麻痹症、流行性腮腺炎、肺心病、慢性脾胃病、青光眼、麦粒肿、丹毒、痔疮、痛风性关节炎、颈椎病、急慢性腰腿痛、抑郁症及亚健康状态等，均收到良好的效果。按郭氏理论，上述所治疗的疾病均为痧症、痧之变症或杂症兼痧。因此《痧胀玉衡》的针灸学术思想及刮痧、放血疗法对现代仍有很大的临床实用价值。

三、小结

郭氏胸怀大志，仁德存心，善学识丰，治学精诚。他之所以从治儒而转重医学，就是因为他对民众疾苦满怀同情仁爱之心，他在述及自己著书动机时曾写道：“余所以念兹在兹，日孜孜焉从事笔墨间，惟此救人是论，要不外夫推己之心，俾天下咸慰，及人之愿斯已耳。”由此他要求行医者把患者的疾苦当作自己的疾苦，发出“医之为道，惟视人如己者乃可施”的呼吁，表现出高尚的医德。

《痧胀玉衡》是中医古籍中第一部痧症专著，它首次较为系统地总结了清代以前有关痧症的诊断和鉴别诊断，并从症状、脉象、舌象和兼夹症等方面加以分类。对常见的四十五种痧症从诊断、鉴别诊断，特定的刮、放、药三大法治疗以及病后调理等方面进行了论述，为今天对于痧症的辨证治疗和刮痧疗法研究提供了有力的指导。

王嘉伦　张卫

参考文献

[1] 杨金生，王莹莹，赵美丽，等．“痧”的基本概念与刮痧的历史沿革 [J]. 中国中医基础医学杂志，2007,13（2）：104-106.

[2] 李贤俏．《痧胀玉衡》学术思想研究 [D]. 北京：中国中医研究院，2005.

[3] 周震，李岩．论《痧胀玉衡》的学术思想及其贡献 [J]. 针灸临床杂志，2007,23（3）：5-7.

[4] 吴童．清代郭志邃《痧胀玉衡》浅析 [C].// 中华中医药学会．中华中医药学会第十六次医史文献分会学术年会暨新安医学论坛论文汇编．2014：95-96.

叶桂《温热论》温病辨证创新思想

叶桂是清代温病四大家之一，其代表作《温热论》由其本人口述，经其弟子顾景文、华岫云等执笔著录而成，该书成为温病学理论体系的奠基之作。该书文辞简要，论述精辟，首先提出“卫气营血”辨证论治体系，阐述了温病卫、气、营、血四个阶段的证候表现及治疗原则，总结了温病察舌、验齿、辨斑疹、辨白㾦等论断方法，并介绍温病救阴通阳思想，湿热及妇人温病证治应用，在预防上提出“先安未受邪之地”的治未病观点，系继明代吴又可《温疫论》之后又一部辨治外感温热病之纲领性著作。

一、简介

叶桂，字天士，号香岩，晚年号上津老人，安徽吴县人。生于康熙六年（1667 年），卒于乾隆十一年（1746 年）。叶天士天资聪颖，博览勤学，先后向十七位名医学习，闻听某人善治某症，即前往求教，执弟子礼。叶天士毕生忙于诊务，精力殚于治病，未遑有所著述，现传的《温热论》《临证指南医案》《叶氏医案存真》《未刻本叶氏医案》等书，均由其弟子根据其的口授或临床实践中的笔记编辑整理而成，比较真实地反映了叶氏的学术思想和诊疗经验。其中，《温热论》为其学术思想的主要代表，正如章虚谷云：“伤寒温病两千年来，纷纷议论，叶天士始辨其源流，明其变化，不独为后学指南，实补仲景之残缺，顾功大矣。”叶天士不仅医术精湛，而且治学严谨，谦恭好学，“学问无穷，读书不可轻量也”。其《温热论》创立了较为完整的温病学理论体系，被后世推崇为温病学经典著作之一。

二、温病学创新思想

叶天士在温病学发展的历史上做出了巨大贡献，这些贡献中最突出的就是叶氏在汲取前人经验的同时，结合自身的临床实践，对外感温热病的辨治理论进行了系统的总结和阐述，确立了卫气营血辨治体系；在温病诊断上，总结了察舌、验齿、辨斑疹、辨白㾦的诊断方法；在治疗上，提出卫气营血治则、温病救阴通阳思想及湿热证治应用，并论述妇人温病证治；预防上，提出“先安未受邪之地”的治未病观点。其在温病学领域的主要学术创新思想可以概括为以下几点。

1. 理论上，创立卫气营血辨证，奠定了温病辨证论治理论体系

《温热论》首条谈到“温邪上受，首先犯肺”，叶天士明确提出了温病的致病因素为“温邪”，其受邪途径是温邪从口鼻而入侵犯人体，先犯肺卫，出现肺卫表热证。同时“肺主气属卫，心主血属营”，这种按照卫气营血来分析温病病变的浅深和发展阶段的方法，成为温病的辨证纲领之一。根据《黄帝内经》中关于卫气营血生成的先后、部位的深浅、病理生理等特点，引申发挥从而创立了反应温病病变深浅轻重的卫气营血辨证方法，形成了一套完整的有别于伤寒的辨证论治理论体系。另外，叶天士提出了“逆传心包”的传变规律，即以卫气通肺，营气通心，而邪气由卫入营则为传；心属火，肺属金，火本克金，而肺邪反传于心，故为“逆传”，从邪气的性质、邪气伤人的性质发展了《伤寒论》六经传变理论，如章虚谷说：“仲景论六经外，止有风寒湿之邪，论温病由伏气所伏而不及外。”《温热论》提出温病亦可由外感而发，既打破了一经受邪之格局，又划清了寒温一气之界限，此无疑是《温热论》功绩之所在。尽管温病与伤寒的病邪传变都是由浅入深，其基本精神相类，但由于感邪性质有寒、温之别，故叶氏提出“辨营卫气血，虽与伤寒同，若论治法，则与伤寒大异也”的论点，主张温邪在表初用辛凉轻剂，这就突破了前人治外感病多伤寒之法的格局。叶氏所言的“传心包”之变，更揭示了温邪为患可迅即内传心营，导致病情恶化，出现神志异常的证候特点，从而补充发展了伤寒传变的传统认识。由此可见《温热论》深化了前人关于外感病的认识，对于温病学说的发展乃至独立于伤寒之外，起到了承前启后、继往开来的作用。

叶天士在汲取前人经验的同时，结合自身的临床实践，提出卫气营血辨证论治纲领，即“大凡看法，卫之后方言气，营之后方言血”，阐述了温病按照卫、气、营、血次序传变的规律，说明了温病病情的轻重，病位的浅深，正邪的盛衰，从此温病学有了一个较为完整的辨证论治体系。同时叶天士也提出温病在卫、气、营、血不同阶段的治疗大法，即“在卫汗之可也，到气才可清气，入营犹可透热转气，如犀角、玄参、羚羊角等物，入血就恐耗血动血，直须凉血散血，如生地、丹皮、阿胶、赤芍等物”。卫分证用“在卫汗之可也”，是指温邪侵犯卫分而出现表证，宜用辛凉透汗之法，使邪热随汗外透而解。忌用辛温，以免助热伤阴，又忌过用寒凉，以免遏邪而不利外透。气分证用“到气才可清气”，是指卫分表邪已解，邪热真正到了气分才可清气泄热，但不宜过早使用清气之药。因清气药多为清凉苦寒之品，过早使用会阻遏气机，反而不利于透邪外出。初入气分者多用轻清透邪之药，热毒深重者多用苦寒清降之药。营分证用“入营犹可透热转气”，采用清营养阴之法，“犹可”说明邪初入营，营阴尚未严重受损，仍可外透转气，条文中用犀角、玄参、羚羊角，此为清心营、息风之品，强调邪热在营分阶段须注重热耗营阴的病机，同时要注意营分证之气机壅塞不畅的情况，通过宣畅气机，使营分邪热外透而解。血分证用“直须凉血散血”，其中独用凉血有寒凝之弊，独用活血散血，则热毒不除，瘀热难解，故在凉血宁络之中加用活血之品，可达祛瘀生新之效。对于邪热灼络离经之血致瘀的情况或者邪热耗伤津液致血稠不畅的情况，即“耗血动血”，在采用凉血之法处理“邪热”的同时，须注意宣畅血中之瘀滞。

叶天士的“卫气营血”理论虽来源于《黄帝内经》营卫气血之说，但其本质已差别较大。《黄帝内经》论述生理功能，称“营、卫、气、血”，并无明确的阶段划分，而叶氏之“卫气营血”理论则论述其病理，称“卫—气—营—血”，为温病病理部位、病程阶段、传变层次的高度概括。另外，叶氏卫气营血辨证方法的形成也受《伤寒论》六经辨证的启发和影响，用以说明新感温病的发展层次、传变规律、病程阶段。温病证候的演变及转归，取决于卫气营血的病理变化及相互影响。可见叶氏对于温病证候的规律性认识以及科学的辨证方法，对温病学说的发展具有划时代的意义。

2. 诊断上，总结了察舌、验齿、辨斑疹、辨白㾦的温病诊断方法

叶氏诊治外感温病，不仅精诣四诊的灵活变用，而且在察舌、验齿及辨斑疹、白㾦方面尤有独到的见解和经验。在察舌方面，既重视诊察舌苔、舌质的色泽形态，又重视舌苔和舌质的厚薄、润燥情况，并依据舌象变化以指导辨证立法、遣方用药。叶天士在《温热论》中三次提及“要验之于舌”，可见舌诊在叶天士温热病辨证论治体系中的重要作用。叶天士诊舌，除望舌之外，还辅以“扪”“擦”“问”法，“扪”可鉴别舌之真干假干，是单纯津亏还是夹杂湿热痰浊；“擦”可察邪气之轻重；“问”可询问舌觉等以佐证舌象之真伪。如“再有不拘何色舌生芒刺者，皆是上焦热极也，当用青布拭冷薄荷水揩之，即去者轻，旋即生者险矣”“又有舌上白苔黏腻，吐出浊浓涎沫者，其口必甜，此为脾瘅，乃湿热气聚，与谷气相搏，土有余也，盈满则上泛，当用佩兰叶芳香辛散以逐之”。叶天士论述了白苔、黄苔、黑苔、绛舌、紫舌，尤其是黄苔与绛舌是温病望舌中最重要的内容，其中绛舌之名，首创于叶氏，是营分证的重要标志，“再论其热传营，舌色必绛。绛，深红色也。初传，绛色中兼黄白色，此气分之邪未尽也，泄卫透营，两和可也”，明确了舌苔候卫、气分病变，舌质候营、血分病变，从而奠定了温病诊断学舌诊的基础。望舌苔可辨病邪在卫在气，属热属湿，但要注意其颜色、厚薄、润燥、有根无根。白苔中要区别苔白不燥、苔白黏腻、苔白如碱、苔白滑如积粉；黄苔中要区别苔黄浊、苔黄甚、苔黄白相兼、苔黄燥；黑苔中要区别苔黑而干，苔黑燥而中心厚。望舌质可知邪入营血，脏腑虚实，但要注意其色泽形态，尤其绛舌中要区别舌绛光亮无苔、舌绛中心干、舌心干绛。舌之形态有短缩、干痿、胀大之别。同时，叶天士揭示了舌苔、舌质在温病中的演变规律：病邪传变是由卫—气—营—血，舌苔变化是由白苔—黄苔—灰苔—黑苔，舌质变化是由淡红舌—红舌—绛舌—紫舌。

叶天士重视并发展了验齿诊病的方法，认为验齿是温病诊断的独特方法之一，他指出，“温热之病，看舌之后，可以验齿”，而“齿为肾之余，龈为胃之络，热邪不燥胃津必耗肾液”。手足阳明经脉络于齿龈，齿与龈和胃、肾、大肠密切相关，“病深动血，结瓣于上”，由于温病最易耗损胃津，劫烁肾液。因此，观察牙齿牙龈的变化，有助于判断邪热之轻重，津液之存亡，为辨证施治提供依据，具

有一定的临床参考价值。叶氏对牙齿的色泽、润燥及咬牙、啮齿、齿垢与齿缝流血的临床意义也做了阐述，“齿若光燥如石者，胃热甚也。若无汗恶寒，卫偏胜也，辛凉泄卫，透汗为要。若如枯骨色者，胃液枯也，为难治”“咬牙啮齿者，湿热化风痉病。但咬牙者，胃热气走其络”。叶氏验齿辨病的经验对后世也有一定影响，诚如王孟英所言：“是于舌苔之外更添一秘诀，并可垂为后世法。”

《温热论》中对于斑疹、白瘖的分析认识也多为后世所推崇遵信。叶氏认为，斑疹的出现“皆是邪气外露之象”，其中“斑属血者恒多，疹属气者不少”，并将斑与疹的区别归为“点大而在皮肤之上者为斑。或云头隐隐，或琐碎小粒者为疹”。斑疹的形成多因热郁于内，侵入营血而致。发斑多由于热郁阳明，胃热炽盛，内迫营血，从肌肉外发而成；出疹则多系风热郁肺，内窜营分，从血络而出，故有“斑属阳明，疹属太阴”之说。斑疹即出，是营血热邪外达之象，其预后吉凶则“宜见而不宜多”；斑疹不出，则是邪热内闭不能外达之故。可通过对斑疹形态、色泽、多少的观察了解邪之浅深轻重，为辨证施治提供依据。“然斑属血者恒多，疹属气者不少。斑疹皆是邪气外露之象，发出之时，宜神情清爽，方为外解里和。如斑疹出而昏者，此正不胜邪而内陷，或胃津内涸之候矣。”斑疹外发是邪气外达之象，故斑疹发出后患者热退、身凉、神清、脉静，方是邪已外解。反之，斑出之后，热不退，又见神昏，说明正气虚亏，正不胜邪，邪热内陷，或胃津干枯，水不济火，火毒太盛，预后不良。叶氏的这些见解，直至今日还不失为斑疹辨治的理论依据。至于白瘖，叶氏认为白瘖的出现乃温热伤肺，邪虽出而气液枯，宜甘药补，初见为伤及气液，湿郁卫分，汗出不彻，当理气分之邪，若白枯如骨者，多凶，为气液耗竭。即“白瘖小粒如水晶色者，此湿热伤肺”“湿郁卫分，汗出不彻之故”“邪虽出而气液枯也”，治当“理气分之邪”“甘药补之”，这些看法在现今的临床实践中仍有一定的指导意义。全书涉及诊法内容的条文超过一半，丰富了温病学中诊断的内容，构成了温病学的理论体系之一，而且被后世医家付诸临床实践得到了验证。

3. 治疗上，提出卫气营血治则、温病救阴通阳思想、湿热及妇人温病证治应用

叶天士提出温病邪在卫分宜用辛凉轻剂，即“肺主气，其合皮毛，故云在表。在表初用辛凉轻剂，挟风则加入薄荷、牛蒡之属；挟湿加芦根、滑石之流。或透风于热外，或渗湿于热下，不与热相搏，势必孤矣”。所谓轻剂，并非专指“轻淡”，而是“轻可去实”之义。表现为：煎药时间不可过长，目的为味轻走上焦，味厚入中焦，轻可去实，宣通肺气，即汗法，此法比麻桂之汗药为轻。《温热论》中强调温病治法异于伤寒，主张温邪“在表初用辛凉轻剂，挟风则加入薄荷、牛蒡之属。挟湿加芦根、滑石之流。或透风于热外，或渗湿于热下”。这里以薄荷、牛蒡之类辛凉透散于表，芦根、滑石之类甘寒渗利湿热于下，从而避免“风挟湿热而燥生”“湿与温合，蒸郁而蒙闭于上”。叶氏这种治表散风、祛湿的用药法度，较之张仲景的麻、桂温散，李东垣的苦温升散更寓新义。

邪入气分，则应随证变法。叶氏认为湿邪“到气才可清气”“其邪始终在气分恋，可冀其战汗透邪”，或“分消上下之势，随证变法”，主张“温热时邪，当分三焦投药，以苦辛寒为主”。尽管叶氏未能将气分用药一一指明，但他提出的治气分证当“分消上下”“随证变法”“分三焦投药，以苦辛寒为主”的原则，仍不失开启后学的作用。

邪入营血，叶氏谓：“入营犹可透热转气，如犀角、玄参、羚羊角物，入血就恐耗血动血，直须凉血散血，加生地、丹皮、阿胶、赤芍等物。”他认为温邪内入营血，必会伤营动血，而致阴血耗伤，或动血，见诸吐血、便血、溺血或斑疹等。因此，治当配用玄参、生地黄、阿胶之类以益阴养血，配用牡丹皮、犀角、羚羊角之类以清热凉血。既有动血出血，必会产生瘀血，又当配用赤芍等行瘀散血之品。

湿邪致病的演变与患者不同的体质有关。素体阳盛者，湿邪多从热化而归于阳明胃，病见热重于湿之证；素体阴盛者，湿热多从湿化而归于太阴脾，病见湿重于热之证。虽不同体质患者感受湿热时病机各有偏重，但发展过程中均可化热化燥，故称“然其化热则一”。因温热阳邪易化燥伤阴，故治疗温热病的过程中多使用清热滋阴之法，滋阴药又多甘凉养阴救津，属正治法，容易掌握，故称“热病救阴犹易”。湿邪又易困遏清阳，阻滞气机，治疗既要分解湿热，又要宣通气机，但清热药多苦寒凉遏而助湿，祛湿药多芳香苦燥而助热，宣通药多温燥而助热。因此，想要掌握好清热、祛湿、宣通之药的合理配伍较难，故称“通阳最难”。

治疗温病时“救阴”“通阳”的目的与治疗杂病时不同。温病治疗中救阴的目的不在于滋养阴血，而在于顾护津液，防止过汗伤津，即“救阴不在血，而在津与汗”；通阳的目的不在于以温药温补阳气，而在于宣通气机，化气利湿通小便，强调淡渗利湿法在祛湿中的重要性，即“通阳不在温，而在利小便”。

湿热不能分消走泄、透邪外解，而留于三焦者，可胶结于阳明胃和肠，形成里结证。伤寒阳明腑实证与湿热里结证均可用攻下之法，但两者下法有所区别。伤寒里结是邪热炽盛，津液受劫，燥屎结于肠腑而成阳明腑实证，故下法宜峻，以期急下存阴；而湿热里结多因湿热与积滞相互胶结于肠腑，并非燥屎，故下法宜轻宜缓，以期祛湿导滞。伤寒与湿温病运用下法后出现大便溏的意义有所不同。伤寒里结用下法后见大便溏，表明燥结已除，邪气已去，不可再下；湿温里结轻法频下后大便溏乃湿邪未尽，须下至大便成形才表明湿邪已尽，即所谓“粪燥为无湿矣”，此时不可再下。

叶天士在《温热论》中确立了温病治则，同时指出还要因人而异。由于妇人与男子的生理特性不同，提出治法上要注意妇人的三个阶段：胎前、产后、经水适来适断。针对三个阶段的温病分别明确证治法则，胎前病阶段，“产前宜凉，护胎为要”，指出不可因循守旧一味用滋补养血之品，应根据实际情况辨证施治，消除邪热对胎儿的威胁。产后病阶段，“产后宜温，慎用苦寒”，此处的宜温不是用温热药，而是与苦寒相对，告诫在辨证的过程中要注意产后妇人的体质，一般产后阴阳气血皆有消耗，慎用苦寒，防止其化燥伤阴、攻伐阳气。经水适来适断阶段，“热入血室，审证定方”，热入血室原载于《伤寒杂病论》太阳、阳明以及妇人杂病篇中，其起病原因是感受外邪，由于经水适来适断，以致邪热陷于血室，是妇人特有的病。张仲景开此病治疗的先河，方药以小柴胡汤，针灸以刺期门穴，后世多有发挥，如许叔微用小柴胡加地黄汤，陶节庵用小柴胡加血分药。叶天士则认为治疗此病，不可拘泥于一法，其除了化裁小柴胡汤外，还常化裁桃核承气汤、玉女煎、复脉汤等。

4. 预防上，提出“先安未受邪之地”的治未病观点

叶天士以《黄帝内经》的治未病理论为指导思想，结合自己的临床实践，并根据其首创的卫气营血辨证和发展规律，以及热邪易化燥伤阴的特性，于著作《温热论》中首次提出“先安未受邪之地”的观点。“肾水素亏，虽未及下焦，先

自彷徨矣，必验之于舌，如甘寒之中加入咸寒，务在先安未受邪之地，恐其陷入易易耳”，论述叶氏在治疗斑出热仍不解时，谓此乃胃津亡而水不济火也，由于热邪不燥胃津必耗肾液，假如平素肾水不足，病虽未及下焦，仍当防其陷入。因此在用药上，主张在甘寒养胃的同时，加入咸寒之品以滋肾养阴。由此可见，叶氏对“治未病”的发挥已逐渐超出了五行学说的范围，不再局限于五行生克传变的概念上。

“先安未受邪之地”的思想基本上有两层含义：一是既病防变，二是病后防复。由于温病大都来势凶猛，变化多端，因此既病防变又显得更加重要。在“先安未受邪之地”的原则中，具体体现如下特点：祛邪泄热，务尽务早；滋养阴津，贵在未匮；正确诊断，防患未然；重视体质，预护正气。

叶天士“先安未受邪之地”的思想首先体现在其卫气营血辨证论治的全过程。《温热论》谓：“在卫汗之可也，到气才可清气，入营犹可透热转气……入血就恐耗血动血，直须凉血散血。”其次是妇人产后温病，亦可用苦寒，不过以勿犯下焦肝肾为旨。再次，叶天士虽然强调温病传变和治疗的阶段性和规律性，但是对于险恶症候亦强调客邪早逐的原则，以消除疾病的根本原因，并且在很多情况下，亦采用先证用药的原则。除了先证用药，也强调注意顾护正气，切忌药过病所，以免滥伐无辜。最后强调宜详辨患者体质，根据患者体质的不同而采取不同的方法以及要特别注意的事项。

三、小结

《温热论》是在《素问》、张仲景的《伤寒论》、刘河间的“火热论”以及吴又可的《温疫论》等前代医著、医论的基础上，系统论述了温热病的发生、发展、诊断、治疗、预后的顺逆等，从大法到细则，形成了一套完整的理论体系，在温病学发展进程中，起到了承前启后的作用，并影响了诸多近代、现代医家。吴鞠通的《温病条辨》、王孟英的《温热经纬》等温病学名著都深受其影响，所以《温热论》被称为温病学理论体系的奠基之作。叶天士在《温热论》中提出的卫气营血辨证方法是十分彻底的创新，不仅放弃了《伤寒论》六经辨证体系的概念，而且舍去了八纲辨证中表里的应用，完全从温热病的传变特点出发进行辨证，促进了温病学的形成和发展，并对后世产生了深远的影响。叶天士的《温热论》虽是针对温热病所作，但实际上对现代感染性疾病、传染性疾病以外的疾病都有普遍的指导意义。《温热论》内容丰富，从病因、病机、传变、辨证、诊断、治疗等多方面完善了温病学理论，是温病学学科的奠基之作。深入学习理解《温热论》，需要结合临床实践。作为温病经典著作，其指导作用是普适的，不仅可指导温病诊疗，更能启发现代难治病的诊疗，对提高临床疗效有重要意义。

郑陆峰　李鸿涛

参考文献

[1] 王瑞祥 . 中国古医籍书目提要 · 上 [M]. 北京：中医古籍出版社 ,2009：890.

[2] 宋文鑫 . 叶天士温病辨治理论研究 [D]. 北京：中国中医科学院 ,2022.

[3] 吴瑭 , 叶天士，薛生白，等 . 杏林传习十三经：温病条辨 温热论 湿热病篇 外感温病篇 [M]. 周鸿飞 , 吕桂敏 , 徐长卿 , 点校 . 郑州：河南科学技术出版社 ,2017：158-162.

[4] 吴宗柏 . 浅析《温热论》对温病学说的贡献 [J]. 云南中医中药杂志 , 1990（4）：7-9.

[5] 范忠星 . 叶天士医学思想渊源探究 [D]. 石家庄：河北中医学院 ,2020.

[6] 谢路 . 温病临证破解 [M]. 北京：中国中医药出版社 ,2012：3-152.

[7] 叶天士 . 温热论注评 [M]. 魏汉奇 , 袁宝庭 , 注评 . 北京：中医古籍出版社 ,1993：1-65.

[8] 王怡 , 柴霞 . 浅谈叶天士验齿诊法及临床应用 [J]. 天津中医学院学报 , 2002,21（1）：43-44.

[9] 雍履平 . 略论《温热论》的创新思想 [J]. 新中医 ,1990（3）：46-45.

[10] 洪金亿 . 叶天士《温热论》中“先安未受邪之地”思想研究 [D]. 北京：北京中医药大学 ,2006.

[11] 刘宁 , 赵进喜 , 贾海忠 , 等 . 叶天士《温热论》奠定温病学基础 , 卫气营血辨证方法指导现代临床 [J]. 环球中医药 ,2018, 11（10）：1565-1568.

余霖《疫疹一得》论热毒

《疫疹一得》二卷为清代余霖辑著，成书于清乾隆年间，记录了其临证三十载治疫心得，体现余氏独树一帜的治疫思路。是书提出“热毒”是瘟疫病机根本，结合脉象、舌象、疫疹形色、全身症状来全面区分热毒轻重。同时，根据瘟疫起病急、传变快的特点，提出重用石膏的治疫新法，具有极强的实践性。余霖所创以清胃解毒为主的清瘟败毒饮闻名至今，在流行性传染病的治疗中发挥着重要作用。

一、简介

余霖（1726—1795年），字师愚，祖籍江苏常州，安徽桐城（今安徽铜陵枞阳县）人。自幼习儒，因屡试不第，弃举子业。又其父染疫，误治而终，遂肆力古书，专心岐黄，抱恨寻法，于瘟疫一门造诣尤深。余氏参合运气，明辨疫症之因，潜心本草，深明石膏之用，同时从吴又可《温疫论》、熊恁昭《热疫志验》中受到启发，创立清瘟败毒饮，重用石膏、黄连、犀角等清热解毒之品治疗瘟疫及温病重症，活人无数，于清乾隆至嘉庆年间声蜚医坛，人称“余大剂”。

二、火毒疫病创新思想

《疫疹一得》共分上、下二卷，上卷首先论述疫病与运气的关系，采用运气学说讲明疫症病源，同时明确疫毒属外来淫热，符合临床实际；其次介绍伤寒、瘟疫之别及疫病症治，条分缕析疫病五十二症的概念及以热毒为核心的基本病机。下卷主论疫病后遗症，先叙疫病瘥后二十症及不治之症，又辨疫疹之形色圆机活法，再列治疗疫病常用方剂三十首及加减方法，对当今临床随证施治具有重要意义。卷末附验案十一则，均为从热毒辨治经验，用药峻重，直捣病巢，是研究疫病宝贵的病例资料，具有很高的实用价值。纵观全书，主要围绕“热毒”进行病因病机、诊断和治法的论述，现总结为如下四点：

1.提出了“火毒致疫”的病因说与“气运成疫”的病源说

乾隆年间，京师和桐城多次爆发疫病，余霖观察到当下疫疹与伤寒有所不同，致病非因寒邪，而是火毒使然。其十分肯定《黄帝内经》中运气理论的指导作用，秉承运气理论溯源病因，结合对染疫者症状细致入微的观察，提出疫毒乃外来淫热，疫病是具有火热之性的疫疠毒邪所致，具有传染性，“瘟既曰毒，其为火也明矣”。火毒乃疫疹之根，疫疹是火热毒邪外发的表现，“火者疹之根，疹者火之苗”，故欲使疫疹外透，则须清泻火毒以灭其火源，若仅施轻清表散法，则火借风势，愈加炽烈。

此外，余霖提出，火毒的发生和运气变化密切相关，“此天时之疠气，人竟无可避者也。原夫致此之由，总不外乎气运”“疫症者，四时不正之疠气，夫疠气，乃无形之毒”“疫疹之有于汉后者，可悟运气之使然也”，气运失常是瘟疫火热毒邪产生的必要条件。在余氏行医三十二年间（1763—1794 年），疫病流行就有十五年，且多发为热疫，《疫疹一得》中记录了戊子（1768 年）、丙午（1786 年）、壬子（1792 年）、癸丑（1793 年）、甲寅（1794 年）所流行的瘟疫，疫发之时均为夏季或春夏间，发生时段均是二火加临合行其令。从当时的运气条件来看，是暴暑引发的暑热疫。在书中开篇部分，余氏专辟一隅论述气运成疫，倡导以气运法判别脉象，诊治热毒疫，且遵前贤图诀，总结出“六十年客气旁通图”以使世人参照施治。

2. 揭示了“火毒自口鼻而入，后盘踞于胃”的传变路径

余霖师古而不泥，在肯定吴又可“邪从口鼻而入”思想的同时，也对其“邪伏膜原”的理论提出质疑，“奈何以瘟毒从鼻口而入，不传于胃而传于膜原，此论似有语病”。认为吴又可《温疫论》中所辨伤寒和温病的道理虽然十分透彻，但以达原饮、诸承气汤治疗瘟疫还不够准确，“犹有附会表里之意”。实际上，

火热毒邪从口鼻进入后，多盘踞于肺胃之地，“毒既入胃，势必亦敷布于十二经，残害百骸”。相应治疗也应“直入戊己，先捣其窝巢之害”，如此十二经之患自可平息，突出强调火热毒邪与胃经的关系。

同时，余氏基于“火毒入胃”，辨清伤寒与瘟疫“似同而异”。如伤寒无汗，而瘟疫一般下身无汗、上身有汗，惟头汗更盛，此乃毒火煎灼肺胃，“五液受其煎熬，热气上腾”所致。再如伤寒少阳证之呕与疫症之呕不同，“少阳而呕，胁必痛，耳必聋”，而疫症之呕却无此症，此亦伏毒邪火干胃、毒气上冲所致。

对于斑疹的诊断，通常认为伤寒热未入胃而提前下之，或热已入胃而未即时清下都可诱发斑疹，但余霖认为“此古人立言之误也”，并在书中以“伤寒无斑疹”一篇，专门阐释斑疹形成的根本原因为疫邪火毒入胃、且从斑疹的色泽往往可以推断火毒灼胃的程度，如色赤者乃“胃热极”，色紫黑者乃“胃烂”。同时，对于疫疹的预后，余霖提出疫毒是否入胃决定了病情的吉凶。若胃本不虚，则虽染疫气而火毒尚达于膜原，此时斑疹“一病即发”，预后较好；若发表、攻里过当，则胃气受毒，此种情况斑疹“迟至四五日而仍不透”，预后较差。

3. 总结了由火毒所致疫疹五十二症及形色、舌脉

在疫疹的诊断过程中，余霖根据临床观察，总结出六种疫疹之色，红活、淡红、深红、艳红、紫赤、红白砂。疹色红活乃“疹之佳境”，“红白砂”乃余毒尽透、愈后脱皮。若“红白砂”为疹后半月而发，伴高热不退、烦躁大渴，此为“毒发于颔者，死不可救”。同时，余氏擅于考参脉象的变化来测定病情转机，认为阳毒伏匿是疫疹主脉尽为数脉的原因，由于阳毒所在病位深浅不一，故兼脉又不同。脉浮大而数，其毒已发扬，治以解散法；脉沉细而数，其毒已深，治以大剂清解；脉若隐若现或全伏，其毒深重。值得注意的是，余霖观察到此种伏脉常常得于疫病第七八日，这是由于医者妄用表下法所致，以为寒证，重用发表，先亏其阳，尔后见表不散，继用下法，复亏其阴。若胃气怯弱，则阳脱或阴脱；若胃气尚可，则“脉转沉伏，变证蜂起”。由此出现的四肢逆冷、舌卷囊缩等症状与伤寒十分相似。此时火毒深入，阳极似阴，而医者又从阴证入手，妄投大辛大热之品，“死如服毒”。

此外，余氏详尽地总结了疫疹临床常见症五十二种，主张以疫疹形色结合脉象及全身症状进行综合考量，为疫疹的诊断提供了参照标准。五十二症均由火毒引起，因火毒侵犯的病位不同而见症状各异。火毒内扰，多见静躁不常、口秽喷人、舌上珍珠、舌如铁甲；毒火上扰，见大头、发狂、鼻衄涌泉；毒火扰心，见胸膈郁遏、小便溺血、舌丁；毒火扰肺，见痰中带血、咳嗽；毒火侵犯脾胃，见胃热不食、嘴唇焮红、呕吐；毒火内扰肝胆，见筋抽脉惕、红丝绕目、循衣摸床；毒火下扰肾、膀胱，见骨节烦痛、腰如被杖、小便短缩如油、遗尿；毒火下注大肠，见似痢非痢、大便下血。

4. 创拟了“清瘟败毒饮”治疫名方，清肺胃火毒，凉血救营

在继承《黄帝内经》气运理论与吴又可疫病思想的基础上，余霖认为天行时疫乃无形之毒，发表则愈益其焰，托补则增填薪柴，攻下则更通其火，故非发表所能散，非升托所能达，非攻下所能祛。惟有重用石膏直入肺胃，去爪牙、破窝巢，急以水灭火，方得转机。故根据天地运气之理，结合疫疹特点创制清瘟败毒饮，清泄十二经无形毒火，被后世所推崇研习，影响深远。《疫疹一得》所述瘟疫五十二症中，有四十九症均以清瘟败毒饮为主方进行治疗。

清瘟败毒饮由石膏、生地黄、乌犀角、真川连、栀子、桔梗、黄芩、知母、赤芍、玄参、连翘、竹叶、甘草、牡丹皮组成，系白虎汤、凉膈散、黄连解毒汤、犀角地黄汤等方加减组合而成，以十二经泄火之药治疗“一切火热，表里俱盛，狂躁心烦，口干咽痛，大热干呕，错语不眠，吐血衄血，热盛发斑”。余氏认为“非石膏不足以治热疫”，故方中重用石膏直泄胃经淫热，平诸经之毒火。纪昀《阅微草堂笔记·石膏治疫》中记载，乾隆五十八年（1793 年）春夏间大疫，余霖以重剂石膏治疗瘟疫“应手辄痊”，“有一剂用至八两，一人服至四斤者……实自古所未闻矣”。佐黄连、犀角、黄芩泄上焦火毒；牡丹皮、栀子、赤芍泄肝经火毒；连翘、玄参泄浮游火毒；生地黄、知母抑阳扶阴，泄火救水；桔梗、竹叶载药上行；甘草和胃。

余氏通过调整石膏、生地黄、犀角、黄连的剂量将本方分为大、中、小之剂。石膏用量最大，大剂六两至八两，中剂二两至四两，小剂八钱至一两二钱；生地黄大剂六钱至一两，中剂三钱至五钱，小剂二钱至四钱；犀角大剂六钱至八钱，中剂三钱至五钱，小剂二钱至四钱；黄连大剂四钱至六钱，中剂二钱至四钱，小剂一钱至一钱半。参考脉证进行剂量的调整：六脉沉细而数时，选用大剂；沉而数，用中剂；浮大而数，用小剂。根据出斑情况进行药味增加：斑一出，即用大青叶、升麻引邪外透，内化则外解。热疫重症强调大剂清瘟败毒饮连煎数贴，不分昼夜，接连与服，以病减为度。

三、治疫名方

清瘟败毒饮

主治：一切火热，表里俱盛，狂躁烦心。口干咽痛，大热干呕，错语不眠，吐血衄血，热盛发斑。

组成：石膏（大剂六两至八两，中剂二两至四两，小剂八钱至一两二钱），小生地（大剂六钱至一两，中剂三钱至五钱，小剂二钱至四钱），乌犀角（大剂六钱至八钱，中剂三钱至四钱，小剂二钱至四钱），真川连（大剂四钱至六钱，中剂二钱至四钱，小剂一钱至一钱半），赤芍（大剂三钱，小剂一钱五分），连翘（大剂三钱，小剂一钱五分），桔梗（大剂三钱，小剂一钱五分），生栀子（大剂三钱，小剂一钱半），黄芩（大剂三钱，小剂一钱半），知母（大剂三钱，小剂一钱五分），牡丹皮（大剂四钱，中剂三钱，小剂一钱五分），甘草（大剂三钱，中剂一钱五分，小剂八分），玄参（大剂三钱，小剂一钱五分），竹叶（大剂三钱，小剂一钱五分）。

用法：疫证初起，恶寒发热，头痛如劈，烦躁谵妄，身热肢冷，舌刺唇焦，上呕下泄。六脉沉细而数，即用大剂；沉而数者，用中剂；浮大而数者，用小剂。如斑一出，即用大青叶，量加升麻四分或五分，引毒外透。

方解：重用石膏直入胃经，使其敷布于十二经，退其淫热；佐以黄连、犀角、黄芩泄心、肺火于上焦，牡丹皮、栀子、赤芍泄肝经之火，连翘、玄参解散浮游之火，生地黄、知母抑阳扶阴，泄其亢甚之火，而救欲绝之水，桔梗、竹叶载药上行；使以甘草和胃也。此皆大寒解毒之剂，故重用石膏，先平甚者，诸经之火，自无不平矣。

加减：

头痛倾侧，加石膏、玄参、甘菊花、黄柏。

静躁不常，加石膏、川黄连、犀角、牡丹皮、黄芩。

骨节烦痛、腰如被杖，加石膏、玄参、黄柏。

遍体炎炎，加石膏、生地黄、川黄连、黄芩、牡丹皮。

火扰不寐，加石膏、犀角、琥珀、川黄连。

周身如冰，加石膏、川黄连、犀角、黄柏、牡丹皮、栀子。

四肢逆冷，加石膏。

筋抽脉惕，加石膏、牡丹皮、龙胆草。

大渴不已，加石膏、天花粉。

胃热不食，加石膏、枳壳。

胸膈遏郁，加川黄连、枳壳、桔梗、瓜蒌霜。

昏闷无声，加石膏、川黄连、犀角、黄芩、羚羊角、桑皮。

筋肉瞤动，加生地黄、石膏、黄柏、玄参。

冷气上升，加石膏、生地黄、牡丹皮、川黄连、犀角、龙胆草。

口秽喷人，加石膏、川黄连、犀角。

满口如霜，加石膏、川黄连、连翘、犀角、黄柏、生地黄。

咽喉肿痛，加石膏、桔梗、玄参、牛蒡子、射干、山豆根。

嘴唇焮肿，加石膏、川黄连、连翘、天花粉。

脸上燎泡，加石膏、生地黄、金银花、板蓝根、玄参、紫花地丁、马勃、当归尾、牡丹皮。

大头天行，加石膏、当归尾、板蓝根、马勃、紫花地丁、金银花、玄参、僵蚕、生大黄（脉实者量加）。

痄腮，加石膏、当归尾、金银花、玄参、紫花地丁、牡丹皮、马勃、连翘、板蓝根。

颈颌肿痛，加石膏、桔梗、牛蒡子、夏枯草、山豆根、紫花地丁、玄参、连翘、金银花。

耳后肿硬，加石膏、连翘、生地黄、天花粉、紫花地丁、牡丹皮、金银花、玄参、板蓝根。

嗒舌弄舌，加石膏、川黄连、犀角、黄柏、玄参。

红丝绕目，加菊花、红花、蝉蜕、当归尾、谷精草。

耳聋口苦，加生地黄、玄参、柴胡、黄柏。

头汗如涌，加石膏、玄参。

切牙，加石膏、生地黄、牡丹皮、龙胆草、栀子。

鼻血泉涌，加石膏、生地黄、黄连、羚羊角、桑皮（生用）、玄参、棕榈炭、黄芩。

舌上珍珠，加石膏、川黄连、犀角、连翘、金银花、玄参、天花粉。

舌如铁甲，加石膏、犀角、川黄连、知母、天花粉、连翘、玄参、黄柏。

舌疔，加石膏、川黄连、犀角、连翘、金银花。

舌长，以片脑为末，涂舌上，应手而缩，甚者必须五钱而愈。

舌衄，加石膏、牡丹皮、生地黄、川黄连、犀角、栀子、棕榈炭。

齿衄，加石膏、黄柏、生地黄、牡丹皮、栀子、犀角、黄连、玄参、黄芩。

谵语，加石膏、川黄连、犀角、牡丹皮、栀子、黄柏、龙胆草。

呃逆，加石膏、柿蒂、银杏、竹茹、羚羊角、枇杷叶。（不止，用四磨饮一钱，调服本方即止。四磨饮：沉香、槟榔、乌药、枳壳。）

呕吐，加石膏、川黄连、滑石、甘草、伏龙肝。

似痢非痢，加石膏、川黄连、滑石、猪苓、泽泻、木通。

热注大肠（加同上）。

大便不通（蜜煎导法），加生大黄。

大便下血，加生地黄、槐花、棕榈炭、侧柏叶。

小便短缩如油，加滑石、泽泻、猪苓、木通、通草、萹蓄。

小便溺血，加生地黄、桃仁、滑石、茅根、川牛膝、琥珀、棕榈炭。

发狂，加石膏、犀角、川黄连、栀子、牡丹皮、黄柏。

痰中带血，加石膏、黄芩、棕榈炭、生桑皮、羚羊角、生地黄、瓜蒌霜。

遗尿，加石膏、川黄连、犀角、滑石。

喘嗽，加桑皮、黄芩、石膏、羚羊角。

发黄，加石膏、滑石、栀子、茵陈、猪苓、泽泻、木通。

循衣摸床，加石膏、川黄连、犀角、牡丹皮、栀子、龙胆草。

狐惑，加石膏、犀角、苦参、乌梅、槐子。

战汗，战后汗出、脉静、身凉，不用服药；尚有余热即服本方小剂，一药而安。

瘟毒发疮，加石膏、生地黄、川黄连、紫花地丁、金银花、（上加）升麻、（下加）川牛膝、（胸加）枳壳、蒲公英、（背加）威灵仙、（出头）皂角刺。

四、小结

《疫疹一得》集中体现了余霖的学术成就，是一部论述精详、切合临床的疫病专著，具有很高的实用价值。特别是此书就疫病的诊断、治疗提出许多创见，使温疫学理论更加充实且具特色。重视气运变化而施治，开拓了瘟疫治疗的新思路，阐明火毒淫邪在瘟疫发病过程中的致病机理，对疫疹顺逆的分辨及预后的判断皆有所创新。尤其是其所拟清瘟败毒饮，用药以峻重见长，突破传统，疗效卓著，对流行病、传染病的诊治起到了很大的作用。同时对疫病与伤寒的误诊发微阐义，亦明确了疫疹与疮病、风疹、麻疹、暑疹、痘疹等他疹的鉴别，使后世医家有法可参。篇后所附验案亦为研究瘟疫真实的病例资料。王孟英称誉其“独识淫热之疫，别开生面，洵补昔贤之未逮，堪为仲景之功臣”，由此可见此书在瘟疫学中的地位。

王婧琳　李鸿涛

参考文献

[1] 余师愚 . 疫疹一得 [M]. 郭谦亨 , 孙守才 , 点校 . 北京：人民卫生出版社 ,1996.

[2] 段继昌 , 曹路 , 周丽雅 . 余霖“毒火”论治疫疹临床特色 [J]. 江苏中医药 ,2020,52（12）：16-18.

[3] 岳冬辉 , 苏颖 . 余师愚从运气规律认识温疫防治策略的特色探析 [J]. 中国中医基础医学杂志 ,2011,17（12）：1308.

[4] 纪昀 . 阅微草堂笔记 [M]. 沈清山 , 校注 . 武汉：崇文书局 ,2018：458.

[5] 王士雄 . 温热经纬 [M]. 北京：中国医药科技出版社 ,2019：141.

薛雪《湿热条辨》论述湿热病

《湿热条辨》又名《湿热论》，由清代著名医家薛雪所撰。此书专论湿热病证，系统地论述了外感湿热病的病因病机与辨证论治，为中医学关于湿热类外感热病的理论认识和临证治疗的奠基之作。此书丰富了温病学的理论和方法体系，是完整阐述湿热证治的最早文献。

一、简介

薛雪，字生白，号一瓢，又号槐云道人、磨剑道人，晚年自署牧牛老朽，江苏吴县（今江苏苏州）人，家居南园俞家桥。生于康熙二十年（1681年），卒于乾隆三十五年（1770年），享年九十岁。少时从学于名儒叶燮之门，博学多才，诗文俱佳，又工书画，善拳技。乾隆初年两征博学鸿词科，不就。因母多病，遂究心医学，精研各种医学典籍，博采诸家名医之长，复得吴门名医王晋三、周扬俊指点，精通内、外、妇、儿各科。乾隆年间吴门大疫，郡设医局以济贫病患者，其与叶桂等名医更替至局义诊。薛雪基于湿热病治疗实践著《湿热条辨》一卷，对湿热病的传变规律及证治尤多新见，认为："湿热之病，不独与伤寒不同，且与温病大异。温病乃少阴、太阳同病；湿热乃阳明、太阴同病。"他指出湿热病变中心是脾胃，治疗当明湿与热孰轻孰重，细察人体正气盛衰，决定立法用方，使复杂胶滞难以着手的湿热病之诊治有了成法。《湿热条辨》与叶桂《温热论》堪称姐妹篇，承继明末吴又可《温疫论》之后，由此形成的温病学派使中医治疗感染性疾病在方法学上取得了重大的突破。薛雪另辑有《医经原旨》，著有《薛生白医案》《扫叶庄医案》等。其子薛中正、孙薛寿鱼、曾孙薛启潜，还有众多门生，如邵登瀛、吴坤安、金锦、王丹山等，承袭薛雪，均为名医，影响深远。

二、外感湿热病创新思想

《湿热条辨》一卷，仿成无己注《伤寒论》体例，分条列论，共有条文三十五条，条条有注，详尽地论述了湿热病的证候表现、传变规律及治法方药。所论多为作者临床心得，间或论及张仲景《伤寒论》及吴又可《温疫论》之理法。综观全书，其主要学术创新思想可以概括为以下几点：

1. 提出湿热病邪侵犯人体的三条途径

薛氏认为湿热时病乃因在天热气与在地湿气合而为病，明确提出了湿热邪气感人的三条途径。薛氏指出“湿热之邪从表伤者，十之一二，由口、鼻入者，十之八九”，认为湿热病邪侵犯人体，除了大部分人从口、鼻而入外，还有少部分从皮毛侵入。这一观点，与吴又可、叶天士之“温邪上受”，只强调从口、鼻而入者不同。薛氏还指出“膜原者，外通肌肉，内近胃府，即三焦之门户，实一身之半表半里也。邪由上受，直趋中道，故病多归膜原”。强调邪气从上而受，易侵犯膜原而致病。

2. 强调湿热病的病机以阳明太阴为正局，兼入少阳厥阴为变局

薛氏认为脾胃为湿热病变的中心，湿热之邪侵袭，多伤及阳明、太阴二经。如“湿热之邪……阳明为水谷之海，太阴为湿土之地，故多阳明太阴受病”“湿热乃阳明太阴同病也”“湿热病属阳明太阴经者居多”等，这不仅是本书的立论核心，也是湿热病与伤寒及一般温热病的不同之处。至于邪气侵犯中焦，却又有犯脾或犯胃之不同，“湿热病属阳明太阴经者居多，中气实则病在阳明，中气虚则病在太阴”，说明胃火素旺之体，病易归阳明，而脾虚多湿之体，病易归太阴，体现了薛氏辨证之精细。湿热邪气侵犯阳明、太阴为湿热病的正局，若素体少阴阴虚，相火易动，又每兼少阳、厥阴，从而转为变局。如“病在二经之表者，多兼少阳三焦，病在二经之里者，每兼厥阴风木，以少阳厥阴同司相火，阳

明太阴湿热内郁，郁甚则少火皆成壮火，而表里上下充斥肆逆，故易见耳聋、干呕、发痉、发厥……皆湿温中兼见之变局，而非湿温病必见之正局也”。薛氏注意到湿热病正局与变局兼见之症，辨证清晰，有益于临证鉴别应用。

3. 以三焦为纲领，兼与六经、八纲、卫气营血、脏腑等多种辨证方法合参

薛氏指出湿热病“未尝无三焦可辨”，认为湿热病当从三焦辨证。在用药上重视宣畅三焦，善用透化渗清之品。薛氏强调，湿热在上焦者，应宣通上焦阳气，用药宜轻清芳化，禁投味重之剂，如五叶芦根汤方、黄连苏叶汤方等，均属此例。湿热在中焦者，则须据病情之不同而区别用药，若以太阴湿盛为主，治以辛香开泄，燥湿泄热；若以阳明热盛为主，则治以清热燥湿；若湿热化燥而热结阳明，则用攻下泄热之法。湿热在下焦者，则当用分利渗湿之法，或再兼以开泄中上，源清而流自洁。薛氏继刘完素、喻昌之后，进一步发展并初步奠定了湿热病三焦辨证及其立法用药的基础。同时，薛氏的三焦辨证与吴鞠通《温病条辨》中的三焦辨证也不尽相同，不仅兼顾属表、属里、湿重、热重及寒化、燥化等情况，而且并用表里、卫气营血、脏腑等辨证方法，还夹杂应用伤寒六经辨证方法，多诊合参别具一格。

4. 制方用药体现吴门医家轻灵之道

薛氏临床经验丰富，作为吴门医家的代表性人物，其立法制方也凸显出用药轻灵的特点。无论是治湿邪在表的阴湿伤表方和阳湿伤表方中藿香、香薷、薄荷、大豆黄卷、茯苓皮、鲜荷叶等药物的使用，还是仿吴又可达原饮和三甲散的化裁加减诸方等，都别具匠心。薛氏根据病情的需要，其药量之或轻或重，剂型之或汤或散，服法之或磨或泡，也颇具启发意义，值得借鉴。如对于湿邪未净、留滞经络之证，以白术泡于汤液而不用煎；又如湿热闭阻腠理之发热，肌肉疼痛，无汗之证，用六一散一两，薄荷叶三四分，泡汤调下即汗解；再如对于湿热化燥，伤及胃阴，肝胆气逆之呕吐不止之症，以香附、郁金、木香、乌药磨服，而不用煎者，均体现了薛氏制方用药之巧妙。

5. 养阴救阳贯穿湿热病治疗始终

湿热之邪易伤阴损阳，薛氏指出“热邪伤阴，阳明消灼，宜清宜凉；太阴告困，湿浊弥漫，宜温宜散”。薛氏在治疗湿热病的过程中，既重视养阴保津，又留意扶阳救阳。在养阴保津方面，如肝肾之阴受损而致痉厥之症，用鲜地黄、玄参以滋阴息风。而胃阴受伤则用西瓜汁、鲜地黄汁和甘蔗汁滋养胃津。当“胃津劫夺，热邪内据”而出现邪盛正衰之证时，治以甘润通下法，以鲜地黄、芦根和生首乌等滋阴通下，既寓承气之意，又保护了患者的正气，正如薛氏指出“恐胃气受伤，胃津不复也”。在扶阳救阳方面，如因湿热久羁伤及阳气，“卫外之阳暂亡”，或湿中少阴之阳出现身冷、汗泄、脉细等症时，用人参、附子、白术等扶救阳气；当湿邪困伤脾阳时，则用理中法及大顺散、来复丹等。

6. 提出湿热病亦可使用汗法与下法

湿热病的治疗，往往忌用汗法以防损伤阴液，忌用下法以防损伤脾胃。薛氏不拘此说，对于汗法的使用，指出湿热病“既有不可汗之大戒，复有得汗始解之法，临证者当知所变通矣”。因此，“胸痞发热，肌肉微疼，始终无汗者”是“暑邪内闭”，以六一散、薄荷泡汤调下，汗出即解。对于下法的使用，薛氏指出“清热泄邪，止能散络中流走之热，而不能除肠中蕴结之邪，故阳明之邪，仍假阳明为出路也”。因此，湿热蕴结胸膈，宜仿凉膈散；大便数日不通者，热邪闭结肠胃，宜仿承气，皆为湿热病用下法的范例。

三、治疫名方

阴湿伤表方

主治：湿热症，恶寒无汗，身重头痛，湿在表分。

组成：宜藿香、香薷、羌活、苍术皮、薄荷、牛蒡子等味。

加减：头不痛者，去羌活。

方解：身重恶寒，湿遏卫阳之表证。头痛必挟风邪，故加羌活，不独胜湿，且以祛风。此乃阴湿伤表之候。

阳湿伤表方

主治：湿热症，恶寒发热，身重关节疼痛，湿在肌肉，不为汗解。

组成：宜滑石、大豆黄卷、茯苓皮、苍术皮、鲜荷叶、藿香叶、白通草、桔梗等味。

加减：不恶寒者，去苍术皮。

方解：此条外候与上条同，惟汗出独异，更加关节疼痛，乃湿邪初犯阳明之表，故略见恶寒。及至发热，恶寒当自罢矣。用药通阳明之表，而即清胃脘之热者，不欲湿邪之郁热上蒸，而欲湿邪之淡渗下走耳。此乃阳湿伤表之候。

四、小结

《湿热条辨》是一部系统论述湿热病辨证治疗的著作，其基于前人经验，在对湿热病的认识上更加深化，理论上日臻完善，治法上不断丰富，创造性地总结了一套比较完整的湿热病辨证论治的理论和方法，从而使湿热病在理法方药等方面自成体系。全书采用条文形式，对湿热病的病因病机、发病部位、感邪途径、病机演变情况及其与伤寒、温病的区别等做出了较为全面和深刻的阐述，条分缕析，甚为精详。条文的对比显示出辨证论治的精神，体现了湿热病治疗的特点，被后学奉为圭臬。其中许多精辟的理论阐述和治法方药，无论是在温病学说的形成和发展上，还是湿热类外感病的认识和治疗上，都起到了重要的推动和指导作用，具有很高的学术价值。湿热合邪是新型冠状病毒感染的重要致病因素，在后疫情背景下，《湿热条辨》对于新型冠状病毒感染的防治、瘥后防复等临床需求仍具有重要的应用价值和指导意义。

张伟娜　李鸿涛

参考文献

[1] 张志斌 . 温病大成 · 第六部 [M]. 福州：福建科学技术出版社 ,2008：795.
[2] 李峰 . 苏州通史人物卷（中）[M]. 苏州：苏州大学出版社 ,2019：255.

[3] 高金虎 . 中医内科湿热病学 [M]. 太原：山西科学技术出版社 ,2001：13-16.

[4] 陈建 .《湿热条辨》版本考证及其学术特点 [J]. 福建中医药大学学报 , 2014,24（6）：51-53.

杨璿《伤寒瘟疫条辨》瘟疫论治创新思想

《伤寒瘟疫条辨》又名《寒温条辨》，全书共六卷，为清代杨璿所编撰。杨璿继承了《黄帝内经》《伤寒论》中有关热病和瘟疫病的理论，又博采刘完素、王履、张璐、喻昌、吴又可等医家有关伤寒温病的创新思想，结合自己的临证体会，创新发挥古代治疫名方，形成了独特的治疫思想，在温病学发展史上，尤其是疫病的辨治方面独树一帜，备受后世医家推崇。

一、简介

杨璿（1705—1795年），字玉衡，号栗山，中州夏邑（今河南夏邑）人，清代雍正、乾隆年间著名医家。杨氏家学渊源，自幼熟读儒学经典，于雍正六年（1728年）为科补县学弟子生员，后屡试不第，年近四旬，转志于医。因痛感时医治疗热病不辨寒温，甚至“无人不以温病为伤寒，无人不以伤寒方治温病”，正因寒温混淆不清，选方用药张冠李戴，造成误治枉死者比比皆是。于是，他在深入研究历代名医名著的基础上，尤其是受到了刘完素、王履、吴又可、喻昌的学术思想启发，其言：“多采王刘二公，并《缵论》《绪论》《温疫论》《尚论篇》，及诸前辈方论，但有一条一段不悖于是者，无不零星凑合，以发挥仲景伤寒温覆消散，温病刺穴泻热之意，或去其所太过，或补其所不及，或衍其所未畅，实多苦心云。”于是他通过“条分缕析，将温病与伤寒辨明”，务使“温病与伤寒另为一门，其根源、脉证、治法、方论灿然昌明于世，不复搀入《伤寒论》中，以误后学”。因该书是杨璿基于丰富的临床实践经验所编撰，所以书中论述的疫病表现及治疗方法皆真实可贵。乾隆四十九年（1784年），杨璿“集群言之萃，择千失之得”乃撰成《伤寒瘟疫条辨》，从伤寒与瘟疫病因病机、症状鉴别、处方用药等方面阐论辨治规律和方法，为后世治疗温病和瘟疫树立了典范。而且，他善用古方、活用古方的宝贵经验，也为疫病的临床治疗提供了生动的实践案例。

二、疫病创新思想

《伤寒瘟疫条辨》全书共六卷。卷一主要辨伤寒与温病脉证治法，列伤寒脉证辨、温病脉证辨、温病与伤寒治法辨等；卷二至卷三，主要辨伤寒与温病之病证，列阳证辨、阴证辨、伤寒温病复病辨；卷四至卷五为医方辨，列正方一百八十首、附方三十四首；卷六为本草辨，论述药物一百八十八种，剖析伤寒、温病之脉象、治法九十余则。书中辨治疫病的创新思想主要有以下几个方面：

1. 寒热为纲，辨治分明

杨璿以寒热为纲，辨析外感热病发病根源和治疗方法，尤其是寒温异治的分析思路更是针砭时弊，他认为“伤寒自表传里，里证皆表证侵入于内也；温病由里达表，表证即里证浮越于外也”，故治法上“大抵病在表证，有可用麻黄、桂枝、葛根辛温发汗者，伤寒是也；有可用神解、清化、升降、芳香、辛凉、清热者，温病是也。在半表半里者，有可用小柴胡和解者，伤寒是也；有可用增损大柴胡、增损三黄石膏汤内外攻伐者，温病是也。在里证有可用凉膈、承气咸寒攻伐者，温病与伤寒大略同。有可用理阴、补阴、温中、补中调之养之者，温病与伤寒大略同。但温病无阴证，即所云四损不可正治也”。指出伤寒与温病在发病过程中因病理性质不同，治法上也有很大差别。同是表证，有发汗与清透之别；同是半表半里，有和解与清泻之分；同为里证，伤寒可见阳证和阴证，故温清补泻皆有，而温病却仅见阳证，故无温法，尤其对于大劳、大欲及大病、久病后，气血两虚、阴阳并竭的四损之人患疫，邪气虽轻，并为难治。总之，“伤寒以发表为第一要义，温病以逐秽为第一要义”。

2. 宣畅气机，逐秽解毒

杨璿认为，温热疫病系由“杂气由口鼻而入，直行中道，流布三焦，散漫不收，去而复合，受病于血分，故郁久而发”，治疗上注重宣畅气机，并仿效刘完素表里双解的大法，推崇升降之法，令清者自升，浊者自降，杂气流毒不闭结，气血通畅不凝滞，郁热自解。其实，升清达表就是解其外，降浊通里就是和其内，升清降浊法与表里双解法，有异曲同工之妙。在具体治疗上，他承袭刘完素和喻昌的三焦分治的方法，“急以逐秽为第一要义。上焦如雾，升而逐之，兼以解毒；中焦如沤，疏而逐之，兼以解毒；下焦如渎，决而逐之，兼以解毒。恶秽既通，乘势追拔，勿使潜滋。所以温病非泻则清，非清则泻。原无多方，时其轻重缓急而救之”。正是基于这一认识，他创制了以升降散为核心方的治温十五方。

3. 升清降浊，各得所宜

杨璿认为，温病病机为“怫热内郁”，故以宣散郁热为主要治法，以宣散泄热之主方升降散为主，化裁得“治温十五方”，除升降散外，十四方以“升降散”为核心方，并根据升降药味的轻重以及病症的表现和病势的发展情况，分“轻则清之”和“重则泻之”两类。“轻则清之”为神解散、清化汤、芳香饮、大小清凉散、大小复苏散饮、增损三黄石膏汤八方。“重则泻之”为增损大柴胡汤、增损双解散、加味凉膈散、加味六一顺气汤、增损普济消毒饮、解毒承气汤六方。“治温十五方”多用苦寒之品以清解郁热，而其中黄连、黄芩应用最广。化裁新方皆是源自经典名方，是在继承基础上的灵活创新。

三、治疫名方

升降散

主治：温热、瘟疫，邪热充斥内外，阻滞气机，清阳不升，浊阴不降，致头面肿大，咽喉肿痛，胸膈满闷，呕吐腹痛，发斑出血，丹毒，谵语狂乱，不省人事，绞肠痧，吐泻不出，胸烦膈热，疙瘩瘟，大头瘟，蛤蟆瘟，以及丹毒，麻风。

组成：白僵蚕（酒炒）二钱，全蝉蜕（去土）一钱，川大黄（生）四钱，广姜黄（去皮）三分。

用法：据病之轻重，分 2 ～ 4 次服，用黄酒、蜂蜜调匀冷服。中病即止。

方解：是方以僵蚕为君，蝉蜕为臣，姜黄为佐，大黄为使，米酒为引，蜂蜜为导，六法俱备，而方乃成。僵蚕味辛苦气薄，喜燥恶湿，得天地清化之气，轻浮而升阳中之阳，故能胜风除湿，清热解郁，从治膀胱相火，引清气上朝于口，散逆浊结滞之痰也；蝉蜕气寒无毒，味咸且甘，为清虚之品，能祛风而胜湿，涤热而解毒；姜黄气味辛苦，性温，无毒，祛邪伐恶，行气散郁，能入心脾二经，建功辟疫；大黄味苦，大寒无毒，上下通行，亢盛之阳，非此莫抑；米酒性大热，味辛苦而甘，令饮冷酒，欲其行迟，传化以渐，上行头面，下达足膝，外周毛孔，内通脏腑经络，驱逐邪气，无处不到；蜂蜜甘平无毒，其性大凉，主治丹毒斑疹，腹内留热，呕吐便秘，欲其清热润燥，而自散温毒也。盖取僵蚕、蝉蜕，升阳中之清阳；姜黄、大黄，降阴中之浊阴，一升一降，内外通和，而杂气之流毒顿消矣。

四、小结

杨璿《伤寒瘟疫条辨》的治疫思想及治温十五方，在治疗外感热病，尤其是疫病方面，为后世启发了创新思路，是对继承前贤刘完素、吴又可、喻昌等人学术思想的再一次升华，丰富了中医外感热病辨证论治体系。杨璿用药以宣畅气机为核心，配合解表药、泻下药、利水渗湿药等调理三焦，并且他在临证中方药运用灵活不逾矩，尤其是古今方药配伍联用法度严谨，切合实用且疗效显著，深受近现代如蒲辅周、赵绍琴等温病名家的推崇，成为清代声名卓著的治疫名家。

李鸿涛　张明锐

参考文献

[1] 张理德 . 杨栗山伤寒温病研究学术特色探析 [J]. 中医药临床杂志 . 2015,27（9）：1234-1235.

[2] 肖群益 , 刘林 . 杨栗山《伤寒瘟疫条辨》学术思想源流探讨 [J]. 中华中医药杂志 .2016,31（4）：1256-1258.

郑宏纲《重楼玉钥》论述白喉

一、简介

清代安徽歙县，名医辈出，其中造诣精深者当属喉科医家郑宏纲。郑宏纲之父郑于丰，承家医学，并得闽人黄明生授喉科善本。郑于丰之弟郑于蕃亦出黄氏门下，后传其医于子侄，由是郑门后裔皆以喉科明世。因其庐名“南园”，时称“南园喉科”。郑宏纲承前启后，其长子郑承瀚、次子郑承洛，其堂弟郑宏绩，其侄郑承海、郑承湘，皆为喉科名医，而郑宏纲、郑承瀚父子的医学成就尤高。

郑宏纲（1727—1787 年），字纪元，号梅涧，又号雪萼山人，祖籍安徽歙县，清代著名喉科医家。其自幼得父郑于丰传授喉科，医技益精，善用汤剂、针灸治疗喉症，求治者盈门。郑氏整理完善家传《喉科三十六症》，于清乾隆三十三年（1768 年）著成《重楼玉钥》二卷，是郑宏纲根据福建黄明生授徒秘本，参以自己临床经验增订而成。道家称咽喉为“重楼”“玉钥”，因将其喻为“入门”的工具，故名。

二、《重楼玉钥》的创新思想

郑氏几代为医，积累了丰富的临床经验，并在医学理论上有较深的造诣，其所撰《重楼玉钥》精深的内涵，深受后世的推崇。《重楼玉钥》具备现代认识疾病的气息，凡书二卷，计五十六篇。该书首先阐述咽喉解剖、生理病理，次论诊断治疗、转归、预后及不治之症。之后为疾病篇，详论喉风三十六证（病），其中包括耳、鼻、咽、喉、口、齿、唇、舌诸病，并逐一描述发病部位、症状，确立施治，针、药等内外治法等。

1. 咽、喉分论，辨别虚实

《重楼玉钥》将咽与喉分别立论："盖喉咙为息道，咽中下水谷，其喉下接肺之气。"指出咽与胃、喉与肺承接有序，邪客咽喉，往往传于肺胃。同时咽喉为"一气流行之关要"，一气流行，通于六脏六腑，"若脏腑充实，肺胃和平则体安身泰，一有风邪热毒蕴结于内，传在经络，结于三焦，气凝血滞，不得舒畅，故令咽喉诸病种种而发"。又言，"虚损劳瘦咳伤咽痛者，此乃真阴亏竭，金水不能相生，而龙雷之火奔腾上灼，火炎则金伤，金伤高源无以蒸呴布沤，而咳血、声哑、咽痛干紧之症作矣"。指出喉风症外因多为风邪热毒，顺传肺胃，壅结上攻，以致痰涎气血结聚咽喉而作；若邪盛正虚，逆传心包则可变生喉科危急重症。内因虚实有别，实则肺胃蕴热，三焦积热，火热上攻；虚则为肺肾阴虚，金水不能相生，虚火上炎。咽喉肺胃承接有序，外因、内因虚实有别，传变顺逆不同，临证需识其标本，辨其虚实而依法治之，此乃喉科基础。

2. 论述喉风三十六症

书中罗列喉风三十六症，实际涉及的有三十八症。如双鹅风（扁桃体炎）、咽疮风（口腔溃疡）、双燕口风（咽峡炎）、叉喉风（喉梗阻）、悬风（牙周炎）、鱼口风（口疮）、穿颔风（颌下腺炎）、斗底风（颌下蜂窝组织炎）、耳防风（外耳道疖）等，包括咽喉、口齿唇舌、外耳病症。其中咽喉疾病十六症，以"风"喻症，取其"善行而数变"，证候变化多端，进退神速，治不及时容易变生危候。每症先冠歌诀，把喉风的特征、治疗、转归概括其中，再详细阐述病机、辨识、治则要点、禁忌等。有的同一病症又分虚实，同一部位的不同病症简述其鉴别。如"双燕口风"歌诀："燕口生在帝中旁，欲尝饮食不能飧，针刀善施无差误，功效旋收亦不难。"再加以详细阐述，"此症生于帝中两边，靠于上腭，左右俱有，皆红肿不能吞咽，甚至肿出舌上来，连舌亦痛""……此症初起只须吹赤麟散，胜用角药针刀多多矣。内仍服紫地汤，加开关散。火甚，量加石膏"，对其证候描述甚详，遣方用药也详述方药主次、炮制、煎药方法、禁忌，尤其主张喉风内外同治，针刀并用，外治善用吹、噙、漱、敷，其间贯穿不少著者经验。

3. 治疗病症针药并用

郑宏纲治喉病主张针药相结合，对针灸尤为推崇。《重楼玉钥》下卷专议喉科的针灸，有“喉风针决”等三十六项条目，详细叙述了制针、煮针、针灸取穴、进出针等方法，也论及了七十三个常用穴位的部位、别名、选取、作用、主治及针灸方法。论中旁征博引了《黄帝内经》《针灸甲乙经》《千金方》《针灸大成》等著作的理论，并录有不少针灸歌赋，介绍了个人的临床经验，在理论上强调调气血、开风壅，实践上也有不少独到之处。著者使用针灸的指导思想，与紫正散的制方立法宗旨相一致，那就是用“气针”“破皮针”以开导经络、调理气血，使风痰自解，热邪外出。严重者加用“开风路针”，直接开通周身经络，使风热之邪得杀其势。

“气针”包括温针和火针。“开风路针”取穴多，除病灶及其附近局部取穴外，尚可使用周身多经穴位，往往上下相配，表里并用，深浅结合。“气针”与“开风路针”使用毫针，多用督脉的风府、囟会、百会、后顶及手太阴、阳明二经的少商、商阳、合谷穴，针之有利于风邪外出。“破皮针”使用铍针或铍刀，分针挑法、针刺法和刀切法。“三针”的使用，将毫针与铍针、深刺与浅刺、调气与放血、针灸与药物灵活机动地在临床中发挥作用，提高疗效。书中尚有针两鼻角治疗“龙唇发”等的个人经验。用针咒法，表面看来虚渺、玄秘、迷信，但著者在《附纂神应经用针咒法》中表明：“按针用咒法，非出《素问》意，但使针时，专心于内不致外驰也。”显然，这是将心理效用与针灸相结合的一种做法，应予理解。

4. 论治白喉创立专方

据文献记载，乾隆十二年（1747 年）至光绪二十八年（1902 年）间，全国先后有四次“白喉大流行”。在当时的条件下，每次喉科疫情都给人民带来极大的痛苦，甚至导致死亡。清代医家勤求古训，舍身于外，深入疫区，进行探索。在诊治的过程中，留意治愈病例，总结喉科瘟疫爆发的病因病机及对应治疗思路，并著书立作以遗后世。《重楼玉钥》便在此背景下产生。

《重楼玉钥》有专篇着重论述“白缠喉”，强调和其他喉风不同，此证并非一派火热，而是本质不足，遇风热疫毒肆虐，易于伤阴耗津，所立“养阴清肺汤”有独特阐发：“此症发于肺肾，凡本质不足者，或遇燥气流行，或多食辛热之物，感触而发……”书中对白喉的病因、证候、预后、治则、方药都做了细致的阐述，“养阴清肺汤”系于实践中创立应用，咽喉热性疾病的后期或素体阴虚者用之无燥热伤阴之碍。

郑宏纲认为白喉和喉风的病机、治则和用药不同，喉风可按法治去，唯白喉例外，白喉属喉科本虚标实证，用以上常法不能挽救重危。作者在诊治经验中悟出此证“邪伏少阴，盗其母气”。若按常法用紫荆皮、茜草二味，有开结、破肝血之燥热的作用，但白喉系邪伏少阴蓄久而发，肝失水养，和喉科实证热结血分不同，不须凉血破血，否则复伤其阴，而白反弥漫不解。故作者提出初期只用紫地汤微加细辛，清解少阴之邪。后期须用养阴清肺汤治之，强调白喉的治则和用药与喉风不同。

三、治疫名方

养阴清肺汤

主治：白喉之阴虚燥热证。喉间起白如腐，不易拭去，并逐渐扩展，病变甚速，咽喉肿痛，初起或发热或不发热，鼻干唇燥，或咳或不咳，呼吸有声，似喘非喘，脉数无力或细数。

组成：大生地二钱、麦冬一钱二分、生甘草五分、玄参钱半、贝母八分（去心）、牡丹皮八分、薄荷五分、炒白芍八分。

加减：质虚，加大熟地或生熟地并用。热甚，加连翘，去白芍。燥甚，加天冬、茯苓。如有内热及发热，不必投表药，照方服去，其热自除。

用法：水煎服。

方解：方中重用大生地甘寒入肾，滋阴壮水，清热凉血，为君药。玄参滋阴降火，解毒利咽；麦冬养阴清肺，共为臣药。佐以牡丹皮清热凉血，散瘀消肿；白芍敛阴和营泄热；贝母清热润肺，化痰散结；少量薄荷辛凉散邪，清热利咽；生甘草清热，解毒利咽，并调和诸药，以为佐使。诸药配伍，共奏养阴清肺、解毒利咽之功。该方养阴与活血共存，辛凉与甘寒并用，弃苦寒药味不用以存阴。对白喉及咽喉热性疾病的后期或素体阴虚者用之有清热而无伤阴之碍。

四、小结

《重楼玉钥》详细论述了风邪致病作为喉病首要病因，将喉风详细分为三十六种症型，并对每一症型及白喉病症进行诊治。在治疗法则上，强调以祛除外邪、养阴制阳为主。在具体治疗方法上，提出针药并施、内外并用，并运用养阴清肺法治疗白喉，为后世治疗白喉提供了依据。在学术思想上，提出"风邪"为喉科首要病因，运用辨病与辨证相结合的诊治观，提倡对于风热实证喉病，治疗上以散风祛痰为先；对于真阴亏虚的喉病，治疗上以养阴降火为要。

值得称道的是，德国医学家冯贝林先生于1901年发明了白喉抗毒素治疗白喉，而郑氏以养阴清肺汤主治白喉比冯氏的白喉抗毒素早了一个世纪，开创了国内外白喉治疗的先河。

王嘉伦　张卫

参考文献

[1] 郑梅涧 . 重楼玉钥 [M]. 郭君双 , 整理 . 北京：人民卫生出版社 ,2006.

[2] 刘绍武 .《重楼玉钥》的病证辨治观 [J]. 中国中医基础医学杂志 ,2000,6（7）：4-5.

[3] 毛喜荣 , 汪寿鹏 .《重楼玉钥》喉科学术思想探析 [J]. 甘肃中医 ,1994（2）：4-6.

[4] 王翰昶 . 喉科世医郑宏纲 [J]. 开卷有益（求医问药）,2014（10）：56.

[5] 杨佳辉 . 新安郑氏《重楼玉钥》诊治喉病经验及学术思想研究 [D]. 合肥：安徽中医药大学 ,2018.

[6] 丛品 , 李建委 . 研读《重楼玉钥》启悟喉科精髓 [J]. 中国中西医结合耳鼻咽喉科杂志 ,2008,16（2）：151-152,147.

[7] 林昭泰 . 郑梅涧《重楼玉钥》学术思想探讨 [J]. 山西中医 ,1995（2）：54-55.

[8] 童光东 , 刘惠玲 . 郑枢扶创白喉虚燥论 [J]. 安徽中医临床杂志 ,1994（4）：54-55.

谢玉琼《麻科活人全书》论治麻疹

一、简介

谢玉琼，字崐秀，号朴斋。清代安溪赤溪（今江西安福赤谷乡）人。大约生于康熙、乾隆年间，“幼试文场不售，乃精岐黄术”。谢氏史迹不多，他的著作留于后人仅《麻科活人全书》四卷。当时谢氏目睹许多小儿死于麻疹，以救人之夭折，济世活人为主旨，广泛搜集有关麻疹证治论著。他在《麻科活人全书》原序中说：“得静远主人《麻疹辨证》一帙，继又得《麻科秘本》二卷。余细玩二书之论证立方，较《密斋全书》《张氏医通》《朱氏定论》颇更精详。”又说：“凡医笈中载有麻疹证治者，必积置案头，朝夕探索，深究其奥，颇有心会。”他继承前人经验，结合自己的临床实践，“五经试验”，于“麻疹震作，变证非常，伤残颇众，凡经余调治者，万获万全”。他编纂《麻科活人全书》，历经四次修改，于清乾隆十三年（1748 年）定稿付梓。

二、《麻科活人全书》的创新思想

麻疹是由麻疹病毒引起的呼吸道传染病。临床上以发热、结膜炎、流涕、咳嗽及口腔黏膜斑和皮肤出现红色斑丘疹为特征。病程中易出现呼吸道、神经系统、心血管等并发症。本病传染性强，主要经呼吸道传播，冬春季多见，小儿发病率较高。

本病中医、西医同名，属中医温病学范畴。中医学一直有关于麻疹的记载，早在《伤寒论》《诸病源候论》《备急千金要方》等书中就有“发斑”“瘾疹”“赤疹”“丹疹”的记载。后世医家对麻疹的论述更为详细，特别是清代谢玉琼之《麻科活人全书》，其中对麻疹的病因病机、辨证论治与用药等均做了详细的论述。

这部书共分为四卷，首先，概括地介绍了麻疹辨证、治法和用药要诀，又将一般常用治麻疹的药物分成两大类，一类为“宜用药性”九十八种；另一类为“麻后宜用药性”五十六种，所谓，“至于药性，更宜洞悉”“既识药性，用亦有时”“用药知时，治有成方”，将一切内容简明扼要地介绍出来，使人读后能循序渐进，对麻疹证治得到一个梗概了解。其次，更进一步地将麻疹分辨其证候变化和用药宜忌等，详尽地编纂为一百零八条，务求完善，不厌繁复地归纳了自己临床经验所见，是一部宝贵经验的实录。

1. 麻疹描述细致

《麻科活人全书》言：“麻虽胎毒，多带时行，气候暄热非令，男女传染而成，其发也与痘相似，其变也比痘非轻。”古人虽然不可能了解麻疹病原体，但已意识到其病源是人人不可避免的“毒”，而且知道在流行时期会互相传染，以及这种病疫若调治失宜是很危险的。

谢玉琼对麻疹症状的观察极为详尽而具体，如所记述的：“麻疹初潮未现标时，必身热憎寒，头疼，咳嗽，或吐，或干呕，或泻，或腹痛，或鼻塞，或鼻流清涕，喷嚏呵欠，眼胞浮肿，目泪汪汪，腮赤体疼，烦躁不宁……麻疹小而色红，碎密其行于皮肤之间……夫麻疹初起既与伤寒相似，而认麻须细看两耳根下颈项连耳之间，以及背脊之下至于腰间必有三五红点，此即麻之报标。”这些记述既简明而又详细，较诸近世医籍记载，本书对麻疹认症的最大优点是在于根据疹子出的颜色、出的多少、疹子分布的情况和疹子消退的迟速等，来判断麻疹患者的病势轻重吉凶。

2. 治法治则

中医治疗传染病依据病情变化辨别患者抗病的能力，且更要考虑到季节气候等条件，来确定治疗的方针。中医治疗传染病的观点认为，主要取决于正邪力量分争消长的情况，即人体的抵抗力和病原体斗争的情况，医生观察“正邪相争”

的形势，即人体抵抗力与疾病斗争过程中孰胜孰败，来决定及时运用适当的方法与药物，以创造有利于抵抗力，而不利于疾病的条件，来战胜疾病，这是中医治传染病的原则。

谢玉琼治麻疹也是本着这一原则，具体地制定了“升发清凉、解毒”的治疗方针。原书中对麻疹治疗，首先告诉我们应当注意季节气候，随着环境气候的不同，而变换治法，“凡遇麻子出现，详看天令如何，假如日暖又风和，荆防败毒堪可，若是时行疫疠，芩连消毒宜多，用心调理敕沉疴，莫学观天井坐”。谈到治法的关键问题，谢玉琼指出宜先透表，所谓：“麻疹无论尖大细小，悉以透表为主，方无后息。”升发、清凉解毒虽是治麻疹主要方法，然应分别先后，不可浑用，“麻疹不能透表者，谓混身麻疹藏于皮肤之中，欲出而不能透也……因风寒郁遏未能疏托，以致皮肤干燥，毛窍竦立而然，此宜疏托为主……因火毒内炽，热极不能透表者，此症麻疹根地头粒混成一块，而色红紫，急宜消毒清热……因中气本虚而不能透表者，此症皮肤不燥，唇口淡白，二便如常，虽有蕴热，不可轻用寒凉，即用峻剂升发，亦终不得出透，但当分利使之内化可也”。

谢玉琼认为应注意患者的体质及抗病机能强弱来进行治疗，如：“出之太迟发表为贵，出之太甚解毒最宜……或施温补，勿助其邪；若用寒凉，休犯其胃；制其过但取其平，诛其暴必欲其正，远寒远热，阴阳之胜负不齐，责实责虚，人品之强弱或异。”

谢玉琼对麻疹临床症状的观察也很仔细，更能随着症状的演变而予以不同的治法，如：“麻毒最重，治法不同，微汗常出，热势越而不留，二便清调，邪气行而无壅，腠理拂郁兮，即当发散；脏腑秘结兮，急令疏通，虽不衄必忧，邪从衄解；自利勿遽止，毒以利松；麻后变痢兮，热毒移于大肠；咳嗽咽痛兮，痰气滞乎心胸；口渴心烦，法在生津养血；饮食减少，治须调胃和中。余症无常，临期变通。”

以上所谈的麻疹治法概略，为谢玉琼从实践中体会出来的，是其治疗麻疹屡用屡效的宝钥。

3. 预防调理

谢玉琼认为麻疹虽为胎毒，未有不由天行时令而发，一时传染，远近大小皆发。若是气候反常，周围有麻疹流行，主张先服消毒保婴丹、代天宣化丸以预防，这样可以达到使天行之邪气清除，而不为自己所得。若是已感染，则宜服宣毒发表汤，外用酒煎胡荽喷被，或用苎麻蘸胡荽酒洒身，以达到毛孔疏开，使麻毒外出，争取早防、早治，以免如火燎原，使扑之在微，不致有蔓延之感。这种预防麻疹的经验，实有一定的指导意义。谢玉琼重视预防，可谓“活人之婆心”。他不仅重视预防，而且指出麻疹有免疫性。他说：“感正麻（麻疹）之气而出一次，以不复出矣。”若“风瘾者，亦有似于麻疹，乃发在幼孩甫生一月、半周、一岁之间。时值天气炎热，感风热而作。此不由胎毒，乃皮肤小疾。感风热客于脾肺二家所致”，同时指出：“常见出一次又出一次，亦有连出不已者。无关大利害，不必用药而自散。”若“奶麻者，小儿初生未盈月时，遍身红点，斑驳如朱，皆由儿在母胎中，受有热毒所致”，告诫不要乱用汤剂，可用溯源解毒汤，给乳母服下而可使小儿奶麻消退。可见谢玉琼对小儿发疹性疾病认识较为精详。

对预防麻疹后遗症或续发症，谢玉琼言：“麻症预防四症，不治常致误人，遍身余热欠清宁，咳嗽连声牵引，牙齿疳生走马，痢下赤白难禁。”

对麻疹的调理，谢玉琼亦非常重视，他认为对一般禁忌，除了避风及防外界其他传染病侵袭之外，更应特别注意饮食，忌食生冷、辛辣刺激物和一切鸡、鱼、肉等荤腥油腻不易消化食品，对过酸或过咸的食物也须暂时不吃。如：“麻疹既出，调理甚难，坐卧欲暖，饮食宜淡，风寒若受兮，为肿为热，咸酸不禁兮，为咳为喘，异气纵感，变症宜参。”

三、小结

麻疹为古代儿科四大要证之一，历来为医家所重视。古人认为，“小儿之证，麻为最险”。至谢玉琼之时，麻科无专书，间而有之，语意不清，不能为临床所用。谢玉琼总结前人治麻经验，结合自己的临床体会，编纂《麻科活人全书》，所记述的内容均系临床实践中得来，应用之时，翔实可靠，所谓得心应手，万试万应。文字亦清浅易懂，且都编成韵语，朗朗上口，以便记诵，为后世所推崇。

王嘉伦　张卫

参考文献

[1] 牛敏国 . 谢玉琼和他的《麻科活人全书》[J]. 江西中医药 ,1990（4）：6-7.

[2] 李墨荫 . 介绍祖国医学治麻疹的专著“麻科活人书”[J]. 中医杂志 , 1956（1）：48-50.

吴鞠通《温病条辨》补充完善外感热病辨证论治体系

清代著名医家吴瑭是温病学发展史上的集大成者，他所撰的《温病条辨》全面、系统地总结了清代以前温病的因证脉治，是温病学派的重要代表著作之一。该书理法方药兼备，刊行之后，即风行海内，为当时和后世医家所推重，今之国家统编《温病学》教材，取该书之说、撷该书之方亦最多。

一、简介

吴瑭（1758—1836年），字配珩，号鞠通，江苏淮阴人。吴瑭出生于淮安河下一个穷书生家庭。父吴守让，字逊夫，乾隆二十六年（1761年）秀才（《淮山肄雅录》）。吴氏早年攻举业，因其父和侄儿相继为时医误治病逝，十九岁时遂弃儒从医，清乾隆四十八年（1783年）秋，时年二十五岁，来到北京。借检校《四库全书》的机会，阅读了大量中医古籍名著，受明末吴又可《温疫论》影响很大，攻读并研究几年后，医道大进。乾隆五十八年（1793年）北京温疫大流行，当时的医生以伤寒法施治无效，道友们请吴瑭起治，吴氏以温病法施治，活人多不胜数，由此声名大振。鉴于当时的多数医生墨守伤寒病的学术经验，治疗温病不知变通，致使患者“不死于病，而死于医”，吴瑭遂归纳自己治温所得，倡导“三焦辨证”纲领，著书立说，标示规矩。历时六载，撰成《温病条辨》一书，系统论述了温病的证治规律和理法方药。

吴氏一生大部分时间生活在北京，前后达五十年之久。道光三年（1823年），六十五岁的吴瑭返乡省墓，在此期间，他为好友丁晏的女儿治愈了湿温疾，丁晏非常感激，曾有诗予以记述。其后两三年间，吴鞠通又几次从淮安出发去江南，如浙江绍兴、嵊县等地，考察湿温病与地理环境、气候的关系，并与吴江医派名家交流，搜集民间验方（见《吴鞠通医案·肝厥·痰饮》），为病家解除痛苦。道光九年（1829 年），年逾古稀的吴鞠通再次“返淮祭墓”（见丁晏《颐志斋感旧诗·悼吴鞠通医士序》），诗家潘德舆诗云：“我乡有高士，观物提鉴衡。入世蓄真气，七十如孩婴。”称赞吴氏“感怆民疮痍，血泪相和倾（原注：鞠通闻东南数省大水，民死无数，为之痛哭、咯血）。热心抱古痛，岂曰身命轻”（《养一斋集·秋夜就吴丈鞠通饮》）。不久，吴即离淮北上，1836 年病逝于北京，享年七十八岁。关于吴氏为人，见述于史料者并不多，但从其著作、医案及友人评述中可知概略，他知识渊博宏富，“论甚豪，上下古今，了如指掌”；其医术高明，“所医者皆奇效”“沉疴怪症，无不应手而愈”；其学风谦逊，“故历取诸贤精妙，考之《内经》参以心得，为是编之作。诸贤如木工钻眼，已至九分，瑭特透此一分，作圆满会耳”。但是由于吴瑭为人“心直口快，性刚气傲”“所论与他医不同”，因此也曾有“毁誉不一”之时。另一方面，他十分痛恨那些以医术为手段，妄抬身价，重取诊酬，既骄且吝的“俗医”，而他本人，“原非至亲及穷乏者，不为立方”，并且“虽遇危疾，不避嫌怨”，总将救治患者系于胸怀。总之，吴瑭是清代中叶的一位学识渊博，温病学理成就丰厚，医德高尚，享有高龄的著名医学家。

二、温病辨证论治创新思想

吴瑭生活的时代，是温病学派兴起，寒温之争相当激烈，温病学趋于重要的转折时期。温病学理逐渐成熟，而温病辨证论治体系尚未完备，温病的治法也还未能和伤寒治法摆正关系。吴氏撰著的《温病条辨》问世，标志着温病辨证论治体系的完善与成熟，温病学作为一门独立的外感热病专科而确立下来，因此具有承上启下，里程碑式的重要意义。

吴氏早年习儒，年十九其父病故，他十分哀痛，以为“父病不知医，尚复何颜立天地间”？遂广购方书习读，读至张仲景《伤寒论·序》中有关“外逐荣势，内忘身命”之论时，慨然弃举子业，伏案苦读，专攻方术。1783 年秋，年仅二十五岁的吴鞠通来到了北京，谋求深造，时“四库”馆开，吴氏参加检校医书，得以翻阅秘阁典藏各家医书，医道大进。吴氏在检阅明末清初吴又可的《温疫论》后，深受启发，于是精研医经，溯本追源。同时，他受叶天士学术思想影响，认为“惟叶天士持论和平，立法精细”“叶氏心灵手巧精思过人，案中治法丝丝入扣，可谓汇众善以为长者”。同时，深入、仔细地阅读叶案（叶天士《临证指南医案》），勤于临证，总结所得。吴氏“退与心谋，进与病谋”，但仍“究心医书十余年，虽有所得而未敢轻治一人”。1793 年，北京温疫大流行，时医固守伤寒方，导致误治，“不死于病，而死于医”者比比皆是。吴氏在几位朋友相请之下，以多年所积累的治疗温病的学术经验，挽救了不可计数的温病患者，因而声名远播。然而吴氏并未因此而自傲，他立志“采辑历代明贤著述，去其驳杂，取其精微，兼附己意，以及考验，合成一书”，然而又“恐以救人之心，获欺人之罪”，未敢轻易落笔。他经历了六年，于戊午年（1798 年），在同乡汪瑟庵先生的“来岁己未湿土正化，二气中温疠大行，子盍速成是书，或者有益于民生乎”再三敦促下，才正式撰著成书，并将这部传世名著公开出版。

《温病条辨》初刊于清嘉庆十八年（1813 年），书分六卷，卷首一卷，共七个部分。卷首及前三卷为全书主体，前三卷据刘完素“三焦分治”的方法，系统地把温病分上、中、下三焦三篇，以三焦为纲，九种病名为目，阐述了温病的病源和证治以及温病的辨证施治体系，使辨证与辨病有机地联系起来。后三卷附有吴瑭临证所得的一些医论杂说，兼及内、妇、儿等科。

首一卷为原病篇，该篇内容主要引述了《黄帝内经》中有关温病条文，共十九条。这十九条体现了《黄帝内经》时代对于外感热病的认识，对温热病的病因、病机、症状、诊断、治则、治法以及预防等方面都有论述，吴氏以此十九条经文冠其篇首，意在说明早在《黄帝内经》时代，温病学就已粗具大纲，同时也作为《温病条辨》的理论基础，在全书中具有总论作用。

卷一为上焦篇，在温病理论方面，该篇综述了温病传变、病位及性质，指出“温病自口鼻而入，自上而下，鼻气通于肺”，将上焦温病定位在肺以及心。并指出“温者，火之气”“温为阳邪”，指明了温病性质为热，而且易于伤阴的特点。在温病病证方面，此篇首先明确了本书所重点讨论的九种温病的病名，其次以兼湿与不兼湿分为两类，分别加以讨论。风温、温热、温疫、温毒、冬温、秋燥复气等属于温热类；暑温、湿温、温疟属于湿热类。温热类基本按卫、气、营、血四个层次加以阐述：温邪袭卫，见于辛凉轻剂桑菊饮证、辛凉平剂银翘散证；气分热炽，见于辛凉重剂白虎汤证；气血两燔，见于玉女煎去牛膝加玄参方证；邪热传营，见于清营汤证；邪热入血动血，见于化斑汤、犀角地黄汤证，以及清宫汤、安宫牛黄丸、紫雪丹等方证条文。湿热类温病，定位在上焦，应以宣肺开气、芳香化浊为主，并根据湿与热的多少有所侧重，若为邪热入血传营，可仿温热法治疗。全书因所论为外感温热病，卷一重在论析多种温病，并加以区分和对比发明。吴氏还讨论了寒湿与秋燥胜气，提出把秋燥纳入温病范围，补充前人之未备。

卷二为中焦篇，在温病发展、传变过程中，此期是极期。邪热炽盛，正气未衰，正邪交争剧烈。在温病理论方面，本篇更加丰富与完善了下法，并重视对下后以及合并症的处理。吴氏原则性地提出了温热类温病禁止纯用苦寒、淡渗利小便、连下等三禁。对于湿热类温病，强调根据湿热进退不同的证情，灵活地予以辨治。在温病病证方面，中焦温病亦按“挟湿”和“不挟湿”两类分别加以讨论，不挟湿者，以里热实证为主；挟湿者则以里湿热证为主。不挟湿者，见于风温、温热、温疫、温毒、冬温，若以阳明经无形邪热亢盛为主，则以清法治疗，如白虎汤。若无形邪热与肠中有形糟粕相结，形成腑实证，则必须根据具体情况而应用下法，轻者用小承气汤，重者用大承气汤，热结旁流者用调胃承气汤。当腑实又兼见其他合并症时，则需灵活使用下法，兼见正虚者，需扶正与攻下合用，用新加黄龙汤；兼见痰涎壅盛，喘促不宁者，用宣白承气汤；兼见左尺牢坚，小便赤痛者，用导赤承气汤；兼见热闭心包，神昏舌短者，用牛黄承气汤；津液不足，无水舟停者，兼服增液汤，再不下者，增液承气汤治疗。若中焦温病所致三焦俱急，大热大渴，又伴见痰涎壅滞，当清下并行，用承气合小陷胸汤。气分之热不解，邪热传营，甚则动血者，则当应用透热转气或凉血散血之法，如清营汤、三宝（安宫牛黄丸、紫雪丹、至宝丹）。气血同病，气血两燔者，用玉女煎去牛膝、熟地黄加细生地黄、玄参方。中焦温病挟湿者，见于暑温、伏暑、湿温，则以脾胃为中心，呈现蒙上、流下、内熏、外蒸之势，治疗宜清热祛湿并行。湿热困阻中焦，见心下痞，甚则胸下痛者，分别与半夏泻心汤加减及小陷胸加枳实汤；见便溏腹胀者，五个加减正气散治疗；见哕者，新制橘皮竹茹汤；见呕吐者，小半夏加茯苓汤治疗；若呕甚而痞者，半夏泻心汤去人参、干姜、大枣、甘草加枳实、生姜主之。湿热蒙困中上焦，见里虚内陷、神识如蒙者，人参泻心汤主之；湿热蒙上、机窍不灵者，三香汤主之；湿热蒙蔽心包，热蒸头胀、呕逆神迷者，先与安宫牛黄丸，再与茯苓皮汤。湿热流注下焦，大肠传导失司，可见痢证。湿热内熏，肝胆失疏，蕴蒸发黄，可见疸症。湿热外蒸肌肤，胸腹白疹，薏苡竹叶散治疗。若湿热弥漫，三焦均受，湿胜者治以杏仁滑石汤，热盛者治以三石汤。湿热化燥化热，致成里结者治以小承气各等分方，入营血者治以加味清宫汤，甚者加紫雪丹。若湿热表里两停者，当表里双解，治以黄芩滑石汤。最后，本篇还附以痹、疸、疟、痢，重在“论前人之未备者”，可与中焦温病对照学习。

卷三为下焦篇，下焦定位在肝肾，在温病发展过程中处于终末期，此时正气已虚，邪气留恋，因此治法上，要扶正与驱邪兼顾。在理论上丰富发展了甘寒、咸寒滋阴诸法，以及总结了湿证三焦证治的纲领。温热类温病发展到后期，或因热邪久羁，或因误治，肝肾之阴受损，正气欲脱，当敛阴固脱，用加减复脉汤、一甲复脉汤；真阴被劫，虚风内动者，二甲复脉汤、三甲复脉汤、大定风珠主之；真阴亏损，壮火复炽者，黄连阿胶汤主之；真阴不足，阴分伏热者，青蒿鳖甲汤主之；若为燥火久延，伤及肝肾，上盛下虚者，则以专翕大生膏治之。同时下焦温热类温病还可兼见许多变证，如出血、蓄血、神昏、热入血室、下痢、咽痛等，都详细地加以论述。挟湿类温病，入厥阴麻痹，入少阴消渴，心热烦躁神迷者，连梅汤主之；暑湿困阻，寒热错杂，上下格据者，椒梅汤主之，重者与来复丹；暑湿气阴两伤之证用三才汤；悬饮胸痛轻者用香附旋覆花汤，重者用控涎丹；湿温深入下焦，湿阻气滞，蒙蔽清阳，出现神昏窍阻，大便不通，宣清导浊汤治之；湿阻气闭，大便不通，用半硫丸。同时也讨论了痹、疸、疟、痢及下焦寒湿证。

卷四为杂说，共有短论性文章十八篇，讨论有关温病的学理或补述《温病条辨》及其他著作中未备者，皆出于吴氏多年的临证体会与读书心得，其中不乏创立的新说，见解独到。

卷五为解产难，共有文章十七篇，内容涉及保胎、催生、下死胎以及产后诸病的辨证施治，其中对产后三大难证以及产后补虚、产后瘀血、产后腹痛、产后失血等病证，均有独到、精辟的见解。

卷六为解儿难，共计文章二十四篇，讨论小儿的生理、病理特点以及小儿发病的主要原因和用药特点，对惊风、疳积、痘症等有颇多精论。

三、治疫名方

银翘散

主治：温病初起，发热无汗，或有汗不畅，微恶风寒，头痛口渴，咳嗽咽痛，舌尖红，苔薄白或薄黄，脉浮数。

组成：连翘一两，银花一两，苦桔梗六钱，薄荷六钱，竹叶四钱，生甘草五钱，荆芥穗四钱，淡豆豉五钱，牛蒡子六钱。

用法：上杵为散，每服六钱，鲜苇根汤煎，香气大出，即取服，勿过煮。肺药取轻清，过煮则味厚而入中焦矣。病重者，约二时一服，日三服，夜一服；轻者三时一服，日二服，夜一服；病不解者，作再服。

方解：本方谨遵《黄帝内经》“风淫于内，治以辛凉，佐以苦甘……热淫于内，治以咸寒，佐以甘苦”之训；又宗喻昌芳香逐秽之说，用东垣清心凉膈散，辛凉苦甘，病初起，且去入里之黄芩，勿犯中焦；加银花辛凉，芥穗芳香，散热解毒，牛蒡子辛平润肺，解热散结，除风利咽，皆手太阴药也……此方之妙，预护其虚，纯然清肃上焦，不犯中下，无开门揖盗之弊，有清以去实之能，用之得法，自然奏效。

安宫牛黄丸

主治：热邪内陷心包证。高热烦躁，神昏谵语，口渴唇燥，舌红或绛，脉数，以及中风昏迷、小儿惊厥属痰热内闭者。

组成：牛黄、郁金、犀角（水牛角代）、黄连、黄芩、栀子、朱砂、雄黄各一两，冰片、麝香各二钱五分，珍珠五钱，金箔衣。

用法：上为极细粉，炼老蜜为丸，每丸一钱，金箔为衣，蜡护。脉虚者人参汤下，脉实者，用银花、薄荷煎汤下，每服一丸。大人病重体实者，日再服，甚至日三服；小儿服半丸，不知，再服半丸。

方解：方中牛黄味苦性凉，善清心解毒，豁痰开窍；麝香通行十二经，善于开窍通关，为开窍醒神回苏的要药，共为君药。水牛角清心凉血解毒而定惊；黄连、黄芩、栀子助牛黄清热泻火解毒；冰片、郁金芳香辟秽，通窍开闭，助麝香以开窍，同为臣药。朱砂镇心安神；珍珠清心安神，以除烦躁不安；雄黄豁痰解毒，共为佐药。蜂蜜和胃调中，为使药。金箔为衣，取其重镇安神之效。本方清心泻火、凉血解毒与芳香开窍药结合运用，为凉开剂的配伍特点。

四、小结

《温病条辨》总结了上迄《黄帝内经》，下至清代叶天士等名家名著中的治温经验。广搜博采，对温病进行全面、系统地归纳与总结，对于温病的病名、病因、病机、治疗原则等各项内容加以规范与阐论，对于温病三焦辨证论治体系的构建，四时九种温病治法方药的归纳与确立，起到了承上启下的重要作用，为使温病学成为独立于伤寒之外的一门系统性学科，做出了卓越的贡献。因此，《温病条辨》是温病学发展史上划时代的巨著。

《温病条辨》以三焦辨证为纲领，九种病名为篇目，同时参照刘河间三焦火热病机、叶天士卫气营血辨证及吴又可《温疫论》等前贤理论，以条文式书写方式，夹叙夹论，对湿热与温热分类的两类温病条分缕析，并做到了理法方药一脉贯通，非常切合临床研习与应用。同时，该书全面总结与阐述了温病治疗的基本原则、治疗禁忌以及运用方药的性味合治原则与方法，如书中归纳的清络、清营、育阴、开窍等治法，实是叶天士散存于医案中之清热养阴、透热转气诸法的总结与提高；又如温病理论中著名的“湿温三禁”“辛温发汗之禁”“淡渗之禁”“苦寒之禁”“白虎四禁”“下焦三禁”等，是在总结前人的基础上，发前人所未发；再如治疗湿病所运用的苦辛通降法，根据湿、热、寒偏胜之不同，分别予以苦辛淡、苦辛寒、苦辛温等性味合治原则指导用药，具有参阅、指导价值。因此，该书是把握温病学理论体系形成与创新发展脉络的、具有里程碑式重要意义的必读之作。

总之，该书论述温病理论系统明晰，临床理论与经验丰富，方药切合实用，为后世研习中医的必修经典著作。

李鸿涛　张明锐

邵登瀛《四时病机》《温毒病论》辨治温病学术思想

清代吴门医家邵登瀛对叶天士、喻昌、周禹载等温病名家的学术思想进行继承和发展，并结合个人经验和见解，撰成《四时病机》与《温毒病论》，对温毒、疫病证治阐述尤为详尽，是瘟疫专题的重要著作。

一、简介

邵登瀛，字步青，清代乾隆、嘉庆年间吴门元和县（今江苏苏州吴县）人，生卒年代未详。邵登瀛师从薛雪，在清乾隆、嘉庆年间，以医名于吴。乾隆二十年（1755 年），吴中遇大荒，饿殍遍野，尸气绵亘，至丙子（1756 年）遂起大疫，沿门阖境，死者累以万计。由于当时人们对疫证只知其疏和不能将其变通，而邵登瀛见疫病致人死亡严重，急需摆脱困境，来救治疫病患者。所以，邵登瀛参酌周禹载、吴又可学说，并旁集诸书，穷原竟委，编著《四时病机》并刊行问世。但由于以前印刷不多，又遭受战火焚毁破坏，致使此书近乎湮没失传。咸丰十一年（1861 年）春，其曾孙邵炳扬至沪城，从家族人处得到遗存的此书，命邵景康、邵景尧重加考订，补其残缺，并于光绪六年（1880 年）正式刊行。

二、温热疫毒创新思想

《四时病机》共十四卷。卷一温热论，卷二阐发仲景春温，卷三附前贤春温，卷四阐论时令春温，卷五春温选用汤方，卷六阐发湿温，卷七集补湿温方论，卷八湿病方论，卷九分经辨证暑门，卷十分经辨证疟门，卷十一疟门集方，卷十二阐发伏暑晚发，卷十三阐发冬温方论，卷十四冬温集方。卷一引《黄帝内经》论述温热条文，并以各医家学说注解；卷二引仲景论述春温条文，并附各医家学说解释；卷三引前贤论述春温条文，除了以各医家学说为注解外，卷末附有个人对春温的见解；卷四起分别论述春温、湿温、湿病、暑病、疟、伏暑、冬温的辨治方论及选方。

《温毒病论》全书共一卷，书中邵氏鉴于冬温、春温、温疫、湿温于盛行时常夹杂温毒病证，于是参酌吴又可、喻昌两家学说，旁集相关医籍著作编写成书。邵氏在书中对温毒、疫病证治进行了详细论述。书后还附列六十一首治疗方剂，选方颇精，于临床尤为实用。

综观其书，其辨治温病主要学术思想可以概括为以下几点。

1. 治温博采前论并继承发扬

邵氏在《四时病机》一书中除引述《黄帝内经》《伤寒杂病论》等古典医籍之外，还引用喻昌、周禹载、沈目南等四十余位医家的论述，书中所及皆有依据来源。其在辨治温病过程中，既承袭伤寒温病诸家，又进行了发扬。关于温病病因，邵氏提出，“疫者，感天地之病气……触之者即病，邪由口鼻而入”“疫感天地之疠气，故有大毒”。他亦提出疫有大常，与伤寒有别，治疫病与伤寒异。故其认为疠气致病，感邪途径是通过空气传染，由口鼻侵入人体，继承了吴又可疫气学说的病因观。邵氏在辨治湿温时承袭了薛雪辨证论治湿热病的特色，曰：“湿温在膜原……郁勃秽浊之气，人在气交中，口鼻触受，直走胃络膜原，分布上下。”故邵氏认为邪多从口鼻而入，病在膜原。其辨治湿温所选方药具有清热解毒、健脾化湿、芳香宣化等功效，亦承袭了薛雪的宣湿、化湿、燥湿、渗湿等方法，认为“病全在气分，为里中之表。芳香逐秽，淡渗逐湿，佐以辛通为治。冷热湿秽杂感，太阴经受邪，脾阳不运…… 治宜辛香温脾，宣气逐湿。湿温初在气分……芩、连、栀、膏不应，必用血药，如犀角地黄汤。重者热入包络……宜芳香开泄”。

2. 治温祛邪与扶正并重

邵登瀛治疗温病主张祛邪与扶正并重。在治疗春温时，邵氏认同周禹载之说，认为“春温发自少阳”“总以黄芩汤为主治”。即春温发于少阳，无外感表证，治以黄芩汤清热止利。若兼有外感表证，需用黄芩汤加柴胡，或者用本经药轻解表邪。若邪陷伏于少阴，兼有内郁之邪，需以仲景复脉汤加减治之，滋肾达邪，并强调虚者不需要去人参。在治疗冬温时，邵氏主要遵从朱丹溪、周禹载、叶天士之说，认为“冬温积邪在肾”“亦有表邪”，并且“冬温之邪里重于表”。治法需以里证为主，稍兼清散。里邪在肾，治以葳蕤汤滋阴清热，专用补药带表药。若兼有外感表证，需以阳旦汤加减治之，调和营卫，清解郁热。在治疗温毒时，邵氏曰：“疫病战汗，近在一七，远在二七，甚至三七。其及期而或战，或不战者，所关全在谷气精气。”可见，疫重战汗的根本在于胃谷肾精。因此，在温病的治疗过程，保护胃气、肾气尤为重要。前期可用甘寒清热之药滋养肺胃津液，后期可滋补真阴来保护胃谷、肾精。

3. 治温多种辨证法合参

邵氏治疗温病不拘泥于一种辨证方法，而是主张六经辨证、卫气营血辨证、三焦辨证等多种辨证方法综合运用。邵氏辨治湿温时，将六经辨证与卫气营血辨证结合运用。邵氏认为“湿温治在足太阴，不可发汗”。对于时令湿温，邵氏主要遵从叶天士之说，认为湿温初起在气分，为里中之表，治宜达原饮、防己茯苓汤等类方，芳香逐秽，淡渗逐湿，佐以辛解。湿温日久渐入血分，必用血药，佐以清气药。严重者热邪内陷包络，致人神昏，阻塞关窍，需加至宝丹或者牛黄清心丸，用以清热解毒，化浊开窍。热久痞结，需按症选用半夏泻心汤、甘草泻心汤、附子泻心汤等，开结导热益胃。邵氏强调伏暑的辨治既要分清邪伏气分和邪伏血分，也可以运用三焦辨证分而治之。在治疗伏暑时，邵氏认为伏邪致病，初起邪伏气分，治以辛苦温散，佐以微凉。邪化入里，必伏血分。热甚，宜清热；伤津液，宜滋阴；昏闭，宜开解。同时，邵氏承袭《黄帝内经》“上焦如雾，中焦如沤，下焦如渎”及吴鞠通三焦辨证学说，提出“暑伏三焦”，认为“上焦如雾，主氤氲之天气，治宜辛凉微苦，轻以去实，如连翘、薄荷、白蔻仁、大豆黄卷、竹叶、荷叶、丝瓜叶、佩兰叶、西瓜翠、通草、苓皮、桑皮、杏仁、川贝母、橘红之类。中焦如沤，如气在乎水上，治宜苦辛宣通，如草果、广皮、茅术、厚朴、香薷之类，藿香、滑石、石膏、黄连、黄芩之类。下焦如渎，主宣通乎壅滞，治宜通利二便，如五苓、六一、桂苓甘露、猪苓、承气之类”。

4. 治温毒疫邪逐解为功

邵氏认为冬温、春温、温疫、湿温等盛行时，往往都会有温毒。“天下秽恶之气，至疫为毒极矣”，对于这种情况，应该分清三焦伤气、伤血、伤胃等不同。具体可依喻昌之说。

分而逐解，即“上焦如雾，升逐解毒；中焦如沤，疏逐解毒；下焦如渎，决逐解毒”。按照毒邪程度可以对预后做出判断，毒邪轻者，可治愈；毒邪化者，可治愈；毒邪重者，病危；毒邪陷者，死不治。邵氏强调“治温毒以逐解为功，不可以清热为能”。此外，邵氏还指出温毒发斑要与伤寒发斑相鉴别。伤寒发斑，若用下法，恐热毒内陷，症反变剧，因此禁用下法，而温毒发斑，唯有用下法，才能疏通内壅，给斑毒邪气以出路，因此要用下法，大承气汤、小承气汤、调胃承气汤、黄龙汤等可分症选用。

三、小结

《四时病机》详细记载了温病的证治，颇有可取之处，在一定程度上对温病学有所发挥和创建。该书问世于吴又可、叶天士等一批名医之后，与后续逐步问世的周扬俊的《温热暑疫全书》、薛雪的《湿热条辨》等研究温病学说的专著共同掀起了研究温病学说的高潮。

王腾飞　张伟娜

参考文献

[1] 沈凤阁 . 邵步青对温病的学术贡献 [J]. 安徽中医学院学报 ,1983（3）：10-12.
[2] 曹洪欣 , 王致谱 . 温病大成 [M]. 福州：福建科学技术出版社 ,2007：299-840.

陈耕道《疫痧草》论治猩红热

一、简介

陈耕道，清代常熟人，字继宣，号静岩。医承家学，长于疫喉痧证治，深研叶桂医案，辨明疫喉痧即猩红热与伤寒之异，所倡“表末火本”，治以“疏达清化”，深受后世医家赞赏，所著《疫痧草》一书，被奉为治疫喉痧之圭臬。

二、《疫痧草》的创新思想

疫喉痧相当于西医儿科学中的猩红热，“猩红热”一词是由著名学者丁福保翻译日本医书时，从日文翻译而来。猩红热是由乙型溶血性链球菌引起的，临床上以发热、咽峡炎及皮疹为典型症状，严重者可引起链球菌中毒性休克综合征（STSS）等侵袭性感染，甚至死亡。

东汉张仲景《金匮要略》所称的“阳毒”，具有面赤斑斑如锦纹、咽喉痛、唾脓血等表现，其后隋代的《诸病源候论》，宋代的《奇效良方》，明代的《幼科证治准绳》等书中均有关于该病类似的记载，被后世医家认为是疫喉痧的早期称呼。

至清代嘉庆年间，江苏虞山一带疫喉痧流行，陈耕道在对无数患者的治疗实践的基础上，著《疫痧草》一书。此后，道光年间又流行疫喉痧，沈青芝辈用《疫痧草》中记述的方法进行治疗，获得良好的疗效。直至光绪年间，疫喉痧仍在各地蔓延，散发不绝，其间对疫喉痧的治疗著作除《疫痧草》外，还有金德鉴的《烂喉痹痧辑要》、曹心怡的《喉痧正的》，皆从陈耕道治法中演绎而出。民国初年，上海地区流行疫喉痧，丁甘仁治此症万余人，著有《喉痧证治概要》，其治则大纲体例悉尊陈耕道《疫痧草》而出。故《疫痧草》一书对治疗疫喉痧病实属有功之作。

1. 鉴别疫喉痧

陈耕道认为疫喉痧是感受非时之气而发病，如“天应寒而反大热，应热而反大寒，或大寒后继以大热，或大热之后继以大寒，或大热之后继以霾雾，或大寒之后继以淫雨，或河水泛而气秽，或疾风触而气毒，或天久阴而郁热，或天盛暑而湿蒸，或饥荒后而尸秽冲人”。清代程镜宇在《痧喉阐义》中也认为非时之气是疫喉痧的发病条件之一。

疫喉痧所感之疫毒自口鼻吸入，干于肺胃，甚者可直陷心包。肺主咽喉，故疫喉痧多见烂喉，因此可以喉烂或不烂辨有疫无疫。陈耕道鉴别疫喉痧与时痧、风痧的关键点即是喉烂与不烂。时痧初起“身发热而咳嗽，神清有汗，喉不腐，数日后痧点乃见，三三五五，零星散布。又数日，咳盛，脉大，或兼便溏，痧形转大、转多，大块云密，肌肤赤燃”；风痧痧形较细小，发热不甚且喉不腐，此二者皆不是疫痧。疫喉痧“身热一发，便见喉烂，神呆，痧隐，肌赤不分颗粒”。但并不是无疫就病轻无死症，如大块时痧虽喉不烂无疫，却热不止、神不清，是津液干涸、正气败坏之证，即使无疫毒也为必死之症，而且大块时痧也有传染性，只是死伤者不比疫痧众，故以时痧称呼。

由上可见，《疫痧草》对疫痧的诊断要点阐述甚详，并与风痧、时痧相鉴别，使医者一目了然。

2. 辨别病因病势

陈耕道认为疫喉痧之毒为新感邪气，感而即发，非某些医家所认为的伏邪而后发。《辩论疫邪迅速一感即发》中有：“兄发痧而预使弟服药，盍若兄发痧而使弟他居之为妙乎！他居而仍发者，数也，人不得而知矣。若论如伤寒之有伏邪而后发，何以病疫之家，兄发而弟亦发，岂伏邪聚于一家乎？若论感疫久而后发，何以朝见兄病而夕即弟病，更有亲友视病而即染病乎？”疫喉痧之毒，可由口鼻吸受郁蒸之气、霾雾之施，或吸受家中感疫病人之毒，但无论哪种途径都是新感即发。邪气直中脏腑，或盘踞于肺胃，或直陷心包，只是病发的先后轻重取决于所感之人正阴之虚实。正气存内，邪不可干，“人之气禀厚，正气旺，精神强固，气血充和，呼吸之间，疫毒无自而干……究亦邪不胜正，否则疫毒之干，诚易易也”。

正气、阴液，人之赖以为生。温热疫毒，其性火热炎炎，致病迅速如雷电之势，火热伤阴耗液，正气为之衰败，更何况本就有正阴不足，更加速死亡。陈耕道在《辩论疫痧正阴不足》中列举正虚感疫和阴虚疫盛的证候表现，以警示后人，“正虚疫盛者，灼热无汗，喉烂，神昏，痧隐成片，而脉软如棉，正气欲脱，疫邪直干脏腑矣；阴虚疫盛者，无汗，灼热，神昏，喉烂，痧隐成片，而舌绛且光，脉短且强，阴液燥涸，疫火灼伤脏腑矣”，并强调正阴不足二者均毙速，尤其是正虚疫盛者。

3. 治疗法则

疏达。为治理轻症，丹痧较稀喉不烂者，代表方有葛根汤。假使无汗痧隐，舌白脉郁，喉烂不甚的，葛根汤加枳壳、薄荷、香豉、防风、马勃、赤芍、焦栀子。

清散。疫痧重者，疏散清化应该并进，但火热炽盛，喉烂神烦，灼热痧密，不可一味疏达，所以立清散一门。代表方剂有葛犀汤。

清化。若表邪已解，火炽已盛，痧透脉弦，喉烂舌绛，口干神烦，此时再用清散则如杯水车薪，当用清化。代表方剂有犀角地黄汤，病情较重者可用犀羚二鲜汤。

下夺。可用于正强邪实，神躁脉实便秘者，陈耕道认为此为不得已而用之。代表方剂有双解散、四虎饮。

救液。为火盛液亏者所必需，疫喉痧之症不离乎火，火盛者液必亏，液亏者症必危。代表方剂有五鲜饮、育阴煎。

陈耕道将治疗疫痧之法分为疏达、清散、清化、下夺、救液五种，并借《握机经》中“兵以正合以奇胜”的思想，称此五类汤药，寓奇正相需之道也。“立方如立阵，用药如用兵，非奇正相需，焉能制胜劲敌乎！疫痧，病中之劲敌也。疏散之剂、清化之剂、救阴之剂，正中之正也。下夺之剂，正中之奇也。清散之剂，奇中之奇也”。陈耕道以自己的临床经验和心得体会历陈治疗机要，制订方剂，为后学立一津梁，有积极意义，所以《疫痧草》问世后，得到医界称赞，曾一版再版。

4. 预防调摄

陈耕道特别强调未病先防，提出注意摄生，保全正气。他云：“疫邪，厉气也，厉气不胜正气。在我有正气，在外之厉气何自而干之乎。”因此，他强调寡嗜欲，节饮食，调寒温，慎起居，指出“寡嗜欲，节饮食，调寒暖，消疫痧之患于无形者，亦未尝无之”“即或气禀薄，正气弱，而能寡嗜欲，节饮食，调寒暖，以慎起居，使脏气和谐，精神清畅。疫毒虽厉，究亦邪不伤正”，此其一。其二“凡入疫家视病，宜饱不宜饥，宜暂不宜久，宜日午不宜早晚，宜远坐不宜近对，即诊脉看喉，亦不宜与病者正对，宜存气少言，夜勿宿于病者之家，鼻中可塞避疫之品”，如先涂雄黄或紫金锭于鼻，问疾勿向其面，既出，纸揢取嚏。存正气，避邪气，防患于先，或可避其疫气。

陈耕道对病后调摄亦十分重视。指出“痧后调摄，最宜谨慎”，调摄不当，不特痧后虚劳，且“种种恶证，随其所犯而乘之，其毙也速”。盖“疫痧之证，毒火内炽，津液为之涸，脏腑为之伤，其后病愈未久，或火虽退而正气甚虚，或正气虚而余火未净，偶有所犯，则邪火复炽，正如摧粪墙，折朽木，往往有直干脏腑而立毙者”，提出痧后不可恣服生冷硬物，否则“食坚硬而腹胀死，食生冷而水肿死”，不可不慎。

三、小结

《疫痧草》卷上“辨论章”，系疫喉痧（猩红热）的总论部分，阐明疫喉痧因感染疫毒所致，通过“气息传染”“一感即发”，表明其有较强的传染性，并论述了避其毒气以为预防和疫喉痧的一般证候及治则；卷中“见象章”，详论疫喉痧诸证候，如发热、痧疹形式、面色、舌苔、脉象、咽喉部症状及其他症如神昏、肌燥、便溏、咳嗽、气促、牙疳、遗毒等；卷下“汤药章”，订疏达、清散、清化、下夺和救液五大法，作为治疗本病的法则，每法下列相应之方药，并附汤药总论及吹药、漱喉方、牙疳方等。因其列证详而论之慎，疗治精而有常法、变法，为其后儿科医家奉为治疫喉痧之圭臬。

王嘉伦　张卫

参考文献

[1] 赵妍，李海波，谷松.《疫痧草》辨治疫痧理论浅析 [J]. 辽宁中医杂志，2023，50（6）：1-5.

[2] 张国庆，江一平.《疫痧草》论治试析 [J]. 天津中医学院学报，1991（3）：4-6.

[3] 李仁众.《疫痧草》评介 [J]. 安徽中医学院学报，1986（1）：63-64.

[4] 方凡，江一平. 陈耕道治疗疫痧经验探析 [J]. 上海中医药杂志，1992（1）：5-7.

温病学家王士雄对抗时疫霍乱

一、简介

王士雄（1808—1868年），字孟英，晚年改字梦隐（一作梦影），堂号归砚、潜斋，自号半痴山人、随息居士、华胥小隐等，浙江海宁盐官镇人，晚清著名温病学家。其祖上三世业医，王氏因此自幼耳濡目染，遂立志习医，尤长于温病论治。王氏一生著述颇多，有《随息居重订霍乱论》（原名《霍乱论》）《温热经纬》《归砚录》等，温病学造诣精深。

二、《温热经纬》的创新思想

在清代，许多勤于思考的医家在当时尊古思潮的影响下，对温病理论进行了反思，重新考虑《黄帝内经》《伤寒杂病论》在辨治温病方面的作用，王士雄也是其中最有影响力的医家之一。

王士雄认为温热病有新感与伏气之分，用药反对骤下、温补，主张以凉润、清解为法。他选集各家学说，取长舍短，参己见写成了《温热经纬》一书。该书搜集了上自《黄帝内经》《伤寒杂病论》有关条文，下至叶天士的《温热论》《幼科要略》、陈祖恭的《温热病指南集》、薛生白的《湿热条辨》、余师愚的《疫疹一得》等19世纪60年代以前有关温病学的内容，并对温病的证治理论进行了深入的论述，不仅较为全面系统地总结了前人的温病理论，并且充分表达了王士雄独到的学术见解，其主要学术观点有：

1. 阐明温病有新感与伏气之分

王士雄在其自序中指出有些医家“或不知有伏气为病，或不知有外感之温”，这其实也简明扼要地指出了温热病有新感与伏气之分。所谓伏气温病，是指感受外邪，过时而发，病发于里的温病；而新感温病，是指感受外邪，当时即发，病发于表的温病。王氏认为张仲景所说的“冬时严寒，万类深藏，君子固密，则不伤于寒”，是指“伤而即病者为伤寒，不即病者为温热”。所谓“不即病”，即指伏气温病。由此表明王氏非常强调伏气为病，并明确地指出温热病病因除伏气外，还有新感。在温病新感学形成之前，伏邪学说占有主导地位，而王士雄根据临床实际，认为新感与伏气两类温病均客观存在。

2. 阐释温病之顺逆传变

叶天士在《温热论》中提出“温邪上受，首先犯肺，逆传心包”，逆传是温病中争论较多的一个概念，对于逆传的解释，各医家见解不一，而王士雄则提出：“温病之顺传，天士虽未点出，而细绎其议论，则以邪从气分下行为顺，邪入营分内陷为逆也。苟无其顺，何以为逆？”王士雄从“顺传”角度来解释叶天士所提出的“逆传”，易于理解，也较切合于临床实际。他还进一步详细阐释了顺逆的传变机制：“肺胃大肠一气相通，温热须究三焦，以此一脏二腑为最要。肺开窍于鼻，吸入之邪先犯于肺，肺经不解则传于胃，谓之顺传。不但脏病传腑为顺，而自上及中，顺流而下，其顺也，有不待言者。故温热以大便不闭者易治，为邪有出路也。若不下传于胃，而内陷于心包络，不但以脏传脏，其邪由气入营，更进一层矣，故曰逆传也。”王士雄对于顺逆传变机制的阐释，对指导临床治疗及判断疾病的预后及转归有着极其重要的意义。

3. 提出暑性纯阳，暑多挟湿

关于暑邪的性质，王士雄明确提出暑为纯阳之邪，尤其反对张景岳之暑有阴暑、阳暑之说。至于暑邪为病，历代医家更是众说纷纭，如叶天士认为“长夏湿令，暑必兼湿”“暑邪必挟湿”，王士雄对此则提出异议，他认为“暑令湿盛，必多兼感，故曰挟，犹之寒邪挟食，湿证兼风，俱是二病相兼，非谓暑中必有湿也。故论暑者，须知为天上烈日之炎威，不可误以湿热二气并作一气始为暑也。而治暑者，须知其挟湿为多焉”。“暑多挟湿”的观点比较客观地反映了暑邪致病的特点。

由于他承前启后，对温病理论做了较系统的整理和提高，因而该书得到了非常广泛的传播，又通过这种广泛的传播，使伤寒学说和温病学说融合的观点对清末及民国时期温病理论的发展产生了重大的影响。该书阐明了温热的病源、症状、诊断和治疗的原则，系统地把明清以来温热病做一总的概括，给人以温病区别于伤寒的总印象。

后人将王士雄和叶天士、薛生白、吴鞠通并称温病四大家，其中王士雄最为后起，他综合了各家之长，诊治运枢机，通经络，用药虽讲究平淡，而治病多奇中，并能以轻药治愈重病。《温热经纬》在医学界的地位较高，至今还被列为研究温病的必读书，对后世影响极大。

三、《霍乱论》的创新思想

1. 著书缘起

王士雄生活于清朝末年，由于内乱外患，社会动荡，人民生活颠沛流离，以致疫病广泛流行。据载，道光十年（1830年），江浙一带霍乱流行，死亡很多，其妻徐氏也未能幸免。王士雄的妻子徐氏平素身体强壮，白天劳作，晚上做针线活，但有一天忽然患上了霍乱，吐泻不止。王士雄和其他医生一下子都没有办法医治，只能眼睁睁地看着她死去。这件事对王士雄的触动很大，他深感疫病害人匪浅，非常痛心，一面积极抢救患者，一面总结经验，广阅古籍，潜心钻研，终于掌握了诊治霍乱的规律，于道光十八年（1838年）著成《霍乱论》一书。

同治元年（1862年），王士雄迁居上海，此时正值该地霍乱流行，当局不知所措，死者甚多。有人听说治霍乱的能手王士雄到了上海，即来与他商酌，要他重订《霍乱论》一书，作为现时治疗霍乱的指导，谁知不几天，来人也因染上霍乱死去。有感于此，王士雄刻不容缓地出版了《随息居重订霍乱论》，对扑灭当时上海流行的霍乱起了不可磨灭的作用。

2. 寒热霍乱，辨别分治

王士雄以多年经验积累写成的《霍乱论》，对霍乱的病因、病机、辨证、方药，详为论述，对后世影响极大。他认为霍乱的病因与外因六淫之邪有关，但必须把非时疫霍乱与时疫霍乱区别开来。时疫霍乱是热霍乱，其病因主要是一种疫邪，这种疫邪是由于饮水恶浊所致。非时疫霍乱一般是六气为病，偶有所伤而致阴阳二气乱于肠胃胸中，这种霍乱不至沿门阖境为灾，多属寒霍乱。时疫霍乱多发生于夏热亢旱酷暑之年，一旦流传，常会阖户沿村，风行似疫。从证候看，多属湿热。风自火出，而有胜湿夺津之势，就会出现转筋。当代医学工作者在对《霍乱论》进行研究后，认为王士雄论述的热霍乱中并不是全为真霍乱，但运用王士雄的理论与方法，可以治疗真霍乱，这是王士雄为后人留下的一笔宝贵财富。

王士雄认为热证霍乱（时疫霍乱）主要是暑秽经口鼻直趋中焦，脾胃升降之机遭阻滞，所以清者不升，浊者不降，清浊相干，乱成顷刻，而表现出上吐下泻的症状。热邪爍烁于筋，就成了转筋拘挛。治疗的方法，如果是湿甚者，用胃苓汤“分利阴阳，暑也自去”；如果是热甚者，用桂苓甘露饮“清其暑火，温也潜消”；火盛之体，用白虎汤、六一散之类治疗；被损伤了元气的暑热病人，用清补方法；如果是感受暑热后损伤元气，以清暑为主，补虚为辅，用白虎加参法治；元气先伤后受邪者，以补虚为主，清暑为辅，药用参、术。他还根据《金匮要略》，认为蚕沙可治霍乱。蚕沙可引浊下趋，化浊使之归清，常用来治疗霍乱转筋，为此他拟订了蚕矢汤和黄芩定乱汤主治霍乱转筋。

寒证霍乱（非时疫霍乱），“多见于安逸之人，以其深居静处，阳气不伸，坐卧风凉，起居任意，冰瓜水果，恣食为常，虽在盛夏之时，所患多非暑病”。病情轻，可用藿香正气散或平胃散加减治疗。湿盛而四肢重者，宜用理中汤，甚则四逆汤，加食盐少许。王士雄认为寒证霍乱“实由避暑而反为寒伤致病，若拘时令，误投清暑之剂而更助其阴，则顷刻亡阳莫挽矣”。

3. 守险为上，预防先行

值得一提的是，王士雄提出疫病以预防为主，“守险”为上策，应采用多途径的预防措施和方法，特别是他重视环境卫生，强调要慎起居、节饮食以保持体内正气旺盛，发挥机体自身的抗病能力，对后世预防医学产生了较为深远的影响。

王士雄认识到霍乱等烈性传染病的发病原因主要是水源不洁，滋生臭毒秽气之故，即提出平时要注意环境、饮水卫生，把疏通河道、净洁水源列为“守险”上策，尤其是人口密集处更须注意和重视。他认为江浙地区“人烟繁萃，地气愈热，室庐稠密，秽气愈甚，附郭之河，藏垢纳污，水皆恶浊不堪”，故“霍乱臭毒番痧诸证盛行”。提出“必湖池广而水清，井泉多而甘洌”，可借以消弭几分，否则必成燎原之势。提倡“疏浚河道，毋使积污，或广凿井泉，毋使饮浊”。同时指出，可以用药物来净化水液，如将白矾、雄精置井中，解水毒；将降香、石菖蒲投缸内，去秽解浊。并提出尽快“敛埋暴露，扫除秽恶”，这与现代防疫的尸体、粪便处理方法相当吻合。

另外王士雄还提出：“住房不论大小，必要开爽通气，扫除洁净。设不得已而居市塞湫隘之区，亦可以人工斡旋几分，稍留余地，以为活路。”同时，如果居室潮湿、天时雨湿，室中宜焚大黄、茵陈之类，或以艾搓为绳燃之，可以解秽避患，这种药物熏蒸消毒法亦有一定科学性。

四、小结

王士雄有着数十年的临床经验，博览群书，具有渊深的中医理论知识，在辨证施治方面颇有独到之处。尽管在理论上还有一定的时代局限，一些方面存在着主观片面，但在清代后期治疗疫病的医家中，无疑他是最为出色的一位。

王嘉伦　张卫

参考文献

[1] 王士雄 . 随息居重订霍乱论 [M]. 北京：人民卫生出版社 ,1993：1-9.

[2] 王士雄 . 温热经纬 [M]. 北京：中国中医药出版社 ,2007：1-6.

[3] 张剑光 . 三千年疫情 [M]. 南昌：江西高校出版社 ,1998：579-583.

[4] 江月斐，边秀娟．浅评王士雄《温热经纬》[J]. 中国中医急症，2010,19（4）：644-645.

[5] 单丽．清代霍乱病因认知（1820—1911）—以中医和地方文化为中心的考察 [J]. 地方文化研究，2014（6）：1-10.

[6] 张灏月，孙溥泉，孙健慧．中医不能治急性病吗？—请看清代浙江治“霍乱”名医王士雄 [J]. 江西中医药，2007,38（6）：68-69.

[7] 杨雪军．浅谈王士雄对疫病的防治 [J]. 上海中医药杂志，2003（6）：46-47.

[8] 长青．王士雄 [J]. 山西中医，1992（4）：31.

[9] 苑德才．祖国医学对霍乱病的认识和贡献 [J]. 国境卫生检疫，1985（1）：17-19.

第二篇　近现代名医及贡献

徐子默《吊脚痧方论》论治霍乱

“霍乱”本为中医病名，《黄帝内经》中已多次出现该名称。如“太阴所至，为中满霍乱吐下”“清气在阴，浊气在阳，营气顺脉，卫气逆行，清浊相干……乱于肠胃，则为霍乱”等。《伤寒论》对“霍乱”的病名、症状、治疗等做了比较系统的阐述。如，“呕吐而利，此名霍乱”“霍乱，头痛发热，身疼痛，热多欲饮水者，五苓散主之；寒多不用水者，理中丸主之”。此后，历代医家对“霍乱”也多有论述，对“霍乱”的病因、临床症状及证候分类、诊断、治疗等方面的认识，相当完备。但综观清代中后期以前中医古籍中所载的“霍乱”，多指以挥霍撩乱、吐泻腹痛为主要症状的急性胃肠道疾病，包括现代医学认识中的急性胃肠炎、细菌性食物中毒，甚至肠梗阻之类的急腹症（干霍乱）等，并非指由霍乱弧菌引起的“有燎原滔天之势，有灭村屠城之惨”的流行性霍乱。据伍连德考证，霍乱于1820年传入中国，自此世界七次霍乱大流行，均波及我国，频频为祸。浙江嘉兴医家徐子默，是第一位在其中医著作《吊脚痧方论》中准确记录霍乱证治者。

一、简介

徐子默，晚清医家，浙江嘉兴人，具体生卒年月不详，其所著《吊脚痧方论》一书，较早刊行于1845年。该书篇幅短小，全书仅六千余字，共一卷。

二、《吊脚痧方论》的创新思想

《吊脚痧方论》一书分总论、论吊脚痧与霍乱相似不同、论吊脚痧有吊不吊之别、论病机、论吊脚痧为寒闭、论脉象、论用药、论进药法、论用药须察气体、论舌色、论吊脚痧重症必坐守服药、论痧发深夜急先自治、预防吊脚痧法、吊脚痧方、论吊脚痧诸方、吊脚痧所忌、吊脚痧所需共十七节内容。全书系统地论述了霍乱的症状、辨脉、验舌、病因发病、治则、方药及辨证选方并视症之轻重而加减、格阳证之服药法等内容，对流行性霍乱与古籍所载的“霍乱”也进行了鉴别，可谓中医第一部论治霍乱专著。

1. 区分了流行性霍乱与传统中医之霍乱

作者在书中指出，“古无吊脚痧之名，自道光辛巳夏秋间，忽起此症”，他认为1821年起流行猖獗的疫病，与古代医书中所论的“霍乱”不同，因此在书中用吊脚痧之名，与之完全区分，还专列《论吊脚痧与霍乱相似不同》一节，论述二者的区别，“霍乱为病发于阳，吊脚痧为病发于阴；霍乱为热，吊脚痧为寒。霍乱初起，心中不爽，不吐不泻，必须引吐引泻，使其热毒一出，中脘即松，中脘松，则四肢必温；吊脚痧初起，心中不爽，非吐即泻，必须治吐治泻，倘阴寒不散，中脘关住，即四肢渐冷……”，明确指出两者的不同。

根据观察，徐氏较为准确、详细地记录了吊脚痧的症状：“或吐或泻，或吐泻并作，有腹痛者亦有不痛者，吐泻数次后，即两腿抽搐，或手足并皆弯挛，痛愈甚，抽亦愈甚，顷刻肌肉尽削，渐觉气短声嘶，眼窠落陷，渴欲饮冷，周身冷汗如冰，六脉渐无，或半日即死，或夕发旦死，旦发夕死，甚至行路之人，忽然跌倒，或侍疾问病之人，传染先死。”从这些描述即可看出，此吊脚痧，即为现代医学所讲之霍乱。他还根据吐泻症状的轻重及先后并结合脉象，判断霍乱病情轻重和预后：“吐者轻，泻者重。先吐后泻、先泻后吐者皆重。吐泻一二次，即止者为轻；吐泻三四次，不止者为重。吐泻一二次，手足即冷，脉渐细隐者亦重；吐泻三四次，手足温和，脉仍分明者，尚轻。轻者或可缓治，重者急救，犹恐无及也。”书中对霍乱患者的舌象也做了描述。

2. 流行性霍乱的病因病机和治疗方案

至于霍乱的病因病机，作者用伤寒学说的寒邪直中三阴来诠释，指出霍乱由寒而起：“吊脚痧为寒，寒主收，收则筋脉抽掣也。”寒邪聚结于中州，“上冲于胃，胃窍一闭，即刻作吐；下冲于脾，脾窍一闭，即刻作泻”。并用此来解释霍乱发病过程中出现的一些现象。如关于吊脚痧吊脚者多，作者认为：“足之三阳，从头走足，阳脉以足为止也；足之三阴，从足走腹，阴脉以腹胁为止也。阴寒直中三阴，故吊脚者多，吊手者少。”患吊脚痧者死后，常见有身现青赤色者，徐氏亦认为“此寒极血凝也”。这种从寒立论的思想，对其后的一些医家如赵海仙、江曲春、蒋希曾等影响较大。

在治疗吊脚痧的过程中，作者当时已经观察到：“医以霍乱之法治之，百不救一。”于是从病起三阴入手，立温经通阳法，指出“治吊脚痧之药，首在温经通阳，以祛寒邪，以归阴火”。他主张根据不同主症，选用大建中汤、小建中汤、桂枝汤、四逆汤、真武汤、吴茱萸汤、六味回阳饮、黄连进退汤、干姜人参汤、乌梅丸、十四味大建中汤、参附汤等方，同时强调“必合众方以相参，主一方以用药”。徐子默对吊脚痧的治疗，应该有一定疗效，伍连德《霍乱概论》中曾提及1821年发生在浙江嘉兴的霍乱治疗情况，说“西人马克万氏谓徐子默及其门徒，亦知用合理方法以医治患者”。其后的江曲春等医者，也基本沿用了徐氏论治霍乱的方法。

三、用药经验

作者在书中还总结了一些霍乱用药经验，主要有四点：其一，急病急治。吊脚痧甚为凶险，“其治要急速”。若深夜忽发，无从延医，而吐泻不止，等到天明，冷汗频出，已无救也。因此病家可以先自己采用一些简便方法进行治疗。如“重者，急取生姜三四两，用滚水打烂，大杯中沥取姜汁半杯，不必重温，沥出即灌”。还可配合一些外治法，用“手炉脚炉热烘，取其助正气，使寒邪不能凝”，并令人捶敲患者，取其流通气血，“待热气一透，又有姜汁内助，自必其势渐缓，然后再商进药之法。如此救治，未有不愈者”。为此，建议为防此病，家中要多藏生姜，以备急需。另外，作者认为医生治疗吊脚痧重症时，必须坐守服药。其二，强调重症重药。指出吊脚痧非常病，不能照常病服药。病情严重者，初起即不能用轻剂。若仍不效，必须一煎加重一煎，一剂加重一剂，方可取得较好疗效。其三，药味宜辣。认为该病为寒证，所进药汤“味辣者方可服”。

其四，热药冷服。当出现格阳症状时，患者服药会出现随饮随吐的情况，必须热药冷服，“冷味可去浮阳，热性可祛阴寒，格阳症中两得之法”。上述进药法中，急病急治、重症重药、重症必须坐守服药等原则和方法，在防治疫病的过程中，具有一定临床意义。

四、小结

总之，徐子默能不苟同陈见，将霍乱与古籍所载“霍乱”区分开来，实属难得。虽然随着西医学大量传入我国，由于各种因素的影响，吊脚痧之名，不再广为流传，“霍乱”这一古老的中医病名，被赋予新的含义，成为法定的烈性传染病病名并被沿用至今。但作为第一位较为准确清晰地记录霍乱病状病程，并采用温热药辨证论治霍乱者，徐子默的著作和思想对后世仍有较大影响。据《全国中医图书联合目录》记载，《吊脚痧方论》一书自问世后，历经三十一次刊刻，足见其流传之广，影响之深远。江曲春、赵履鳌合撰之《霍乱辨证》（1888 年）、张和棻所撰之《急治汇编》（1909 年）等书，均收录此书内容。本书现存最早刻本为清道光二十五年乙巳（1845 年）鄞县董氏刻本，藏于国家图书馆，中国中医科学院图书馆藏有 1860 年嘉兴严子和刻本、1864 年同善堂刻本等。

吴文清

参考文献

[1] 黄帝内经素问·六元正纪大论 [M]. 北京：人民卫生出版社 ,1998：498.
[2] 灵枢经·五乱 [M]. 北京：人民卫生出版社 ,1996：74.
[3] 张仲景 . 伤寒论 [M]. 文棣，校注 . 北京：中国书店 ,1993.
[4] 陈胜昆 . 中国疾病史 [M]. 台北：自然科学文化事业公司 ,1981：31.
[5] 陈我隆 . 霍乱的防治 [M]. 北京：人民卫生出版社 ,1984：1.
[6] 徐子默 . 吊脚痧方论 [M]. 1933 年重庆求新印刷厂铅印本 .
[7] 伍连德 . 霍乱概论 [M]. 1933 年海港检疫管理处铅印本 .

张绍修《时疫白喉捷要》论治白喉

白喉，是由白喉杆菌引起的，以发热，咽痛，咽、喉、鼻等处出现白色假膜不易剥脱为特点的急性呼吸道传染病。郑宏纲之《重楼玉钥》（1768 年）和郑承瀚、方成培之《重楼玉钥续编》（1804 年），是古代较早的记录白喉的中医文献，在白喉病因病机及诊治等方面，已有一定的积累。道光中叶，白喉盛行于浙江，咸丰六年（1856 年），南北大行。此后，全国多个地区均发生过白喉疫情。许多中医在继承古代医家宝贵经验的基础上，为防治白喉做出了贡献，张绍修即为其中重要代表。

一、简介

张绍修，字善吾，清末喉科医家，湖南浏阳淮川人，从名师数人，复旁搜医籍，阅历有年，精于治喉，无论贫富，有求必至，“城厢每多获其救”。1864 年，有感于时疫白喉，传染迅速，“其病至危至险”而治者每多束手，遂在同邑陈雨春先生所刻《白喉咙证论》的基础上，结合临证治验，撰《时疫白喉捷要》，论述白喉证治。张氏喉科著作还有《重刊白喉时疫方论》（1869 年）、《专治时疫白喉丹痧经验良方》（1869 年）、《白喉辑要》（1875 年）、《白喉万应良方》（1882 年）、《喉证约精》（1888 年）等，内容略同。

二、《时疫白喉捷要》的主要内容与特点

《时疫白喉捷要》又名《治喉捷要》《治喉症神效方》等。全书仅五千余字，

首先列白喉证论，详述证情及传变，其次阐述白喉辨证治法，详列常用治疗方剂，并附有喉症医案等，体现了张绍修对白喉的独到见解，于临床有重要参考价值。其特点主要有二。

1. 首立白喉病名

《时疫白喉捷要》刊行之前的中国医籍中，有用白腐、白喉咙证等相关病名的。通过临证观察，张绍修将此病命名为“时疫白喉”“白喉”。自此，白喉之名渐次流传，被其后大多数医家广泛接受，该书出版之后的许多白喉专著，如《白喉全生集》（1875 年）、《白喉辨证》（1876 年）、《时疫白喉捷要合编》（1879 年）、《白喉治验新编》（1884 年）、《白喉治法忌表抉微》（1891 年）、《白喉条辨》（1894 年）等，均使用了这一病名。民国期间，部分中医将这一病名与日文译名“实扶的里”并论，一些医家如何廉臣、杜同甲等人，认为白喉之名过于笼统，不易与其他疾病区分，建议再确定一病名如“白膜喉病”代替之，但应者寥寥，白喉病名，一直被沿用至今。

2. 详论白喉症状，清凉解毒、滋润养阴治白喉

张氏认为，白喉“乃时行疠气为病，喉症中最急者也”，治之必须详审外症，细察脉情，要“看明喉咙内两边起白之多少及小大厚薄，方可下药”。他在书中较为详细地描述了白喉症状及变化：白喉初起，“恶寒发热，头痛背胀，遍身骨节疼痛，喉内或极痛，或微痛，或不痛，而喉内微哽，有随发而白随现者，有至二三日而白始现者，或有白点、白条、白块，渐至满喉皆白”；急性发作期，则“憎寒壮热，口渴喉干，声音不出，汤水不入，痰涎壅塞胀闭，疼痛异常，满喉皆白，脉多洪数，甚者且无至数”。经治后，喉内之白或收紧，或稀疏，或微小，或转黄，“久之必然退净”。还对单双蛾喉、痨症白喉与寒症白喉等，做了较为细致而明确的鉴别诊断。

对白喉的治疗，张氏指出，初起兼挟外感者，宜用清凉解表；寒热已罢，燥气化火者，宜用清热养阴。特立除瘟化毒散、神功辟邪散、神仙活命汤、龙虎二仙汤四方，根据病情轻重分别选用，使疫毒下行泻出，以喉间白点退净为度。若出现咽喉堵塞严重，呼吸不畅者，亦可服雄黄解毒丸，但又强调“究系厉剂，不可轻用，慎之，慎之”。白点退后，当用清凉、养阴之品，以清心涤肺汤“彻尽

余毒”，养正汤养阴善后。脾胃素虚者，可用银花四君子汤，即四君子汤加生何首乌、金银花等，进行治疗。书中还介绍了吹药瓜霜散及西瓜霜和苦瓜霜的制法。张氏所组的除瘟化毒散、神仙活命汤与郑梅涧的养阴清肺汤一起，成为当时通治白喉的三个重要方剂。

因张氏所用之药多苦寒，其后有医家对此提出不同看法，如南昌散人肯定了他的吹药方，但认为其所列之内服方，一派阴寒，“忌表，忌温，谆谆教诫，语语印定后人眼目，可痛可恨”，强调应分寒热论治。

三、小结

作为第一部以白喉命名的中医喉科疫病专著，《时疫白喉捷要》被多次刊刻流传，对后世影响较大。如 1879 年黄炳乾（陶普）所编之《时疫白喉捷要合编》，即是在张书基础上，补入黄氏访得之“针刺要诀、名手秘方”而成，较张书增加了开关散、针法附炼药针法、蒜泥拔毒散、救急异功散、血竭冰硼散、石青消毒散、回生万应丹、胆矾散及药方歌括等内容。1884 年俞世球所作之《白喉治验新编》、1890 年沈青芝之《喉科集腋》、1894 年凌绂曾之《白喉丹痧述要》等书中白喉的内容，亦基本来自张书。《白喉治法忌表抉微》（1891 年）、《黄氏传染病四种》（1915 年）等书，也引用了该书内容。清末浙江巡抚聂缉椝（仲芳），于 1879 年患白喉，用瓜霜散治愈，之后二十余年，他在湖南、上海、北京等地，多次刊刻此书计数万本，并配药施送，“全活亦颇不少”，足见张绍修及其《时疫白喉捷要》之可贵。张氏对白喉的病症辨识及诊治等，于当今喉科临证及研究仍有重要的参考价值。

吴文清

参考文献

[1] 张善吾 . 时疫白喉捷要 [M]. 清光绪三十年（1904 年）浙江官书局刻本 .
[2] 陆拯 . 近代中医珍本集・五官科分册 [M]. 杭州：浙江科学技术出版社 ,2003.
[3] 杜同甲 .《白喉忌表抉微》驳议 [J]. 绍兴医药月报 ,1925,2（6）：1.

雷丰《时病论》论述伏邪疫病

一、简介

雷丰（1833—1888年），字松存，号少逸，晚清医家，浙江三衢（今衢州）人，著有《时病论》《雷少逸医案》《医家四要》等。雷丰所著《时病论》在《黄帝内经》的基础上以四时为轴，论述不同季节外感时病和伏邪致病的发病机理和证治特点，以法立方，在传承经典的基础上不断创新，体现了其在时病诊治上的特色。

二、《时病论》的创新思想

1. 注重时令节气

《时病论》以四时为主线，阐述了不同季节外感病的发生发展机理和证治特点。一年有春、夏、秋、冬四时的更迭，四季又各有主气，感受不同的时气，可引起不同的疾病，故外感病常有明显的季节性特征。

雷丰曾言，“一岁中杂病少而时病多，若不于治时病之法研究于平日，则临证未免茫然无据”，从而潜心专研时令病。所著《时病论》为系统阐述时病的专著，较之以往的古代文献，把各种时病划分得更加精细、详尽。书中按照时令节气划分四季外感病，集中讨论了风温、春温、冬温、伏暑、伤寒、中寒、冒寒等七十二种外感热病和外感寒病的因机证治，其中对“四伤”（伤风、伤暑、伤湿、伤寒）及“四冒”（冒风、冒暑、冒湿、冒寒）的辨证论治颇具特色，并指出时医要正确掌握一年四季温热凉寒的变化，二十四节气的更换以及五运六气的流转运行规律，根据季节时令变化，结合疾病证候特点、疾病特性、新感或伏气、病位的表里深浅、体质的强弱特点等来确定外感病的病种划分、诊断和治疗立法，从而将运气学说的精髓与临床实践紧密结合，构建全新的“知时论证，辨体立法”之时病辨治体系，这也是雷丰学术思想体系的核心和基础。

雷丰宗四时五运六气对医学理论的指导，以四时为纲，六气为目，紧扣二十四节气，明察时令，按时分病，每个季节容易感受不同的六气而发病，六气感而即发者为新感病症，六气潜伏延迟发作者为伏气病症。治时病“必按四时五运六气而分治之”，指出知时令是识病之关键，论治之前提，对时病的辨证，要始终以六气变化为中心，根据患者发病时令，分析六气太过与不及，结合患者的临床表现，时令与病症相互参照印证，做出最后的诊断，然后依据六气五行规律确立治法，选择方药。

2. 阐明新感、伏气

温病有新感、伏气之分，雷丰于此多有发挥。首先，他极力推崇伏气学说，《时病论》就是以《素问·阴阳应象大论》的“冬伤于寒，春必温病；春伤于风，夏生飧泄；夏伤于暑，秋必痎疟；秋伤于湿，冬生咳嗽”八句经文作为全书的纲领，足见其对伏气说之高度重视。他将不同季节的伏气为病进行了详细的分析，概述了时病七十二种，拟定治法六十四则，选取临证验案八十五例，附论十三首，并在治疗方面提出了极有见地的论述。该书首先阐明四时伏气外感病的发生机制：春季有春温、风温、温病、温毒、晚发等五种外感。卷一谓：“盖春温者，由于冬受微寒，至春感寒而触发；风温者，亦由冬受微寒，至春感风而触发；温病者，亦由冬受微寒，寒酿为热，至来春阳气弛张之候，不因风寒触动，伏气自内而发；温毒者，由于冬受乖戾之气，至春夏之交，更感温热，伏毒自内而发；晚发者，又由冬受微寒，当时未发，发于清明之后，较诸温病晚发一节也。此五者，皆由冬伤于寒，伏而不发，发于来春而成温病者。”卷三和卷五分述了夏季飧泄多由春时受风，郁伏脾土，中土虚寒，脾气下陷所致，以及秋季的痎疟为夏暑与凉风合邪而成。卷七以经文“秋伤于湿，冬生咳嗽”为据，指出湿者是为伏气咳嗽的原因之一。并据时令对《黄帝内经》论湿和喻昌论燥进行比较，认为“内经论湿，殆在乎立秋、处暑、白露湿土主气之时；喻氏论燥，殆在乎秋分、寒露、霜降燥金主气之候”，提出湿与燥均伏至冬季，湿邪酿痰袭肺或燥气侵肺而咳嗽，对于因伏气而致咳嗽者，前人论述较少，雷丰之说实为发前人之所未发。

雷丰重视伏气的理论，但也不摒弃新感之说。《时病论》阐述了不同季节外感病的发生发展机制和特点。一年有四季交替，四时又各有主气，感受不同时气，可引起不同的疾病。并将四季之病的因、脉、证、治，条分缕析，互相比较，对后世全面认识和治疗四季新感之病多有帮助。

3. 辨别温病、瘟疫

温病与瘟疫是温病学说中两个意义相关又有区别的概念，而雷丰是最早提出瘟疫这一说法的学者之一。

《温疫论》认为："夫温者热之始，热者温之终，温热首尾一体，故又为热病即温病也。又名疫者，以其延门阖户，又如徭役之役，众人均等之谓也。"《温病条辨》亦云："温病者，有风温，有温热，有温疫，有温毒，有暑温，有湿温，有秋燥，有冬温，有温疟。"可见吴又可《温疫论》中“瘟”“温”混用；吴鞠通《温病条辨》将风温、温热、温毒、冬温统称为一种病，而两人都将温病和瘟疫当作一回事。事实上，从明末以来，由于温疫流行，吴又可作《温疫论》并论及各种传染性“瘟”病，其后叶天士、吴鞠通等人又以脏腑病机论述温热、温毒，他们的确没有将“瘟”“温”明确区分。

雷丰对此持有不同看法，在《时病论》中指出，“温者，温热也；瘟者，瘟疫也。其音同而其病实属不同”“又可著书，正崇祯离乱之凶年；鞠通立论，际乾嘉升平之盛世。一为瘟疫，一为温热，时不同而病亦异。由是观之，温病之书，不能治瘟疫，瘟疫之书，不能治温病”。雷丰把两者区分开来，为后世正确诊治温疫奠定了理论基础。

4. 治法随机变通，因人制宜

雷丰《时病论》附论“治时病常变须会通论”中，特别强调在临证时的随机活法与常变会通。对于四时六气之病所定的治疗方法，他告诫道："弗执定某证之常，必施某法，某证之变，必施某法，临证时随机活法可也。"主张在掌握通用之常法时，还要懂得变法，时病之证有常有变，无论治常证之法，抑或治变证之法，都应根据病机变化，灵活掌握，随证加减，随机活法。

雷丰认为四时各有主气，时病各有特点，及其治也，亦各有常法。如伤于风者，初起用解肌散表法；伤于暑者，用清凉祛暑法；伤于湿者，用宣疏表湿法；伤于燥者，用苦温平燥法。此皆针对病邪特性而治，亦是通常之治法。然而，疾病的变化是错综复杂的，临床有反常之变证，如暑温有湿温之变证，湿温有暑温之变证，治疗又不可以常法印定眼目。至于不同疾病，当其出现相同的证情时，治法皆可会通。

此外，雷丰在医论和医案中都充分体现其重视因人制宜的原则，这也是其“辨体立法”学术思想的具体体现。他在《时病论•自序》中强调，人的体质有“阴、阳、壮、弱之殊”，临证当明辨其差异，治疗因人而异。不同体质的人容易感受的外邪不同，邪气侵犯和伏藏的部位不同，病情发展和转归的倾向也不同。有些疾病在发展过程中，人的整体状态会随病情变化而发生改变。即使是在同一季节发生的外感病，由于人的生活习惯和职业环境等差异，临床上亦可出现性质截然相反的两种病证，因而临证当仔细分辨，治疗时灵活变通。如雷丰治疗老年时病患者，处处考虑老年人的体质特点，无不首先顾护正气，注重补虚，多不妄用祛邪，贸然伤正。

三、小结

历来医家论述时病者不为不多，然未有专论时病之书。虽有论及时病者，不过论及温热，未及疟痢、秋湿，或附列于杂病门中，雷丰著《时病论》专论时病，开时病专门研究之先声，实补前贤之未逮，其析病注重时令节气，辨证深究新感伏气，治温重视养阴护津，着力轻清宣透，并强调常变会通，值得深入研讨和借鉴。

王嘉伦　张卫

参考文献

[1] 雷丰 . 时病论 [M]. 北京：人民卫生出版社 ,2012.

[2] 张剑光 . 三千年疫情 [M]. 南昌：江西高校出版社 ,1998：588-589.

[3] 盛增秀 , 王英 . 雷丰《时病论》的温热观 [J]. 陕西中医 ,1986（12）：552-553.

[4] 郭振球 . 雷丰《时病论》的学术成就 [J]. 福建中医药 ,1983（1）：50-52.

[5] 康凤河 . 雷丰学术思想探讨 [J]. 天津中医药 ,2004（1）：50-52.

[6] 邱根祥 , 许宝才 , 方昉等 . 衢州雷丰医学源流与学术特色初探 [J]. 浙江中医杂志 ,2017,52（11）：781-783.

兴化实济局中医施诊救治霍乱

一、兴化众中医施诊

1888年夏秋之间，霍乱“始见广闽，继行江浙”，在我国多地流行，史称戊子大疫。江苏兴化地区，自入伏后，疫情蔓延，“奔走求医者，纷然于道路，往往转瞬之间，遂不及救”，贫困者则“求医弗得”“死不旋踵”。相传当时许多民众挂牌于颈，上书姓名及住址，以防猝然离世无人识。

危难之际，慈善贤达京口刘笠农先生、句容杨春华先生，肩领导之职，与兴化姜辅臣、丹徒钱万青、高邮徐仙槎会商后，倡议募捐，先由“典业、钱业先量集资”，作药资局费，并联合域内中医，组成一支二十八人参与的救助队伍，一起抗击疫情。许多贤达士绅也纷纷参与行动，兴化县令刘德澍亦出巨资。

七月，施诊局开办于兴化东关内四圣观中，因众人志在“实心实事，不务虚名，只求有济”，故施诊局后改名实济局。其后，“施医者闻风而来，就诊者接踵而至，莫不曰便”。当时，许多有名的中医既参与了施诊局的创办，又积极投入施诊活动中。“开局三十日，送诊万余人，赖以全活者众”，为防治霍乱等疫病做出了重大贡献。

当时参与捐资设局的中医有安徽吴良宪（成斋）、高邮赵履鳌（海仙）、赵冠鳌（稚松）、徐仙槎、兴化江曲春（泽之）、曹斗南、崔陆智（华庭）、魏树春（筱泉）、张宝鼒（涤珊）、魏树森（荫堂）、赵凰岐（瑞周）等人。

参与施诊的主要是寓居兴化的中医，有吴良宪、赵履鳌、赵冠鳌、李子衡、曹斗南、崔陆智、江曲春、魏树春、赵凰岐、张宝鼒等。施诊诸君“黎明赴局，分班轮诊，日昃不遑，就诊者户限几穿”，通过普施药饵，众多患者得以全活。

以下谨记尚留有史料于世的几位医家：

赵履鳌（1829—1904年），字海仙，祖籍高邮，久寓兴化，祖父赵术堂（双湖）、父亲赵春普（小湖）皆精于医，幼承家学，博采众方，弱冠即声名大振，善治疑难杂症，享盛誉三十余载，被誉为江淮名医，终岁舟车络绎不绝。医德高尚，曾谓“为医而不仁，何用为医”，常免费为穷人治病。每逢疫疠，施济甚博，被称仁医“赵半仙”，尚有“江南叶天士，江北赵海仙”之谓。光绪戊戌年，慈禧不豫，诏天下名医，江督刘忠诚推荐之，赵称病未行。除《霍乱辨证》外，还著有《续辨症录》，惜未终篇，与弟赵冠鳌同撰《旌孝堂医案》。今天的兴化东城外，其故居仍在，名“赵海仙洋楼”。当地至今仍流传赵海仙一纸药方控制霍乱疫情的美谈。

江曲春，字泽之，兴化人，光绪十五年（1889年）恩贡，精于医，著有《舟车便览》，与赵履鳌合著《霍乱辨证》。

吴良宪，字成斋，安徽中医，著有《乐寿堂医案》。

魏树春，字筱泉，兴化人，著有《鹤山书屋笔记》，被收录进《清代名医医话精华》。

魏树森，字荫堂，兴化人，有医案，被收入《全国名医验案类编》。

张宝鼒，字涤珊，兴化张氏世医家族第三代传人，医术精湛，民国初年曾被推选为兴化医药公会和兴化红十字会第一任会长，还被镇江提督特聘为医官。

二、及时总结经验，撰写《霍乱辨证》

施诊结束后，江曲春、赵履鳌二君，与其他施诊诸君再三商议，“以病形百出，治法各有不同，因折衷诸家，各著论辨一则”，及时总结、交流治疫经验，而成《霍乱辨证》一书。因二人实济世人，捉笔论著，被后人赞为“赵江遗风”。

《霍乱辨证》由两部分组成，即江曲春撰，其子江念祖、门人王恩镕、蒋兆如校的《兴化实济局霍乱论》，和赵履鳌撰，赵冠鳌辑，门人赵凤岐、李达榷校的《兴化实济局霍乱麻痧辨证》。当年秋，由四圣观实济局刻板刊行。

《兴化实济局霍乱论》中的疫病症状的描述，多从徐子默《吊脚痧方论》中来，但江氏直接以霍乱之名取代了“吊脚痧”，指出“霍乱之为病也，其症或吐或泻，或吐泻并见，有腹痛者，亦有不痛者，吐泻数次后，即两腿抽搐，或手足并皆拘挛，痛愈甚抽亦愈甚，顷刻肌肉尽削，渐至气短声嘶……”。江氏认为霍乱起于三阴，阳浮于外，阴盛于内，治疗时，辨别各阶段出现的不同症状，主要采用温经通阳之法，祛寒邪以宅阴火。可选用白通汤、四逆汤、大乌头煎、来复丹、真武汤、吴茱萸汤、六味回阳饮、缩脾饮、黄连进退汤、乌梅丸、生姜泻心汤、附子泻心汤等。同时强调，“必合众方以相参，主一方以用药”，如见脉伏、肢冷、面赤戴阳之症时，可用白通汤治疗；“但躁不烦，脉伏肢冷”时，选用四逆汤、大乌头煎、来复丹等；吴茱萸汤可治吐利、手足厥冷、烦躁欲死者；六味回阳饮则救阴竭阳危、阴阳并脱；缩脾饮温暖脾阳，治吐泻烦渴；黄连进退汤、乌梅丸可用于救治阴伤口渴、烦躁、呕吐、下利、中脘格住津液不能上升者；生姜泻心汤、附子泻心汤为“通中焦之阳，泻胸中虚痞”之治法等。江氏指出，在该次施诊中，以此数方为主，因症选方，投以汤药，“十可救三”，若误用阴柔之药，则“百难救一”。

赵氏认为，霍乱门类虽多，可总分以寒热两大类：“吐利酸腐秽浊奇臭，令人不堪触鼻者，热象也；吐利清水，气味全无者，寒象也。”夏秋霍乱，“感阴暑燥金之气，而似热真寒者居多”，还应进行表里虚实辨证。若见吐利、头痛、寒热、身疼痛、热多欲饮水等症，属于伤寒霍乱，可用五苓散；症见吐利、肢冷、脉微少气、汗多欲脱，或利止复利者，用四逆汤治之等。文中列了一些通用备急方，如鸡白散、白通汤、吴茱萸汤加乌梅方、宝华散及盐汤探吐方等。篇末附万应痧气丸、红灵丹等治痧药方。他还对霍乱与痧症进行了鉴别，指出：“霍乱吐利，不胀不痛，全虚者也；痧症郁而不伸，全实者也。”俗称的瘪螺痧，是霍乱的一个症状，失液过多之象，不是痧症，必须细查。1902 年，该书再版刊印时，赵氏作跋，指出诸多治疗霍乱的方子中，“鸡白散最好，寒证热证均可用之，救人甚伙”。

《霍乱辨证》一书自 1888 年出版后，多次再版。1932 年，阜宁霍乱大流行，有名顾步云者，闻兴化实济局有治霍乱良方，屡试屡验，乃赴当地求助，兴化徐吉人热情接待，并赠以《霍乱新书》(包括《霍乱辨证》与江都朱湛溪编写的《霍乱论摘要》)。顾氏回阜后，按方施治，疗效确实，全活甚众，有效地控制了阜宁霍乱疫情。

《霍乱辨证》是以赵履鳌、江曲春等为首的参与 1888 年兴化实济局施诊的二十多位中医集体救治疫病的智慧结晶。疫情肆虐之时，他们奋不顾身地参与兴化实济局施诊活动，并著书立说，留下了宝贵的疫病防治史料，永远值得后人铭记。

吴文清

参考文献

[1] 江曲春，赵履鳌 . 霍乱辨证 [M]. 光绪十四年戊子（1888 年）兴化四圣观刻本 .

朱增籍《疫证治例》论述杂疫

一、简介

朱增籍，清代医家，号兰台，湖南湘乡人。他聪颖过人，少通经史，初攻制举人，自许科考可唾手得，因屡试不第改业医，师事名医王平石。以张仲景《伤寒论》《金匮要略》二书为圭臬，研经于石龙山，深得经旨，理验俱富，尤精瘟疫杂症，遂为一代名医。医闻四方，以病来迎者辐辏于道，甚或裹粮携杖诣就诊，皆称“良医”无异词。所撰《疫证治例》共五卷，汇其三十余年临证经验，师古而不泥古，于古书古法中推陈出新，多有真知灼见创说发挥，可为疫证研究及临床的重要参考书。

二、《疫证治例》的创新思想

1.《疫证治例》简介

《疫证治例》共五卷，该书刊于光绪十八年（1892年）。卷一为序、凡例、疫病论，卷二为邪结中道治例，太阳、阳明、少阳证治例，卷三为太阴、少阴、厥阴证治例，卷四、卷五为医案五十三例，乃朱氏生平仔细观察，亲见效验者，以期与书中所论前后印证。全书虽论疫证，却以张仲景《伤寒论》六经为主，逐条分析，用方以自创芦根方为主，选药不一其类，全在临证时斟酌运用，其所录诸方，悉出《伤寒论》《金匮要略》，若有未备者，则采前贤名方及朱氏验方附之。

2. 辨别疫证与伤寒

朱增籍认为，疫病与伤寒，有霄壤之别，但当疫邪内溃之后，或浮越于三阳，或内结于胃腑时，所现症状往往与伤寒类似，若不详加辨别，不但不能提高疗效，而且每易致误。其认为伤寒邪自外入，而疫病邪自中作，又每随人元气之厚薄、脏腑之寒热以为传化。朱增籍从望闻问切四诊将辨别之法论述周详，并指出："凡此数端，亦不必求备，但有三四确证，即以疫病方揆之。"只需三四点一致，即可以疫病诊治，而不至贻误病机。

3. 沴气致疫

朱增籍提出"沴气致疫说"，在《疫证治例》中多次以"沴""沴气""沴邪""沴毒"等说法概括疫病病因。沴者，恶气、毒气也。天地之间阴阳消长可化生六气，六气若顺时而发，则表现为风寒暑湿燥火，若失时而发则称为"六沴"。六沴虽来源有六种，其所存在的状态却互相交杂，彼此之间难以独立区分，且六沴侵入人体所表现出的性质较为统一，故朱增籍在论述疫病时将其病因合而为一概括为"沴气"，而并未对其进行细分。

朱增籍认为沴气多出现于"阴阳胜复，二五驳杂"之候，所谓"阴阳胜复"指阴阳此消彼长、此盛彼衰，两者互相制约的动态发展，"二五驳杂"则是指阴阳与五行交错混杂，疫病的流行常发生于自然气候异常变化之时。平原旷野之地，天地开阔，阴阳调和，六气各司其时，人所生活的自然环境不产生沴气，便不会引起疫病的暴发。但若自然气象混沌交杂，六气失其时而发，阴阳、五行失去其原有的变化规律，晦雾、黄沙遮蔽天地，阻碍正常的气机变化，便会产生沴气。

沴邪的来源与形成过程虽复杂，其侵入人体后所表现出的性质却可用"寒热"二字概括。朱增籍认为沴邪初入机体皆为热邪，都表现出发热的症状。若脏腑平和，元气博厚，则从热化；即使元气稍有薄弱，也多热化；唯有素禀阴脏或过服寒凉者，才从寒化，故《疫证治例》曰："从热化者十之八九，从寒化者十之一二。"

4. 疫病传变，邪留中道

朱增籍在认识疫病传变规律的问题上继承了吴又可“从口鼻而入”的观点，并在吴氏的基础上提出：“口鼻受邪，直干肺胃，稽留气道，蕴蓄躯壳，病发为疫。”天地之气清浊混淆，人生于天地间，因呼吸吐纳而感受沴气，故沴邪由口鼻而入。根据沴气在人体的传变途径，可将疫病的发展分为三个阶段：初起直中肺胃，中期缠绵中道，邪溃出入三阳三阴。

口鼻直连肺胃，因此疫病初起即可见咳嗽、恶心、呕吐等邪陷肺胃的症状，且沴气混乱弥漫，使人莫名其状，莫觉其所，神志不清，扰乱烦躁。此外，还可见面色晦滞，微觉恶寒，必壮热，其热入暮更甚，无汗，头颅紧箍，脉沉，中取迟数，舌色白、黄、黑皆可见。

中期沴邪胶固，缠绵于中道。朱氏所说的“中道”指人体上至心胸，下至脐腹的部分，中道之症在伤寒有结肠、痞满，多由误下而致；而在疫病自中作，多有不经误下传变，疫邪乘其虚而干之，邪至于此，自上传下，轻者郁结上焦，中者郁结上、中二焦，重者蕴蓄三焦。

若邪仍未除，则沴气溃散，随体质之阴阳、元气之厚薄、正气之恢复与否加以传化。朱氏认为脏腑居内，六经循外，故以中道为机轴，将沴气溃散的途径概括为“出入”二字：出则三阳、三阴之经，入则三阳之腑、三阴之脏。

5. 力主透发，自创芦根方

疫病初起时沴气直入肺胃，朱增籍治疗此证采用“清肺益胃，透发沴毒”之法，并自创芦根方。光绪戊子年（1888 年）大疫，其子朱光馥染疫，朱氏整理古今治疫名方，取其中治法之精粹，制成芦根方，光馥服用后立即见效。庚寅年（1890 年），疫病再次盛行，其族人棣志、倬云、美成、和亲、筠轩等接连感染时疫，皆见发热神志欠清、头颅紧箍胀闷、舌苔黄黑，朱氏遂以芦根方为基础方，径清疫热，提邪外出。

三、治疫名方

芦根方

主治：疫病。病证轻者，表气即通，可驱沴气从表而出，症见发汗或战汗，汗出然后热退，神志逐渐恢复。病情稍重者，表邪已去而里气随之通，沴气从二便而出，症见小便黄赤、便溏、下黑水或下黑血。亦有里气通而表气随之通者，沴气随汗而解，症见郁热后发斑疹，汗出斑疹退则邪除。

组成：芦根鲜者一二两，干者五六钱，全蝉蜕去泥土三钱，僵蚕三钱，金银花三钱，生甘草二钱，薄荷二钱。

方解：芦根甘寒，益胃清热。薄荷辛凉疏表，金银花、甘草清热化毒。蚕食桑，得气之清，虽因风而僵而又善于化。蝉胎于秽，用此径入沴气中，同气相求，且性最清洁，出秽恶而不染，日吸风露而又善于脱。沴气伏留清道，得此二味善脱善化之品，相解于无声无色之中。

四、小结

朱增籍所撰《疫证治例》乃疫病学专著，将疫病学独立于温病学之外，使用六经理论辨治疫病，其认为医者必先探究六经，洞悉脏腑，临证相沴邪之出入，审元气之厚薄。朱增籍认为疫病的传变，不出六经，只是由于感邪的轻重，伏匿的深浅，体质的强弱不同，其传变规律颇不一致而已。朱增籍治疗疫病以自创芦根方为主，随临床病症之变化而加减，尤其对疫病初起，神识不清，力主透发，反对肆用寒凉，无论从理论还是实践角度都可为现代临床治疫提供参考。

王嘉伦　张卫

参考文献

[1] 万里 . 湖湘文化大辞典下卷 [M]. 长沙：湖南人民出版社 ,2006.

[2] 朱增籍 . 疫证治例 [M] . 北京：中医古籍出版社 ,2015.

[3] 孔展，曹瑛．朱增籍《疫证治例》论治疫病特色探析 [J]. 辽宁中医药大学学报，2022,24（4）：140-143.

[4] 曾勇．朱增籍与《疫证治例》[J]. 湖南中医学院学报，1983（1）：47-49.

[5] 张国松．清代湖湘医家温病学术思想之研究 [D]. 长沙：湖南中医药大学，2020.

叶霖《伏气解》论述伏邪疫病

一、简介

叶霖，字子雨，号石林医隐，晚清同治、光绪年间名医，江苏扬州人。叶霖因家中有数人受庸医误治致死，遂发愤习医，后果成名医，医理精深，名噪一时，后又参考西医学说，互相发明，成为早期之中西汇通医家之一，常以西医之说解释中医之理。叶霖为人诊病，概不受酬，亦非重症不为治，盖不欲与时医争利。晚岁泛览西籍，证以中医古方，皆与西法不谋而合。其著述存世计有《内经类要纂注》《难经正义》《金匮要略阙疑》《脉说》《增批温病条辨》《伏气解》《增订伤暑全书》等，另有《痧疹辑要》《伤寒正义》与《古今医话》未知下落。

二、《伏气解》的创新思想

《伏气解》撰于1897年，为专论伏气的温病著作。本书详列经典名著《素问》《伤寒论》《金匮要略》有关伏气致病的原文，阐析各种伏气病的证候、病因、病机和治法。该书最早以“伏气”为书名，是清代温病学的重要著作。

伏气乃病证名，多与温病相关联。“伏气”二字，最早见于《伤寒论·平脉法》：“伏气之病，以意候之。”到了宋代，庞安时认为：“伏气之病，谓非时有暴寒而中人，伏毒气于少阴经，始虽不病，旬月乃发。”迨至清代，温病学说发展到了一个高峰，对伏气说的研究也方兴未艾，众多研究者中以王孟英、柳宝诒、叶霖、刘吉人等较为著名。

围绕伏气实质的争鸣主要有两种，一种是持“伏寒”说，此说缘于“冬伤于寒，春必病温”的经文，《黄帝内经》注家大都倡此观点，历代医家从之者甚众。一种是持“伏热”说，明代王履谓：“春为病温者，盖因寒毒中于肌肤，阳受所郁，至春天地之阳气外发，其人身受郁之阳，亦不能不出，故病作也。”所谓郁阳，即是伏热。叶霖则反对王孟英把温病分成新感温病、伏气温病两种，主张两者密不可分，新感引动伏气，著成《伏气解》，批驳众医的“伏寒”说，力主“伏热”说。

《伏气解》篇章较短，没有文字标题，只简单以汉字一至七作为标题，分为七个部分。每部分皆以经典著作《素问》《伤寒论》等书为立论根据，阐析各种伏气病的病因、证候和治法。立论较为公允，尽量避免偏颇之见。其曰：“四时伏气之治，当于《内经》中求之，活法运乎一心，又未可囿于一偏之见也。”

1. 伏邪发病原由

早在《黄帝内经》中已经提出了四季之风寒暑湿皆可伏而不发成为伏邪，但并未引起医学家们的注意。在东汉至明代漫长的历史发展中，伏气理论只是用于解释温病，而温病以外的伏气理论几乎没有提及。到了清代，随着伏气理论的不断发展，才逐渐扩展到温病以外的外感疾病。叶霖在《伏气解》一书中指出：“伏气之为病，六淫皆可，岂仅一端。”他的《伏气解》一书，重点强调了两方面：一是伏邪发病与人体阴阳的关系，认为“重阴必阳，重阳必阴，感阳则阴病，感阴则阳病”。二是伏邪与五脏的关系，认为五脏皆有伏邪，详细论述了五脏伏邪的原因、临床特征及治疗方法。

2. 主张伏热之说

自古以来，对《黄帝内经》的“冬伤于寒，春必温病”一句有不同见解，叶氏认为“经文简奥，特示人以四时之机，互根之理”，故后人不应据此推而论之，就认为夏日病暑乃冬寒所变，“以后之论伏热者，谓伏寒变热，夏至前为温病，夏至后为热病。或谓伤其寒水蛰藏令气，相火炽盛，宜作内伤水亏治。或谓阳热之邪，由口鼻吸受，宜从三焦外感治”。

叶氏主张伏气温病的“伏热”说，谓：“冬至后一阳生，人身所伏之阳热，被冬日严寒杀厉之气所折，藏于肌骨之间，至春夏间，或为风热逗引，或为情欲所伤，感而触发。”书中言伏热最详，并在第二、第三部分具论五脏之伏热。叶氏指出：“殊不知伤寒为外感通称……凡病伤寒而成温者，谓温病热病之类乎伤寒者，非谓先病伤寒，辗转不愈，而成温成热也。”认为伏热一直存在，绝非由寒变来，多次指出“伏寒变热为谰语”。叶氏反对王孟英将温病分为新感和伏气，指出：“温暑为病多属外邪逗引伏气，惟当视其内外之轻重而消息治之，苟无伏气只外感微邪治亦易，海宁每讥吴鞠通界划三焦，而自却强分内外。”

叶霖对伏暑的认识也较为明确，尤其是对伏暑临床证候的描述，如“脉色必滞，口舌必腻，或有微寒或单发热，热时脘痞气窒，渴闷烦冤，每午后热则甚，入暮更剧，天明得汗稍缓，至午后又甚，似疟无定时，此邪从内发，非由皮毛口鼻吸受之外感”，此证在很多温病学教科书中被列为伏暑主证，并作为诊断要点。

3. 临证重视保养阴津

伏气为病一般病情缠绵，病势较重，变证较多，病程较长，难于速愈，医家的思维既要缜密如丝，又要灵活多变。叶氏指出：“然而伏气之为病，固有阴阳互根，上下相乘之变，而尤重于重阴必阳，重阳必阴之两句……伏气者，随天时人事阴阳气化以感召，故曰人与天地参也。”最为关键的是，临症时能够辨证论治，即“夫治病固不容出诸规矩以外，又不得囿于方圆之中，是深得轩岐、仲景之心者矣”。

叶霖在《脉说》中论及“其有初起白苔，即燥如沙者，名曰白沙苔，此温燥之邪过重，宜急下存阴，佐以甘凉救液”。对《温病条辨》中吴鞠通运用五汁饮、玉竹麦门冬汤治燥伤胃阴也较为赞许，认为“润燥数方平正”。

此外，叶霖还补充了卫气营血辨证中的舌诊要素，认为：“温邪初感，发热而微恶寒，舌苔白润而薄者，邪在卫分。不恶寒而发热，舌苔白而厚或兼干，则邪已到气分。若寒邪遏热，过卫入营，或温邪吸受，竟入营分，必有脉数舌绛而燥之形证。”

三、小结

叶霖作为清末名医，其学术思想集中体现在对伏邪的辨证论治，重视伏邪发病与人体阴阳和五脏的关系，重视伏邪的寒热属性，认为热一直存在，不是由寒变来，对伏暑的诊断尤为精详。在论治温热类疾病时，临证重视保养阴津，并补充了卫气营血辨证中的舌诊要素，具有较高的研究价值。

王嘉伦　张卫

参考文献

[1] 梁峻，郑蓉，张磊．疫病史鉴 [M]. 北京：中医古籍出版社，2020.

[2] 曹洪欣．温病大成 [M]. 福州：福建科学技术出版社，2007.

[3] 赵余珠．叶天士与叶霖治疗温热类温病学术思想的比较研究 [D]. 兰州：甘肃中医学院，2014.

罗汝兰《鼠疫汇编》论述鼠疫

一、简介

罗汝兰，字芝园，一字广文，广东石城（今廉江）人。光绪年间，广东省内流行鼠疫。罗汝兰受《医林改错》启发，得吴存甫所辑《治鼠疫法》一书，悟及鼠疫乃热毒成瘀，遂专以治血为主，兼以解表，用解毒活血汤加减作为主方，救治患者，活人甚众，声名卓著。郑肖岩在《鼠疫约编》中称其“颖悟过人，胆识独到，独出冠时，能立起沉，为群生托命”。

二、《鼠疫汇编》的创新思想

民国时期岭南名医陈任枚指出：“大抵学术之变迁沿革，必随自然之趋势，以适合其环境所需要，乃足以创造学说，而卓然自成一家。医学何独不然？”近代中国南方鼠疫流行，岭南地区为鼠疫流行重灾区，死人无数。作为当时岭南抗击鼠疫的主流医学，岭南中医在防治鼠疫的过程中积累了丰富经验，涌现了一批防治鼠疫的专著，对鼠疫的疾病表现、治疗、转归、预后等各方面均有深入认识，于理论研究及临床实践方面都卓有建树。

《鼠疫汇编》初刻于光绪十七年（1891 年），此后经四次增补修订重刊，于光绪二十三年（1897 年）完成。全书内容包括辨脉论、症治论、原起论、避法第一、医法第二、补原起论及禁忌、各症列、治法列、复病治法、各治验方、释疑论、各治案等。罗汝兰《鼠疫汇编》为现存最早的治鼠疫专书，在瘟疫病文献中有着重要的地位。

1. 病因病机

历代医家或认为鼠疫为疫的一种，根据瘟疫的治法，用清热解毒之品治疗鼠疫，或认为鼠疫为少阴病，用伤寒白虎加人参汤治疗，但用之多不效。

罗汝兰读王清任《医林改错·瘟毒吐泻转筋说》："瘟毒自口鼻入气管，自气管达于血管，将气血凝结，壅塞津门，水不得出，故上吐下泻。"得到启发，认为鼠疫的结核可能由瘀血阻滞引起，大胆提出鼠疫的病机为"热毒熏蒸，鼠先受之，人随感之，由毛孔气管入达于血管，所以血壅不行也。血已不行，渐红渐肿，微痛微热，结核如瘰病，多见于颈胁腌膀大腿之间，亦见于手足头面腹背，尔时体虽不安，犹可支持，病尚浅也；由浅而深，愈肿愈大，邪气与正气相搏，而热作矣。热作而见为头痛身痹，热甚而见为大汗作渴，则病已重矣"。

2. 疾病分类

《鼠疫汇编》将鼠疫症状按其病位分为三焦症。上焦症"尺肤热，头痛身痛，微恶风寒，热渴自汗，午后热甚"，或"不恶风寒，不汗不渴，舌苔白"；中焦症见"面目俱赤，语声重浊，呼吸俱粗，大便闭，小便涩，舌苔老黄，甚则黑有芒刺，但恶热，不恶寒，日晡益甚"；下焦症见"夜热早凉，或热退无汗，或身热面赤，口舌燥，甚则舌謇囊缩、痉、厥、神昏""齿黑唇裂"。

《鼠疫汇编》还据鼠疫症状由轻至重将其分为轻症、稍重症、重症、危症、至危症。其中轻症见"核小色白不发热"；稍重症见"核小而红，头微痛，身微热，体微痠痺"；重症为"面目红赤""单核红肿，大热大渴，头痛身痛，四肢痠痺"；危症可见"多核焮红，随时增长，热渴痛痺，疔疮起泡，或白或黑，破流黄水，或突起如奶头，及斑、疹、衄、咯痰带血，谵语，颠狂，腹痛腹胀，大便结，热结旁流"；至危症则"徒见热渴痛痺四症，或初恶寒，旋见四症，未见结核，及舌黑起刺，循衣摸床，手足摆舞，脉厥体厥；与疫症盛时，忽手足抽搐，不省人事，面身红赤，不见结核"。

3. 专方验方

罗汝兰认为古方如达原饮、消毒饮、解毒汤、败毒散、霹雳丹，今方如银翘散、桑菊饮、升降散、清化汤等“用之间有效而多无效……以有清热解毒药，而无活血去瘀药也”。所以他取王清任《医林改错》治吐泻抽筋之时疫的解毒活血汤，变化加减而成治鼠疫主方。

鼠疫危重证多见：疔疮、斑、疹、衄、咯、谵语、癫狂、腹痛腹胀、大便结、热结旁流、体厥、脉厥等，均有对证加减之用药，如白虎汤、大承气汤、羚羊角、犀牛角、竹叶心等，以愈为度。治法内宜服药，外宜涂敷，忌贴膏药。

罗汝兰亦收载岭南各地验方、各种昏迷的救醒法、小儿及孕妇的调治法。

书中收载的岭南各地验方有：简便服药方、黄坡经验方、水东经验方、治疔疮方、治出斑方、经验疫核方、涂毒核疔疮方、绿豆山楂汤、六成汤、补血汤、疫毒中气分验方等。

书中介绍了各种昏迷的救醒法，如用生姜十余两捣烂，手巾包裹，蘸热酒，重力从上而下擦身；大针刺两手足拘处；揪痧、刮痧，等等。

关于小儿、孕妇的调治法，载有小儿用针刺结核三四刺，用如意油揩药末，日夜频涂十余次；孕妇用紫草茸、紫背天葵代桃仁、红花。

4. 预防调摄

对于鼠疫的预防，书中有详细记载。罗汝兰在书中提出疫气可从口鼻毛孔各处侵入，因此，预防鼠疫应面面俱到，首先是搞好环境卫生，断绝疫气的产生，如“庭堂房屋，洒扫光明；厨房沟渠，整理洁净；房间窗户，通风透气”。其次是避免疫气侵入人体，如“埋鼠时掩鼻转面，切勿触其气，如误触其气，急取逆风吹散之”；还有常用如意油拭鼻，大人小孩不可坐卧贴地，人人穿鞋以隔地气等。再次，预防鼠疫也可采用药物，书中介绍了避疫验方十二则，如采用千金雄黄散“涂五心额鼻人中及耳门”以避瘟气；或将千金太乙流金散“用三角绛袋，盛挂心前”“或悬户上，或焚中庭，或烧薰瘟病之人”。

此外，针对鼠疫病触气即发，朝发夕死，甚则顷刻而亡的特点，罗汝兰认为治鼠疫，宜急服、连服、重服，以热退为度，以下为度，以愈为度。总结出日夜连追、即时连追、单剂连追、双剂连追法的独特服药方法。日夜连追法：重证宜日二夜一，或日三夜一，一二日追至七八服；即时连追法：危症，不分日夜，重剂急追至十剂左右；单剂连追法：老弱，疫毒较重者，宜日二夜一，或日三夜一；双剂连追法：强壮、疫毒重盛者，照原方双倍药量连服二三剂。罗汝兰的这种服药法对用中药治疗急证很有启发。

书中还介绍了禁忌事项及愈后调摄，如病初起时，微热忌艾火房事；热初退时，则忌“冷粥、热粥、荞麦，悲伤恼怒，亦忌饱食、炙火厚味”；初愈时，热清核未尽消，宜戒“鸡鹄、牛羊、虾蟹、葱蒜、糯米、麦酒，凡生冷热滞有毒等物，切不可食”；愈后调补“尤宜静养，节饮食，慎言语，谨起居，戒恼怒，寡嗜欲也”。

三、治疫名方

解毒活血汤

主治：鼠疫。

组成：连翘三钱，柴胡二钱，葛根二钱，生地黄五钱，当归一钱五分，赤芍三钱，桃仁八钱，红花五钱，川厚朴一钱，甘草二钱。

用法：水煎服。一、二、三日，病在上焦，药味取其清，煎宜六七沸；四、五、六日，病在中焦，药味取其稍重，煎宜十沸；七日以后，病在下焦，药味取其浓重，煎宜十余沸。

方解：此方以桃仁、红花为君而辅以归，去瘀而通壅；翘、芍为臣而兼以地，清热而解毒。朴、甘为佐使，疏气而和药，气行则血通；柴、葛以解肌，退热而拒邪，邪除则病愈。

四、小结

《鼠疫汇编》面世后，闽粤医生将之奉为圭臬，不少患者赖以存活。光绪二十七年（1901 年），广东高要黎佩兰于《鼠疫良方释疑·序》中曾言及运用《鼠疫汇编》方治的情况，“鼠疫为近年怪症，高州石城罗君芝园，光绪十七年（1891 年）始从《医林改错》得解毒活血汤一方，移治此症，救治多人，著有《鼠疫汇编》，用者疑信参半”“余年来用此方治轻症，四五剂而愈，稍重症十数剂，重症二三十剂乃愈，均只用单剂，或轻加承气、白虎汤。迨二十七年（1901

年），用此方非双剂、三剂会愈，非日夜追服亦难见效。间有失之迟、误于药，濒于危，无可挽救者，十人中一二，余是以益信原书之不谬也”。《鼠疫汇编》的临床价值于此可见一斑。

劳孟材《济众录•序》云：“罗汝兰所采《医林改错》之言，以解毒活血之奇能，收疗疫回春之伟效，道桐君、雷公所未道，创仲景、元化所未创，口碑具在。”此语诚乃《鼠疫汇编》在岭南以至中国鼠疫病史上的地位及价值的最好评价。

王嘉伦　张卫

参考文献

[1] 李建梅 .《鼠疫汇编》辨治鼠疫的思路与方法 [J]. 广西中医药 , 2003（4）：41-42.

[2] 范晓艳 . 简析清代《鼠疫汇编》的理法方药 [J]. 河南中医 ,2002（1）：7-9.

[3] 黄子天 , 刘小斌 . 近代七部防治鼠疫专著传承关系的研究 [J]. 中医文献杂志 ,2013,31（5）：32-36.

[4] 李建梅 . 岭南医家罗芝园《鼠疫汇编》整理及相关研究 [D]. 广州：广州中医药大学 ,2005.

[5] 李禾 , 赖文 . 罗芝园《鼠疫汇编》在岭南鼠疫病史之地位及价值 [J]. 中华医史杂志 ,1999（2）：100-103.

柳宝诒《温热逢源》论述伏邪温病

一、简介

柳宝诒（1842—1901 年），字谷孙，号冠群，江苏江阴周庄人，为晚清著名医家，温病学说、伏温学说的集大成者。

同治四年（1865 年），柳宝诒以优贡入京，但当时清廷腐败，柳宝诒在失望之余回归故里，潜心研究医理。县志称其“为人和厚好学，能文工书，尤长于医”，闻名于江浙。柳宝诒医术高超，曾为协办大学士、户部尚书翁同龢的母亲诊病，翁同龢曾亲笔书写对联一副相赠，以示谢意。柳宝诒临证不囿于一家之说，而是将诸家之论融会贯通，独树一帜，著述颇丰，其中《温热逢源》，注释经义，评论诸家，阐发“伏气发温”，探微索隐，质疑问难，突出了自己独特的学术思想和学术体系，对温病学的发展影响甚大。

二、《温热逢源》的创新思想

1. 伏气学说简述

伏气学说最早起源于《黄帝内经》。《素问·阴阳应象大论》云：“冬伤于寒，春必温病；春伤于风，夏生飧泄；夏伤于暑，秋必痎疟；秋伤于湿，冬生咳嗽。”《素问·生气通天论》中也有同样的论述，明确指出四时所感外邪可潜伏于体内，延迟发病。“伏气”一词最早出现于《伤寒论·平脉法》：“师曰：伏气之病，以意候之，今月之内欲有伏气。假令旧有伏气，当须脉之。”张仲景并未对“伏气”的含义进行解释，到晋代王叔和在《伤寒论·序例》中言：“冬令严寒……中而即病者，名曰伤寒；不即病者，寒毒藏于肌肤，至春变为温病，至夏变为暑病，暑病者热极重于温也；是以辛苦之人，春夏多温热病者，皆由冬时触寒所至，非时行之气也。”王叔和运用伏气学说阐释温病的病因，并对伏邪伏藏的病位和伏邪的致病特点做了初步归纳。这为伏气温病的形成奠定了基础，因而王叔和被尊为伏气温病的创始人。

伏气温病学说在清代得到了充分的发展，但这仅限于温病的范畴，而不涉及其他几种外邪的伏气理论。虽然《黄帝内经》中就已经提出四季感受风、寒、暑、湿皆可形成伏邪，但这一理论长时间内未引起医家的重视。随着伏气理论的不断发展，直至清代，医家又将伏气的研究逐渐扩展到温病以外的外感疾病。

2.“伏邪”为病的病因病机

柳宝诒依据“邪之所凑，其气必虚”之理，认为冬伤于寒乃春月病温之由，冬不藏精系冬月受寒之由，指出“原其邪之初受，盖以肾气先虚，故邪乃凑之而伏于少阴，逮春时阳气内动，则寒邪化热而出”。

病因寒郁热化。柳宝诒认为，冬令受寒随时而发者为伤寒，郁久而发者为温病。并指出邪之微中，人不之觉，乃能久伏，待阳气升动（或新感引发）而化热外发。并指出王叔和《伤寒论·序例》之“寒毒”变为温病之论欠当，其谓“冬寒是时令之邪，与疫疠不同，无所谓毒，于寒字下加一毒字，已属骇人”，邪既深重，中则即病矣。

病邪踞伏少阴。伏邪之部位诸家所论不一，王叔和谓“寒毒伏藏于肌肤”，巢元方主“藏于肌骨之中”，吴又可创“盘踞于膜原”等。柳宝诒则提出“所受之寒，无不伏于少阴”，并认为寒邪之内伏，必因肾气之虚而入，故其伏也，每在少阴。

病发自里达外。“冬时伏邪，郁伏至春夏，阳气内动，化热外达，此伏气所发之温病”，而病势之轻、重，取决于肾气虚亏之程度，倘“肾气未至大虚”，能鼓邪外达，则轻浅；若“肾虚不能托邪”，则“伏于脏而不得外出”，病即深重。

总之，柳宝诒鉴于当时医家忽视“伏邪”，总结临床实际，指出寒邪内伏少阴，郁久化热外达，是伏温之机理。其所以发病，或因阳气内动，邪难踞伏，或因感邪引动，而病势之轻重、深浅，则取决于正虚程度。

3. 辨证重视经络脏腑

柳宝诒认为，温病初发，脉象、舌苔本无一定，若徒执脉、舌，而求病之寒热、浅深则多误，其辨证分析尤以经络、脏腑为重点。首先辨析温病与伤寒之异，指出“冬月伤寒……初起悉系寒邪见象，待发作之后，渐次化热传里，始有热象”，而“温邪则标见于外，而热郁于内，虽外有表证，而里热先盛”。

重视六经形证。柳宝诒对温病辨证崇尚“六经”，赞许张（石顽）、蒋（问斋）之说，如言：“凡外感病，无论暴感伏气，或由外入内，则由三阳而传入三阴；或由内外达，则由三阴而外出三阳。六经各有见证，即各有界限可凭。”并结合经络循经与相关脏腑，具体归纳“六经形证”。

分辨阴阳颠逆。柳宝诒指出：“伏温由阴而出于阳，于病机为顺；若病发于阴，而即溃于阴，不达于阳，此病机为逆。”但是其在分辨阴阳顺逆时，仍立足于脏腑经络。如云：“伏温由少阴而发，外出于三阳经证，内结胃腑，则见阳明腑证，其证虽深浅不一，但由阴出阳，于病机为顺。”

权衡标本缓急。温病见症错杂，从阴从阳，转化无定，温邪行经，发无定处，大略乘经气之虚，或夹别邪而发，故“临病者，须将正气邪气，表病里病，新邪旧邪，孰本孰标，孰缓孰急，孰轻孰重，一一衡量得宜”。

4. 治法旨在透邪扶正

注重泄热逐邪。伏气温病，病初外虽微有形寒，而里热炽甚，所以柳宝诒主张，泄热以除邪是治疗总则。论伏邪初发证治，柳宝诒推崇泄热透邪的黄芩汤加豆豉玄参方，曰：“初起时，其外达之路，或出三阳，或由肺胃，尚未有定程，其邪仍在少阴界内……愚意不若用黄芩汤加豆豉玄参，为至当不易之法。”柳宝诒强调，伏气温病为寒邪久伏化热，待春夏阳气内动，由少阴而外出，虽外有表证，而里热先盛，治以清泄里热，导邪外达为主，故选用黄芩汤加豆豉玄参方。方中黄芩汤泄热、豆豉透邪、玄参养阴，将清、透、养三法熔为一炉，凡伏温初起而邪热未离少阴者均可用此方治之，充分体现了柳宝诒治疗伏气温病的学术主张。

柳宝诒还强调通过攻下以逐邪，曰：“温热病热结胃腑，得攻下而解者，十居六七。”这一方面是因为柳宝诒认为温热病多数会发展到阳明腑实证，所以使用攻下的机会甚多；另一方面是由于攻下法对于驱逐病邪具有很明显的作用，所以多需采用攻下才能奏效，提出以大黄攻下泄热。柳宝诒认为，攻下药如大黄，本非专为积滞而设，而有泄热、解毒、疏癖化痰、疏泄积气等多种作用，所以攻下的实际作用并不限于攻下肠道内积滞的燥屎。

柳宝诒指出，温病热结于胃，粪多酱色而清，热蕴日久，粪如污泥，或用清泄之剂，而致便泄稀水，坚粪不行，而成旁流者，往往有停一两日再行，有行至五六次，多者十余次者。因此，柳宝诒提出，以大黄攻下泄热，既不能拘于燥屎又不可拘于一两次便下而止，应根据病势全局，以邪热除尽为度。

强调温阳扶正。柳宝诒治疗伏气温病的另一特色是温阳扶正以鼓邪外出。强调若寒邪内蕴，伤及肾阳，无力祛邪于外，则应助阳扶正。《温热逢源》的“伏温化热郁于少阴不达于阳”论中列有出现“肾阳虚馁，则邪机冰伏，每有半化半伏、欲达不达之症”的证治阐述。柳宝诒曾赞昔日喻昌所论治此病之方，常以张仲景麻黄附子细辛汤及麻黄附子甘草汤来温阳透邪，并加入生地黄以育阴扶正。此组方意义颇为切当，但又虑及麻黄、细辛药性过于温燥峻猛，因此，提出麻黄汁制豆豉和附子汁制生地黄之法，以其治疗新感引动伏邪，肾阳虚损，邪热不得外达，病情严重者效果甚佳。

重视顾护阴液。柳宝诒提出的“当步步顾其阴液”的治疗观，承前启后，对温病学影响深远。伏寒化热，最易灼阴。冬寒一旦酝酿成温而化热，最易灼伤阴液。伏寒内郁化热即为阳邪，阳邪伤人之阴。阳盛者，阴必虚，而阴虚者，阳邪反盛。阳盛阴虚可以总括伏温内发的病机特点。故顾阴与泄热为伏气温病治疗的原则，也是柳宝诒治温病的中心思想。阴液存亡是温热病，尤其是伏气温病预后转归的关键。温热邪气亢盛劫烁津液，阴液损伤，精气耗竭，变证蜂起而出现各种危候。伏气温病本已是冬不藏精，肾阴不足，在发病之后，里热炽盛，更易灼伤阴液，而阴液一伤又会引起许多变证，出现恶候，故柳宝诒强调“治伏温病，当步步顾其阴液”。

这里特别提出的是，温病当以养阴为第一，还是当以撤热为第一？柳宝诒认为：“蒋（问斋）氏此论，以攻邪为主，盖以邪退而正自复，去邪所以救阴也。吴鞠通《温病条辨》则以养阴为主。阴气既充，则在表者，液足自能致汗，在里者，增水乃可行舟。阴旺则热自解，养阴即以泄热也。愚谓此二法，亦当随人而施。如偏于阴虚者，则养阴以泄热，吴氏之论为宜。偏于邪重者，则泄热以存阴，蒋氏之法为合。”

三、小结

自内、难及伤寒以降，历代医籍中，有关伏气温病的内容并不鲜见。柳宝诒《温热逢源》对伏温的病因病机、辨证治法论述系统全面，见解深刻精细，分析条理明晰，至此已集其大成，形成了伏气温病学说。

柳宝诒生当叶、吴温病学说盛行之世，但他根据自身临床实践与思考，别具识见，独树一帜，大倡伏气发温之说，形成温热学派中的一个重要分支，另辟新境，对于中医研究外感热病贡献不小，值得认真总结发扬。

王嘉伦　张卫

参考文献

[1] 柳宝诒 . 温热逢源 [M]. 北京：人民卫生出版社 ,1959.

[2] 陈正平 . 柳宝诒《温热逢源》伏气温病学说述要 [J]. 中国中医基础医学杂志 ,2006（10）：766-767.

[3] 陆文彬 . 柳宝诒《温热逢源》及其学术思想初探 [J]. 上海中医药杂志 , 1985（7）：38-40.

[4] 岳冬辉 , 毕岩 . 柳宝诒《温热逢源》论治伏气温病的特色 [J]. 中医杂志 , 2015,56（19）：1704-1707.

[5] 刘纳文 , 肖照岑 . 柳宝诒论治伏温特色探析 [J]. 中医杂志 ,2010,51（8）：762-763.

[6] 黄明舫 . 浅谈柳宝诒《温热逢源》的学术思想 [J]. 湖北中医杂志 , 1989（4）：26-28.

[7] 胡振义 , 熊楠华 . 试论柳宝诒学术思想及治温经验 [J]. 江西中医药 , 2004,35（10）：15-16.

时疫出良方——何廉臣与绍兴医学会同人共论湿温时疫

一、简介

何炳元（1861—1929年），字廉臣，号印岩，晚号“越中老朽”，绍兴县（今浙江绍兴）人，近代著名医学家、医学教育家、医事活动家，与裘吉生、曹炳章并称“医中三杰”。何廉臣生于医学世家，祖父何秀山为“绍派伤寒”名家。何氏幼年习儒，两次乡试不第，后专攻岐黄。何氏先从同邑名医沈兰垞、严继春、沈云臣等习医三年逾，又随名医樊开周临证三年，后游学苏州、上海等地。光绪十二年（1886年）客居苏州一年，服膺于吴门叶天士之说，故自号“印岩”。同年，师从同乡苏州名医赵晴初（1823—1895年），并结为忘年交。光绪二十九年（1903年）于上海行医，与丁福保、周雪樵、蔡小香等交游，研讨医理。

20世纪初，我国早期中医药学术团体开始出现，何廉臣积极参与了各类医界社会活动。光绪三十三年（1907年），何廉臣同周雪樵、丁福保等共同创办“中国医学会”并被推举为副会长。光绪三十四年（1908年）由沪返绍行医。同年5月，与名医裘吉生、包越湖和其他医界同仁组建绍兴医药研究社并创办近代早期中医药期刊《绍兴医药学报》并任副总主编。光绪三十五年（1909年）4月，绍兴医药研究社更名为绍兴医学会，何廉臣担任会长。民国十三年（1924年）1月又与杜同甲创办《绍兴医药月报》并担任副总编辑。

民国十三年起，何廉臣在《绍兴医药月报》上征集全国名医验案并着手编纂《全国名医验案类编》。民国十八年（1929年）2月，余云岫等提出的“废止中医案”激起全国中医药学人的强烈愤慨，何廉臣因年迈病重，由其子何幼廉随裘吉生、曹炳章北上抗议。同年秋，业界团体为中医药救亡图存的斗争取得初步胜利时，何廉臣因病辞世。

纵观何廉臣四十年的医学实践和经历，都与中医药发展、中医药教育、中医药团体、中医药期刊、中西医汇通等息息相关。可以说，何氏一生硕果累累，著作等身，先后编纂增订有《新医宗必读》四卷（1907 年）、《绍兴医学会课艺》四题（1910 年）、《重订广温热论》五卷（1911 年）、《感症宝筏》八卷（1912 年）、《湿温时疫治疗法》四章（1913 年）、《增订通俗伤寒论》十二卷（1916 年）、《全国名医验案类编》十四卷（1936 年）等。其“内斟古今，外参东西”，为近代中医药艰难曲折的发展殚精竭虑，无怪乎王恕常在《何廉臣传》中赞其“博大闳深，觉有清一代浙派诸家，皆倜乎后矣”。

二、湿温时疫与《湿温时疫治疗法》

民国元年（1912 年）春夏之交，时疫流行。时任神州医学总会绍兴分会第一任会长的胡瀛峤（1844—1931 年）赶赴杭州调查，调查五六日，走访当地数十位医家，其中王香岩认为该时疫属于“湿温疫邪伏气为病”。调查结束后胡瀛峤返回绍兴，与医学会同仁开会研究，“思所以预防而扑灭之，俾尽本会之义务”，并依照报刊记载、同仁临症观察，确认为湿温时疫，而非疠疫。民国二年（1913 年）由何廉臣、陈樾乔主笔，绍兴医学会同仁参编的《湿温时疫治疗法》由绍兴医学书报社付梓刊行。同年，由何廉臣、曹炳章发起，越中慈善家支持创办和济药局，局址设于绍兴县西桥南首，研发、改进、制备、售卖二十余种成药预防春秋常见传染病。

三、《湿温时疫治疗法》治疫特色

全书共计四章，第一章为“病名之定义”，论湿温时疫之中西医病名；第二章为“病因之原理”，论中西医之病原与传染性；第三章为“病状及疗法”，论中西医之诊断与治疗；第四章为“卫生之预防”，分“已病之卫生”与“未病之预防”论述各类预防与卫生措施。书后为选录急性、慢性时疫方一百三十五首。

全书论证系统，中西完备，切于实用，既具传统湿温疫病之特色，又有西医学之汇通，可资临床。

病因上，阐明中西医发病之缘由，明确指出病因是“发病素”的流行。中医认为该“发病素”为霉气之秽毒，病性属于湿温、湿热之气；西医认为该“发病素”为细菌或原虫，依靠不洁之水、汗粪尿、衣服器具等媒介传播。此种对于疫病传播的认识在当时是较为先进和超前的。

症状方面，论述了湿温时疫之各类兼症、化症。如湿温化痧气（急痧症、慢痧症）、湿温化霍乱（湿霍乱、热霍乱、寒霍乱、干霍乱）、湿温化疟症（湿疟、温疟、三阴疟、疟母）、湿温化泄泻（湿泻、飧泄、洞泄、热泻）、湿温化黄疸（阴黄、阳黄）、湿温化痢疾（赤痢、白痢、赤白痢、五色痢）、湿温化水痘（分黄、赤）、湿温化肿胀（阳水、阴水、气实、气虚）等，并附治法方药、随症加减。

辨证治疗方面，指出首当分急性、慢性。急性为血分温毒，伤人最速，多发自少阳胆经，首犯胃经血分，宜清解胆火之郁，救胃阴之燥，同时预防扰动肝经而动风，方用犀地桑丹汤清营透络。若动风者，急当镇风火之亢，救耗竭真阴，方用犀羚镇痉汤、资液救焚汤，甚者用紫雪丹。慢性时疫则属气分湿秽，又需分湿热之多少，兼风兼寒之不同。湿重于热者，多发自肺脾而兼风寒，治当轻开肺气，用藿朴夏苓汤和中化湿，本方为何氏业师樊开周经验方，承天士《温热论》之说，方用杜藿梗三钱、真川朴一钱、杜苍术八分、炒广皮钱半、炙甘草五分、生晒术钱半、浙茯苓三钱、猪苓钱半、建泽泻钱半、官桂防五分，共奏芳香化浊、渗湿和中之效。热重于湿者，多发阳明胃肠，表里俱热，当分解表里、清热利湿，用枳桔栀豉汤，本方为绍兴医学会各职员经验方，方用生枳壳一钱至钱半、焦山栀二钱至三钱、苏薄荷八分至一钱、苦桔梗一钱至钱半、淡豆豉二钱至三钱、青连翘二钱至三钱、青子芩一钱至钱半、生甘草四分至六分、西茵陈二钱至三钱、贯众二钱至三钱、鲜竹叶三十片。该方实为仲景栀子豉汤合刘完素桔梗汤，加茵陈、贯众二味，清解表里之热，芳化中焦之湿。此外，该书还善用重剂，扭转截断，先证而治，充分继承了吴又可逐邪贵早、直达病所的治疫思想。

在预防方面，充分介绍了个人起居卫生和预防知识。个人卫生方面，主张衣被饮食洁净、开窗户通风、房屋洒扫、垃圾及时清理、不饮宿水、食物煮熟煮透、少食生冷瓜果、不随地吐痰、汗衣及时更换、呼吸新鲜空气等。预防方面，主张焚香佩香避秽、饮枇杷叶茶清肺等。求医问药方面，主张择医宜精、任医宜专、购药宜谨、察药宜慎等。

四、小结

《湿温时疫治疗法》一书是何廉臣与绍兴医学会同仁基于实地考察研究，并汇聚众人经验与智慧而成。该书能明辨时疫之病因病机、病性传染、兼症并发、诊断治疗、内外治法、防护卫生，是近代一部体系完备、立论周详、中西汇参、特色鲜明的疫病专著，对现今的疫病理法方药研究和疫情防控具有重要启示和指导价值。

王居义

参考文献

[1] 曹洪欣 . 温病大成（第四部）[M]. 福州：福建科学技术出版社 ,2007.

[2] 汤尔群 . 中医历代名家学术研究丛书 · 何廉臣 [M]. 北京：中国中医药出版社 ,2017.

[3] 崔迪 , 张林枝 , 岳冬辉 .《湿温时疫治疗法》论疫特色及对现今疫病防治的启示 [J]. 中华中医药杂志 ,2022,37（8）：4836-4838.

[4] 沈钦荣 , 寿越敏 . 绍派医家治疗湿温时疫经验探析 [J]. 浙江中医杂志 ,2022,57（9）：670-671.

[5] 傅维康 . 何廉臣生平述略 [J]. 上海中医药杂志 ,2008（6）：69-70.

[6] 陆雪秋 . 何廉臣生平与学术思想研究 [D]. 北京：中国中医科学院 ,2008.

杨熙龄立新方论治时疫喉痧

1914至1915年冬春之际，北京麻疹、白喉、喉痧盛行，伤人甚众。其中又以喉痧居多，公私传单，多主张用养阴清肺汤，“颇多不治，死亡甚速”。京城医家杨熙龄恻然悯之，立新养阴清肺汤方和时疫喉痧三方，由瑞裕如都护印刷上万张，广为分送，按方疗治，全活甚众。

一、简介

杨熙龄（？—1919年），字铸园（一作著园），号菊如，山东乐陵人，后徙京兆大兴。杨氏行医数十年，赴诊不问贫富，用药不尚珍贵，学识、经验俱富，“医名重京国，而于制药之学，尤极力研求”。除《白喉喉痧辨正》之外，杨氏尚著有《著园医话》五卷、《著园药物学》三卷（合为《著园医药学合刊》）等。子杨叔澄（字育曾），亦精医。

1915年3月，大疫流行之际，针对社会上养阴清肺汤滥用以致贻误甚多的情况，杨熙龄命儿子杨叔澄遵照其意，上书当时主管卫生行政的警察厅，痛陈以养阴清肺汤通治白喉、喉痧之弊，指出喉痧的治疗以驱秽解毒清热为要，并建议将痧疹、白喉、猩红热等疫病之病源、症状、治法、禁忌等，编成简易说明书，发给内外城各区之医生，使“诊治有所遵循而不致误于歧路”。警察厅批复：“该医生所论传染时疫等症治法，颇有可采，应存备参考。”

1919年，京城又有时疫流行，杨熙龄所拟之喉痧三方，再次经慈善机关等刊布分送，疗效显著。

二、论治时疫喉痧

杨氏关于喉痧的认识和治疗经验，主要体现在《上警察厅禀》一文和《白喉喉痧辨正》一书中，二者均为作者多年临证心得的总结。

杨氏认为痧疹、白喉与猩红热，见症不同，受病则一，“皆系感受天地不正之气而发”，皆能传人。指出痧疹多见身热、咳嗽，神清有汗，喉不肿烂而大便溏；白喉多见头晕、身寒热，咽喉先红肿后溃烂，剧者喉烂深坑，上有白衣一层。东医所称的猩红热，西医名为红热症的疫病喉痧，在陈耕道《疫痧草》中，已被书之甚详，该病兼见痧疹、白喉症状，“有先发痧而后烂喉者，有先烂喉而后发痧者，有痧喉一齐并见者，神昏无汗，不咳嗽，痧点碎密，色艳红，永不透出皮肤之外”。

杨氏认为，郑梅涧养阴清肺汤方中，多阴柔滋腻之品，时医喜其药味平淡不热不凉，滥用之治疗时疫白喉及喉痧初起，引邪内陷，甚为不妥。时疫白喉及喉痧初起，均宜驱秽解毒，可在薄荷、淡豆豉、甘菊、连翘、生栀子仁（研）、生甘草、金银花、黄芩、大青叶、板蓝根、茵陈等药中，选用六七味或八九味治疗，“分量除薄荷不过一钱外，余各钱半至三钱”。

三、治疫良方

治疗喉痧，杨氏认为，可分三期，但“必以解毒为不二法门”，不可妄行发表，或谬与滋阴。他仿李芝岩温疫三方、倪涵初疟痢三方之例，新定时疫喉痧三方。

第一方，清宣。时疫喉痧初起，症见头晕目胀，恶寒发热，恶心呕吐，六脉躁数等，治用：薄荷五六分，桑叶一钱五分，金银花二钱，黄芩二钱，生甘草一钱，淡豆豉三钱，连翘二钱，茵陈八分，引竹叶一握干鲜均可。服一二剂，痧疹渐出，红晕愈显，可接服第二方。

第二方，清化。药选黄芩、甘菊、连翘、知母、大青叶、生栀子仁、金银花（各三四钱），生甘草、川黄连（各二钱），治喉痧痧郁不出，肌如红纸，或虽出而内毒炽盛，六脉洪大疾数等症。若有小便短赤、大便秘结等症，可酌情加木通、川军、生石膏等。此方服三五剂，内毒渐减，阴液已亏，可接服第三方。

第三方，清滋。治疫毒渐退，余热不净，阴液枯竭，症见口渴唇焦，舌如镜面，六脉细数等，药用大生地五六钱，玄参、干麦冬各四五钱（带心），金银花、连翘、知母、白薇（各三钱），生甘草二钱，梨汁半盏兑服为引。

此喉痧三方，按病者之初终，分治法之先后，秩序井然。但作者也强调，喉痧为险症，治之之法，“全在心思灵活，手段敏捷，不可拘于成见”，要博稽群书，以参其变化，如吴鞠通之《温病条辨》、吴又可之《温疫论》、陈耕道之《疫痧草》等，均为活人济世之名著。

书中还有“喉痧或问”一节，以问答的形式，阐述了治疗喉痧当分三期、西医如何防治喉痧、喉痧治疗及用药禁忌、不治之症等相关内容。

四、小结

《白喉喉痧辨正》全书仅四千余字，内容精当，简明扼要。1919 年初次刊行后，被收录于《著园医话》卷五中；1936 年又被转载于施今墨主办的《文医半月刊》“喉科专号”中，其临床参考价值，可见一斑。

吴文清

参考文献

[1] 杨熙龄 . 白喉喉痧辨正 [M]. 1919 年税务学校印刷处铅印本 .

[2] 杨熙龄 . 著园医药合刊 [M]. 太原：山西科学技术出版社 ,2016.

六中医共治疫病合撰《传染病八种证治晰疑》

1918年首次刊行的《传染病八种证治晰疑》，系曹元森、陈舒、陈世珍、杨德九、张汉卿、孔繁棣六位中医共同撰述而成。曹元森，字巽轩，江苏吴县人；陈舒，字企董，江苏吴县人；陈世珍，字伯雅，浙江绍兴人；杨德九，字浩如，江苏淮安人；张汉卿，字菊人，江苏淮安人；孔繁棣，即后来名震京师的孔伯华，原籍山东曲阜。他们虽都不是北京本地人，但均曾寓居北京，并长期从事中医临床诊疗。该书的问世，与诸位中医亲自参与一场鼠疫大流行的救治密切相关。

一、成书由来

1917年冬至1918年春，鼠疫“肇自绥区，蔓延于察边晋北，流行于直境鲁垣，势若燎原，几不可遏”，群众四散，沿途传播，传染颇广，“有司备药延医，如临大敌，交通断绝者数月”。北洋政府内务部组织防疫委员会，但会中医师专从西法，重于防而忽于治，以致“税款运费，公私两伤，卒之死人数千，借款百万”。防疫会长江朝宗，亟访于中医曹元森。曹氏指出，中医治疫经验宏富，有一病必有一治法，可与西医防疫并行，并列举原因、病状、方药等。随后，当局派遣晋绥防疫队，曹领命亲往大同，设院治疗，临行约外城官医院医官参加，院方推荐杨德九、陈舒、陈世珍三人同行，孔繁棣、张汉卿留守。据说“病者获救颇众，中西医士咸为翕服”。

疫情肃清后，参与救治的中医长曹元森，“照应升之阶以简任职存记”，杨德九、陈舒、陈世珍被授予六等嘉禾章。江朝宗“既嘉西医防术之美备，复亟称中医治理之优长”，嘱托曹元森等诸位医士，将西医所谓急性传染病八种，分证列治，“以作后学之准绳，而为防疫之纪念”。于是曹氏组织陈舒、陈世珍、杨德九、张汉卿、孔伯华等，共同编写了《传染病八种证治晰疑》十卷。

书稿成后，北洋政府两任总统徐世昌、曹锟及江朝宗等，分别作序。该书是针对1916年北洋政府内务部《传染病预防条例》中颁布的八种传染病而直接以传染病命名的第一部中医专著。

二、《传染病八种证治晰疑》主要内容

此书共十卷，每卷由不同的医家分别撰述，最后全书由曹元森定稿。卷一总论，作者为陈舒，分论病篇、论治篇、论药篇三部分。陈氏认为，被传染八种急性传染病者，“必其人先有伏病而未发，感受病者之秽气，如导火之线，一触即发耳”；此类急性流行之传染病，皆从燥化，“燥火之气，助阳烁阴，阴津易竭，竭则虽壮者亦不免于危亡”，故中医之治，用釜底抽薪之法，则火熄热退，十治七八；用药要对证，治温之药，“专以辛凉、辛寒、苦寒、甘寒、咸寒之味为主，温燥、升散、酸涩之味，皆在所禁用”。

卷二至卷九，分别论述内务部参照日欧诸国制订的八种急性传染病的证治。

卷二温疫证治，系专指鼠疫而言，为外城官医院医官杨德九、陈世珍、陈舒、张汉卿、孔繁棣诸君，结合各自学术经验，对丁福保医学丛书中所论鼠疫内容，逐条校正，并以温病所见各症，互相发明，集体讨论而成。诸医官比较推崇杨栗山所著之《寒温条辨》，认为鼠疫即温疫之一种，治法急以逐秽为第一务，“上焦如雾，清而化之，兼以逐秽；中焦如沤，凉而下之，兼以解毒；下焦如渎，决而逐之，兼以养阴。恶秽既通，乘势追拔，勿使潜滋”，按上、中、下三焦应用各药。卷末有大同治疗鼠疫验方及加减法。该卷主要内容曾以《温疫辨证治要》之名，被附刻于1918年京师警察厅印行的《重校鼠疫抉微》之后。

卷三猩红热证治，作者陈世珍，他结合自己于1914至1915年间充防疫之差时的临证经验，简单论述了猩红热的病名、治疗方药及养护等内容。

卷四伤寒证治，由杨德九撰述。他认为丁福保所译东医之伤寒传染病“所举第一周至第五周脉象证候及合病等，中风伤寒传经入脏不能辨别，实是医学

之骈拇枝指而已”，因此就其书所述之证候、脉象、合并病等加以辨注，而成该卷。

卷五斑疹证治，作者张汉卿。张氏认为斑有实斑、虚斑；疹有温疹、白疹、风疹。斑重于疹，温疹重于风疹，分别论述了各类斑疹的症状、治疗，列举了一些临床效方，如清血化瘢汤、解肌透疹汤、薏苡竹叶滑石汤、清热化风汤等。

卷六白喉证治，为曹元森撰述。曹氏推崇《白喉忌表抉微》一书，认为该书“论证明，论治备，实为治白喉之准绳”，惟其过分强调养阴清肺及部分用药等，亦未免有小疵之处。遂将该书中论证、论治原文，略加删订，而成此卷。

卷七天然痘证治，由陈世珍撰述。他认为庄在田先生所论不偏不倚，可称完善。遂谨择其要，分发热、形色、起胀、养浆、痘毒、收结六小节，论述痘症。还介绍了一些治疗痘症的方剂，如补中益气汤、荆防地黄汤、大温中饮等。

卷八霍乱证治，为陈舒所述。他认为“王潜斋《霍乱论》一书，祖述《素》《灵》，辨别寒热，极尽治霍乱之妙”。然陈氏没有意识到，其所述霍乱之古今名实，颇有混淆。

卷九赤痢证治，由孔伯华撰述。论述痢证之寒、热、虚、实、噤口、奇恒、休息，一病一法，对证下药，分别论治。

卷十温疫应用药目注释，由曹元森纂定。他认为“治温疫之方药，大抵皆用辛凉、甘寒、苦寒、咸寒之类，既无多方，用药自必不多”，罗列了四十五种治温病的常用药，并简要介绍其性味主治。

《传染病八种证治晰疑》是曹元森等医家积极投身疫病防治的经验总结。从古至今，中医一直都有参加防疫抗病的优良传统，为疫病救治的主力，也由此可见一斑。书中对传染病的病因、病源及治疗等，均有一些很有价值的见地，对我们今天防控烈性传染病，当仍有一定参考价值。该书现存两种版本，一为1918年北京铅印本，二为1932年北京曹岳峻铅印本。

吴文清

沪上名医马小琴与1918年大流感

1918年肆虐全球的大流感，在我国的很多地方，如上海及江浙地区，也曾广泛流行过。当时的中国社会，传统的中医中药仍发挥着主要作用，很多中医参与了流感患者的救治，民国时期在沪行医的马小琴，即为其中之一。

一、简介

马小琴，原名道善，字绛彰，浙江绍兴人，生于1879年，约于1941年去世。其父马庆祺（字松琴）、兄马进善（字叔循），均为当地名医。

马小琴幼年随父侍诊，诵读医书，深得父传之秘。且邃于国学，弱冠蜚声儒林。时学校初兴，服务于教育界，主师范中学讲席。民国初，至上海，曾任浙江旅沪公学主任、校长。“珂里之人，咸知君禀家学，有病辄往就诊，多奇效”，由是名播遐迩，声誉日隆。1915年，辞校务，设砚应诊，“沪人士多信仰之”，求诊者众。1918年6月，沪上流感流行，马小琴五日内诊治七百余人，其通用方被多家报纸刊载（详见后述）。

先生行医近三十年，一直胸怀慈善。1921年7月，因天时不正，芝罘路升顺里久记剧社创设暑期送诊给药处，他与西医杨踵甫、吕守白一起，“每晨九时至十一时，下午二时至四时”，在该社社所内送诊施药，“除时疫外，其余各种疾病，亦可医治”，周末停诊，急症例外，远近得以起死回生者，有数百之多。1922、1923年暑期亦然，“往来跋踄，不辞劳瘁”，贫穷蒙惠不少。1929年7月盛夏，为减少贫病民众疾苦，马小琴联合朱惜民、傅道南、马琴荪三君，合组暑期施诊处于北山西路河南里口（杨家坟山附近），分班全日施诊，不收诊金。

1931年，参与上海筹募各省水灾急振会捐款。1939年，马小琴于七十高龄之际，仍为“八一三”战事发生后遭疏散的京沪杭甬两路员工义务诊治疾病，诚为医界之善士。

著述方面，先生曾收集整理其与家兄叔循手录之父亲医案残卷，1923年付梓成书，是为马庆祺遗著《医学锦囊》。书分四卷，涉及内外耳鼻喉妇产科等七十余种疾病的治验、方案及附录诸方，简明切当。其中杂录有治白喉诸方、戊午阖家喉疫史、家庭备急验方等内容，均为马小琴辑述。1931年，先生所著《医药顾问》问世。该书系其“应诊之余，纂辑昔贤方案”，删繁摘要，类别证候，条分治法而成，“内外科、妇儿科、喉科、痧疫科及一切疑难杂症，应有尽有”。全书十九卷，内容浅显易懂，方药稳妥，切合实用。书成后多次再版，至1935年第四版时，“前后共销十万余部，依照书中治法而得实效者，不计其数”，被誉为“民众医书中之第一善本”。据记载，该书现存有1931、1932、1934、1935、1939、1940、1949年上海大众书局铅印本。2005年，又以《实用医药顾问》为名，被中国中医药出版社出版。

二、参与1918年大流感救治，公布通用药方

1918年大流感的第一波疫情，在我国主要于5月至6月间发生在京津沪及江浙、河北、河南、香港、东北等地。仅上海一埠，患者十居五六，症状类似，“初起先觉头晕昏痛，肢节酸麻，剧者呕吐，有热”。因染患者众，甚至发生电车公司司机相继患病由卖票人代驾而引发的电车相撞事故，可见流感疫情之影响。

马小琴当时行医上海，五日内诊治七百余人，病皆相类，他认为这次“新流行之症”，系“阴湿之气壅遏卫阳所致，继从热化，再则传肺”，市医习用牛蒡、香豉治之，出现败症者较多。为公便起见，先生将自己的四个通用药方，公布在《民国日报》《时事新报》《时报》等报纸上。

第一方，适用于病初起，“头晕晕然，四肢寒冷，疲懈，嗜卧不寐”者：“姜竹茹三钱，藿香钱半，霜桑叶钱半，茯苓皮三钱，焦山栀二钱，薄荷叶钱半，白蔻仁末六分，蝉蜕衣钱半，荆芥穗一钱，生甘草六分。”

第二方，症从热化，出现“肤热，头疼，泛泛欲呕，夜寐不宁，四肢痠疲”者，可用：“连翘壳三钱，藿香二钱，丹皮二钱，蝉蜕衣二钱，霜桑叶钱半，荆芥穗钱半，薄荷叶钱半，焦山栀三钱，焦枳壳钱半，炒扁豆衣二钱。”

第三方，邪热传肺，出现“肤热，头痛似退，咳嗽，厚痰，甚至咯血，鼻衄”者，可用：“去心鲜白茅根四钱，苦光杏三钱，连翘壳二钱，白前钱半，丹皮二钱，包鲜枇杷叶三钱，安南子钱半，净银花二钱，原麦冬二钱，黑栀仁三钱。”

第四方，以上诸症悉退，惟“疲软无力，胃不思纳，头岑岑然，不寐，微咳”者，可用：“炒扁豆衣三钱，焦栀仁二钱，去木茯神三钱，苦光杏三钱，新会皮一钱，炒干荷蒂三个，焦枳实钱半，滁甘菊钱半，清炙甘草六分，焦谷芽二钱。”

以上方药，俱宜轻煎，“约水两碗半，煎取两八分碗，分两次服。服后卧片时”，效果好。

1918 年 10 月至 11 月，第二波大流感来袭，疫势凶猛，蔓延广，染病及死亡者众多。与上海毗邻的宁、绍地区，疫情尤为严重。受济生会之托，马小琴汇集“宁绍友人报告之书牍暨各报所载”，详研疫情，并结合其在沪手治经验，悉心考核，立六方，公布在绍兴的《越铎日报》上。

第一方，针对病初起时的轻症患者，出现“头痛，洒淅畏寒，旋即化热，泛泛欲呕，遍身骨节疼痛，胸腹烦懑不舒，夜寐多梦，手足辗转无安置处”等症状，马医生认为，此乃“新寒骤束，燥气内郁所致”，宜用：“连翘三钱，生打广郁金三钱，滁甘菊钱半，焦枳壳钱半，杜藿香梗三钱，霜桑叶钱半，淡竹茹三钱，叶钱半，焦山栀一钱，露半夏二钱，薄橘红八分（或酌加润药）。”

第二方，针对发病二三日后，邪热已盛，出现“肤热，头疼，咳嗽，喉际微痛，鼻衄，甚则咯血，口干，舌灰厚。大解结，小便赤”者，宜用：“连翘三钱，鲜沙参三钱，去心鲜白茅根一两，丹皮二钱，净银花三钱，鲜金钗石斛三钱，漂淡陈海蜇五钱，黑栀仁二钱，鲜苇茎一两，鲜淡竹茹二钱，叶钱半。”

第三方，出现“身热，头痛，舌白，红刺，腹阵痛，红白痢，旦夕数十行，肛门坠痛”，邪热直逼阳明者，宜用：“包煎枳实导滞丸五钱，广木香七分，川厚朴七分，焦麦芽三钱，广藿香梗三钱，小川连三分，炙鸡金二钱，广陈皮一钱，海南子钱半，焦六曲钱半，玄胡索三钱。”

第四方，若出现“初起头痛，胸闷，后热，旋即手足抽搐，上不能吐，下不能泻，喊声咿哑，神智均失”者，系“骤中寒邪，阴阳暴隔，霍乱转筋也”。宜先用熟水半杯，入盐一匙，化开后，和半杯井水或开水，温服，即松；继用广藿香梗、杜藿香梗、宣木瓜、川朴，浓煎，待微温饮下，抽搐即停，再进以下方：“连翘三钱，广藿香梗三钱，川厚朴五分，淡竹茹三钱，焦枳壳钱半，宣木瓜钱半，焦山栀钱半，广陈皮一钱，露半夏二钱，白方通八分。”

第五方，“头痛身热，骤然腹痛”者，可急用之，免致抽搐：“连翘三钱，生打广郁金三钱，川厚朴七分，焦山栀二钱，广藿香梗三钱，宣木瓜钱半，广陈皮一钱，白通草八分。”

第六方，为预防方。无病之家，可用臭药水遍洒住房，穷乡僻壤或无力购买者，宜用“杉木屑、蓬艾、路路通、苍术、白芷”焚火常熏；并用“银花三钱、连翘三钱（后入），滁甘菊一钱，生甘草五分”煎水，频频饮之，可以预防疫病。

面对一种较新的疫病，在病原尚不明确的状况下，中医药人可以运用中医原创思维理论，根据疫病症状等，辨证施治，能够较为从容地应对。沪上名医马小琴论治1918年大流感的抗疫实践，即为其中典型代表，值得今人关注。

吴文清

参考文献

[1] 马庆祺 . 医学锦囊 [M]. 上海：新华书局 ,1929.

[2] 马小琴 . 人人必备医药顾问 [M]. 上海：大众书局 ,1931.

[3] 久记社开始送诊施药 [N]. 申报 ,1921-07-10（15）.

[4] 四名医联合施诊 [N]. 申报 ,1929-07-16（28）.

[5] 薛清录 . 中国中医古籍总目 [M]. 上海：上海辞书出版社 ,2007.

[6] 马小琴 . 实用医药顾问 [M]. 李炳茂 , 蔡永梅 , 编 . 北京：中国中医药出版社 , 2005.

[7] 上海筹募各省水灾急振会启 [N]. 申报 ,1931-11-11（2）.

张锡纯中西汇通论治霍乱、猩红热

张锡纯（1860—1933年），近代名医，中西汇通学派重要代表人物之一，在临床医学上有很深的造诣，曾被誉为“医界群推第一人”。其著作《医学衷中参西录》，被誉为“第一可法之书”。他立足中医，结合部分西说，论治霍乱、猩红热等疫病，疗效显著。

一、简介

张锡纯，字寿甫。河北盐山人，祖籍山东诸城，出身书香世家。其先祖张友三提出家训，谓后世子孙，读书之外，可以学医。父张彤元，喜诗好画，著有《莲香斋诗稿》，亦通医。张锡纯秉承家训，在广泛涉猎经史子集的同时，亦随父习医，二十岁起，悬壶乡里。1885年，他治愈令邑中名医高鲁轩、毛仙阁束手的危重病证，颇受二人称道，自此应诊几无虚日。科举落第，加之当时已开始接触西医及理化、数学、机械等多种西学，受时代思潮的影响，张氏萌发了衷中参西的思想，遂决心弃儒从医。他广求医书，自农轩以至清代诸家，共搜百余种。深感自晋、唐迄今，诸家著述皆斤斤以傅旧为务，决意创新，以弘扬中医学。

1909年，张锡纯写成《医学衷中参西录》处方学部分，被广泛传抄。1912年，他应德州驻军统领之邀，任军医正之职，随军辗转武汉、大名、德州等地。1918年，应奉天军政两界之请，在沈阳创办立达医院。当年，在沈阳天地新学社同人资助下，《医学衷中参西录》初期刊行于世。1919年，在初期版基础上，新增三万余言，出版二期。1920年秋，又在二期版基础上，新增三万余言，成三期版，现行《医学衷中参西录》前八卷，即处方学部分，基本完成。1924年，出版第四期，即药物讲义。1928年，出版第五期，即医论讲义。1929年，出版第六期，即医案讲义，并于同年对前三期进行修订，出版前三期合编。1931年，对第四期进行增广后再版。1932年，增广再版第五期。1933年春，为培养高水平的中西医汇通人才，张氏不顾高龄，创办四年制中医函授学院，自编《伤寒讲义》，兼及教务，惜因劳瘁过度，至秋天一病不起，于9月27日逝世。第七期，即《伤寒讲义》于1934年由其长子等人汇订参校出版。至此，《医学衷中参西录》中，医方、药物、医论、医案等内容已经俱备。该书为作者临证实录，治研相长、论案相证，在理法方药方面多有发明创造，理论研究及临床价值俱有，故自问世后的近百年来，多次刊印，风靡海内外，收获很多赞誉。

二、中西汇通论治霍乱、猩红热

张锡纯治学严谨，熟知药性，重视实践，融会新知，衷中参西，在内外妇儿诸科，均有建树。在外感热病诊治方面，他融合伤寒与温病学说，颇多发明创新，书中涉及鼠疫、霍乱、猩红热、白喉、痢疾等许多疫病救治内容，疗效显著，试以霍乱和猩红热二病举例证之。

1. 结合中西学理，创治霍乱三方

张锡纯认为霍乱为最险要紧急之证，虽有阴阳寒热之分，但据其五十年治疗经验得知，“此证属阳，而宜治以凉药者十居其八；此证属阴，而宜治以热药者十居其一；此证属半阴半阳，当凉热之药并用，以调剂其阴阳者，又十居其一”。治疗时，应分清阴阳。他结合中西学理创制急救回生丹、卫生防疫宝丹、急救回阳汤三首名方，救人无数。

急救回生丹系1919年张氏在奉天立达医院所拟，当时霍乱盛行，用之甚效。方用“顶好朱砂一钱半，粉甘草细末一钱，冰片三分，薄荷冰二分”共研细末而成，可分三次服，“多半点钟服一次，开水送下，温覆得汗即愈。若初服即得汗者，后二次可徐徐服之。吐剧者，宜于甫吐后服之”。

关于该方方义，张氏解释说，“霍乱之证，西人所谓虎列拉也……治此症

者，当以解毒之药为主，以助心活血之药为佐，以调阴阳奠中土之药为使”。因其曾见医生单用朱砂治愈霍乱重症，后在临床上屡用屡效，故立朱砂为治霍乱之要药。他认为朱砂“能解心中窜入之毒，且又重坠，善止呕吐，俾服药后不致吐出”；冰片，“宜用樟脑炼成者，因樟脑之性，原善振兴心脏，通活周身血脉，尤善消除毒菌。特其味稍劣，炼之为冰片，味较清馥，且经炼，而其力又易上升至脑，以清脑中之毒也”；薄荷冰，西药房称薄荷脑，“善解虎列拉之毒……且其味辛烈香窜，无窍不通，无微不至，周身之毒皆能扫除”等。

卫生防疫宝丹系急救回生丹方中加入辛香温通之细辛、白芷而成，“俾其药性凉热适均”。张氏认为这两首方剂“皆能除毒菌、助心脏，使心脏不至受毒麻痹，病自无危险也”。

急救回阳汤由潞党参、生山药、生杭芍、山萸肉、炙甘草、赭石、朱砂等组成，用于剧烈吐泻后，阴阳并补。

张氏指出，三首方剂的适应证有别：“急救回生丹宜于霍乱之偏热者；卫生防疫宝丹，宜于霍乱之偏凉者；急救回阳汤以救霍乱之将脱者。”

霍乱三方均为张锡纯从实践中得来，被用治霍乱，取得较好效果。直隶故城县知事袁霖普用急救回生丹在当地施药两百多剂，“皆随手辄效”，遂将该方印刷数百张，在直隶百余县及山东数十县推广；还广为传布卫生防疫宝丹方，用之配药，救活上千患者。奉天抚顺一煤矿经理也在信函中夸赞卫生防疫宝丹治霍乱疗效好。

药物之外，张锡纯还在书中介绍了针灸外治霍乱的方法，“以辅药饵所不逮”。他认为应针之处，大致可选择十宣、中脘、尺泽、足三里、阴陵、承山、太溪、太冲、公孙等穴。并特别指出，督脉部分有素髎穴，“刺同身寸之三分出血，最为治霍乱之要着，凡吐泻交作，心中撩乱者，刺之皆效”。张氏认为此穴通督脉，“而鼻通任脉，刺此一处，则督、任二脉，可互相贯通，而周身之血脉，亦因之可贯通矣”。

此外，他还指出，霍乱病剧之时，周身冰冷，可采用刮痧法疗之。“用细口茶碗，将碗边一处少涂香油，两手执定其无油之处”，先刮患者贴脊两旁，“脊椎上亦可轻刮，以刮处尽红为度”“次刮其胸与胁，次刮其四肢曲处（尺泽、委中）及腿内外脐，至头额项肩，亦可用钱刮之”。与此同时，可兼采放痧之法：

“将四肢回血管之血，用手赶至腿臂曲处，用带上下扎紧，于尺泽、委中两旁回血管，用扁针刺出其血。”可以助患者血脉流通，“且又放出炭气，俾霍乱之毒菌，从此轻减也”。

2. 清热透疹论治猩红热

猩红热本为西医病名，一般认为，是丁福保在1909年翻译日本医书时，将烂喉痧翻译为“猩红热”。张锡纯认为近世医书中所称之烂喉痧即痧疹而兼温病，“诚西人所谓猩红热也”，多系“有传染之毒菌”所致。

关于猩红热的治疗，张氏认为：初起疹犹未出、内热已盛时，可将托表之药如薄荷、连翘、蝉蜕等，与玄参、沙参、天花粉诸清里之药并用；痧疹皆透发于外，炽盛之火邪深入阳明之腑时，“《伤寒论》白虎汤原为千古不祧之良方”，因其兼有疹毒，也可于方中加入连翘、羚羊角适量，并用“鲜茅根或鲜芦根煮汤，以之代水煎药”。张氏善用石膏，比较推崇白虎汤一方，他认为：“猩红热本非危险之证，而所以多危险者，以其证现白虎汤证时，医者不敢放胆用白虎汤治之也。”他还用《伤寒论》中麻杏石甘汤方治疗猩红热，但强调重用石膏，“麻杏石甘汤中石膏之分量原为麻黄之二倍。若借用其方则石膏之分量当十倍于麻黄（石膏一两麻黄一钱）；其热甚者，石膏之分量又当二十倍于麻黄（石膏二两麻黄一钱），然后用之无弊”。

此外，张氏将鲜芦根、石膏与西药阿斯匹林合用，名甘露消毒饮，治疗猩红热。在天津瘟疹流行时，“治以此方，皆随手奏效”。

作为一代名医，张锡纯毕生以弘扬中医学为已任，衷中参西，理论与实践相结合，辨证论治多种疫病，疗效卓著，其宝贵的临床经验等，至今仍具重要价值。

吴文清

参考文献

[1] 张锡纯 . 医学衷中参西录 [M]. 石家庄：河北科学技术出版社 ,1994.

[2] 余永燕 . 烂喉痧（猩红热）病史考略 [J]. 中华医史杂志 ,1998,28（3）：158.

丁甘仁论治时疫喉痧

近代著名中医临床家丁甘仁，于内、外、妇、儿、咽喉等科，学验俱富，尤精于喉痧症治。1896年，沪上流行烂喉痧，贫苦穷人罹患尤多，丁氏治之多效，医道大行。1902年春，喉疫盛行，时医狃于白喉忌表之说，一味滋降寒凉，死者无数，而不知喉痧由于风火之郁于肺胃，痰热之积于阳明，治宜辛凉疏解透毒化痰。先生亟为校正，一面用方药以活人，一面厘定专书，训后学以正谬，辑著《喉痧症治概要》，该书为其平生论治时疫喉痧的经验汇集。

一、简介

丁甘仁（1866—1926年），名泽周。江苏武进人。初拜圩塘马仲清为师，又从业于名医马培之，兼收并蓄马培之内科、外科（包括喉科）之长。同时常与其族伯丁松溪（为费伯雄门人）切磋医学。学成之后，先行医于无锡、苏州，后经巢崇山推荐，至上海仁济善堂施诊。1917年，联合同道夏应堂、谢观诸集资创办上海中医专门学校，尔后在沪南、沪北开办两所广益中医院，开展医疗及临床教学工作。常与汪莲石、余听鸿、唐容川、张聿青诸同道交往，博采众长。丁氏兼通内、外、喉科。对外感热病，宗《伤寒论》而不拘泥于伤寒方，宗温病学说而不拘于四时温病。其治法融汇伤寒、温病学说之长，用药轻灵，以轻去实。对疑难杂病的治疗，能汇集群言，灵活掌握和运用。对外科诊治，重视整体联系，在处方用药上往往内外合参、表里并重，善于运用和胃健脾之剂、益气托毒之法，以扶正祛邪而收效。著作除《喉痧症治概要》之外，还有《孟河丁甘仁医案》《孟河丁氏秘方录》等。次子仲英、长孙济万等继其业，世有“丁派”之称，在江南医界颇有影响，门人甚多，其中秦伯未、程门雪、黄文东等，均为名医。

二、《喉痧症治概要》的主要内容与特点

该书刊行于1927年，共分时疫烂喉痧麻正痧风痧红痧白喉总论、时疫喉痧门方、吹药、痧毒敷药、验案、录慈溪邵琴夫先生喉痧有烂喉白喉之异论、录元和金保三先生《烂喉痹痧辑要》说等七部分。

总论重点阐述时疫喉痧的病因、病机、诊断、治则、用法、预后及与白喉和正痧、风痧、红痧等其他痧症的鉴别。书中开宗明义，首先揭示了时疫喉痧的特点及其严重危害："凡痧麻种类甚多，有正痧，有风痧、红痧，惟时疫喉痧为最重，传染迅速，沿门阖境，竟有朝发而夕毙，夕发而朝亡者。"指出喉痧发病，系由疫疠之邪"从口鼻入于肺胃，咽喉为肺胃之门户，暴寒束于外，疫毒郁于内，蒸腾肺胃两经，厥少之火乘势上亢"而成。辨证须分初、中、末三层，在气在营，或气分多，或营分多。治疗上，"先用汗法，次用清法，或用下法"。指出"痧慎于始"，宜早为发散，不可早进寒凉，与白喉忌表不同，治疗此症"当表则表之，当清则清之，或用釜底抽薪法，亦急下存阴之意"。

书中具体介绍了时疫喉痧用药次第：初见寒热，烦躁，呕恶，咽喉肿痛腐烂，舌苔或白如积粉，或薄腻而黄，脉或浮数，或郁数，甚则脉沉似伏等症时，为邪郁于气分，治宜速当表散，轻则荆防败毒、清咽利膈汤去硝黄，重则麻杏石甘汤。出现壮热口渴烦躁，咽喉肿痛腐烂，舌边尖红绛，中有黄苔，丹痧密布，甚则神昏谵语等症时，疫邪已化火，渐由气入营，治当生津清营解毒，佐使疏透，轻则用黑膏汤、鲜石斛、豆豉之类，重则犀豉汤、犀角地黄汤等。待舌色光红或焦燥，痧子布齐，气分之邪已透，当用大剂清营凉解，不可再行表散。特别强调，喉症治疗，用药贵乎迅速，万不可误时失机，对不治、难治的危险症候也有描述，如"脉伏者不治；泄泻不止者不治；会厌腐去，声哑气急者不治；始终无汗者难治"等。

方药部分，介绍了内服方八首，均为丁氏自订：解肌透痧汤、加减麻杏石甘汤、加减升麻葛根汤、加减黑膏汤、凉营清气汤、加减滋阴清肺汤、败毒汤、加减竹叶石膏汤；吹药方四首：玉钥匙、金不换、加味珠黄散、锡类散；外贴药方

有贴喉异功散一首；痧毒敷药方三首：三黄二香散、冲和膏、紫金锭。所选方药，俱从临证得来，颇有效验。

验案部分，作者自称“行道数十年，诊治烂喉痧麻之症，不下万余人”，此处仅选录十一则有代表性的时疫喉痧病案，“汗、清、下三法，皆在其中”，可谓辨证准确，施治得宜。

书中还辑录了几位医家论治烂喉痧的内容。有邵琴夫先生“喉痧有烂喉、白喉之异论”，丁氏认为，该论指出“喉痧应表，有汗则生；白喉忌表，误表则危”，确切病情，颇为精当，可为后学之津梁。所录金保三《烂喉痹痧辑要》，又名《喉痧辑要》，系金保三根据顾玉峰《丹痧阐解》增删而成，成书于1867年，有多种版本存世。金书包括叶天士先生烂喉痧医案、论症六则、论症续要六则、要方备查四节，扼要论述了时疫喉痧诊治与护理的要点。丁氏认为金书于治喉痧，经验宏富，如指出“痧子为本，咽喉咳嗽等形为末”，主张当此之时，需进表散开达之剂，寒凉清腻等药一味不可兼杂，使痧从汗透，若有一毫胸臆未清，便是痧症未透，不可早进寒凉遏伏，以致不治等。

总之，丁甘仁精于喉科，学术精湛，在继承前人经验的基础上，根据临诊所得，细别痧喉种类，依照卫气营血的辨证纲领，制定了初、中、末三期分施表、清、下诸法等治则治法，自订方药辨治时疫喉痧，为后人提供了中医药治疗急性热病的宝贵经验。《喉痧症治概要》一书，至今仍具有重要的学术价值。

吴文清

严苍山论治疫痉疗效好

疫痉，指感受疠邪，以头痛，重者头痛如劈，恶寒、发热、无汗，手足发冷麻木，项强硬，不能俯仰转动，背部反张，弯如弓形，两手屈而不伸，面红，目赤，瞳神放大，牙关紧，旋即神昏不省人事，苔薄白或厚腻，脉紧弦细为常见症状的传染病。该病属中医“痉病”范畴，相当于西医的流行性脑脊髓膜炎。在古代甚至是民国以前，很少有此病流行的记录。1918 年后，疫痉多次流行于江浙一带，当时的许多中医纷纷对这一新型疫病进行研究，其中成就突出者，当属海上名医严苍山。

一、简介

严云（1898—1968 年），字苍山，浙江宁海人。近代著名中医学家、医学教育家。其祖父为乡里文人名士，父亲严志韶为当地名医。严苍山初随父学医，为求深造，1924 年就读于上海中医专门学校，与程门雪、黄文东为同窗挚友，师承名医丁甘仁先生，深得其传。1926 年毕业后任上海四明医院（今曙光医院前身）中医师。1927 年和秦伯未、章次公、许半龙、王一仁等在贝勒路（今黄陂南路）创办上海中国医学院，投身于中医教育事业。1930 年，以“节省病家经济，维护公众健康”为宗旨，在上海法租界蒲柏路 420 号（今太仓路）寓所设家庭医药顾问社，“入社者达数千户，一岁中，经治就愈者，达数万人”。新中国成立后，严苍山曾任济南路地段医院医师、上海市中医文献馆馆员、上海市卫生工作者协会执行委员、上海市中医学会常务委员兼秘书长、上海市第五届政协委员等职。“文革”中受迫害，于 1968 年去世，终年七十岁。1978 年被平反，恢复名誉。著有《疫痉家庭自疗集》《汤头歌诀正续集》等。

二、注重临床实践，著书总结经验

1928 年冬至 1929 年春，疫痉在上海流行，势若燎原，“全市沿门阖户，罹此致命者，不可胜数。甚且朝发夕死，或致灭门”。至 4 月、5 月、6 月，天气渐热，病渐灭。据当时在四明医院行医的严苍山统计，自正月起至 5 月止，患此病到该院疗治者，约有二千人。并按此比例推算，上海一百余所大小医院，患者人数则很可能达到二十余万，“其死者以十分之一计算，则有二万余人”。这些数目还仅是就医院而论，“其未至医院，罹疫灭亡者，尚不知凡几”。可见此次疫病流行之猖獗。1930 年春，此病又在上海流行。

严苍山目睹惨劫，日夜忧思，与秦伯未及神州医药总会的一些医家讨论后认为，该疫病症状与中医古籍中的痉病相似，但又具有强烈的传染性，因此将其定名为疫痉，并以“治疫治痉之法，合而疗之”，以祛寒、解疫、透热、养血之品为主体，随症加减，据称疗效卓著，名声大振。当时“凡患脑膜炎者，竞送四明医院，沪埠一隅，奉为脑膜炎之唯一救星”。之后，先生有感于中医尚无治疫痉之专书，遂总结在四明医院诊治二千余疫痉患者的经验，于 1932 年撰成《疫痉家庭自疗集》一书。书中理法方药俱备，颇有新意。王一亭、经亨颐分别为该书封面题字，谢利恒、秦伯未、许半龙、蒋文芳等众医家均为该书作序。由于当时民众对脑膜炎之名，几乎妇孺皆知，很多社会人士，误认为该病为西医所擅长，而“中医无为焉”。为通俗起见，该书扉页又书“脑膜炎家庭自疗集”。杨宗凯在序言中说：“吾知此书一出，中医界对脑膜炎证，得有定名，不使彼西医之名称独步。”

三、辨证论治，创新方剂疗效好

通过大量的临床观察和实践，严苍山认为，“时令失常，戾气洊臻”为酿疫之外因；而“人身阳气，至春发泄于外，肌表渐松，血虚阳旺之人，感之寒束于表，热郁于里，筋脉血虚则干燥，得寒则挛急”，则为疫痉发生之源。因此他治疗疫痉，多以祛寒、解疫、透热、养血之品为主体，随症加减。提出疫痉初起，应“辛以散其表寒，苦以清其内热，养血以柔息其肝。表寒重者，偏重辛散；内热重者，偏重清凉”的治疗原则，并指出白芍一味药具有养血功能，可始终应用之。严氏论治疫痉的经验，主要表现在：

1. 把握主证，辨证论治

严苍山首先将疫痉偏寒者所出现的“头痛甚，卒口噤，项背强，或如弓反张，两腿屈而不伸，形寒发热，无汗，脉细紧弦或沉紧”一组症状，作为时疫痉病之提纲，紧紧把握疫痉常见证，将其分为疫痉偏寒、疫痉内热重、疫痉神昏、疫痉独头痛、疫痉善后等五种情况进行治疗。

对于疫痉偏寒者，基本根据张仲景的葛根汤进行加减论治。若“疫痉初起，苔白如敷粉，乍寒乍热者”，选用达原饮方进行加减；疫痉二三日之后，服葛根汤不效，出现“脉迟细，舌苔白，手足冷”等症时，用当归四逆汤。

疫痉内热重者，若出现“头痛甚，项背强，形寒壮热，大便数日未通，腹胀拒按，苔黄腻，脉弦数”等表里俱实症状，可用防风通圣散；疫痉症象俱备，壮热口干，目红心烦者，用新定葛根栀豉汤；疫痉数日后出现壮热便秘者，可用表里双解之法，选调胃承气汤加葛根、黄芩治疗；疫痉服药后“汗濈濈然不解，痉急头痛如故，壮热口干者”，可用葛根白虎汤加芍药花粉治之。

疫痉神昏者，可根据神昏轻重来选方用药。神识似明似昧者，用葛根栀豉汤加川连治疗；若疫痉初起，先呼头痛如劈，旋昏仆不省人事，手厥冷，足蜷曲，项强背反张，脉弦细，或沉细数者，可用严氏新定羚羊舒痉汤加减治疗；壮热神昏，起卧不安，舌焦糙无津者，用新定犀羚解毒汤加减治疗。

疫痉独头痛是以头痛重为主要症状的疫痉，严氏采用新定菊花达巅饮、新定羚羊熄风汤、加减龙胆泻肝汤等进行治疗。

至于疫痉的善后，严氏多从补阴血方面入手，拟定了和荣苏脾汤、加味建中汤、加味炙甘草汤、养血泻肝汤、乙癸十味饮等方剂进行施治。

2. 方便患者，发明疫痉万灵散

上述各种带“新定”字样的方剂，均为严苍山在治疗疫痉时所创。除此之外，上海疫痉流行期间，严苍山为便利病家，还发明一疫痉万灵散方，配制后赠患者服，效果良好。

该方组成为“粉葛根二两，荆芥穗二两，淡豆豉三两，薄荷一两，清甘草八钱，酒白芍三两，甘菊花二两，香白芷六钱，酒黄芩二两”，将上药共同杵碎为散，分十六服，每服约一两左右，用布包好，放瓶子中贮藏，以免泄气。

为较好地体现中医辨证论治的原则，严苍山还随散剂附了关于药引及随症加药的说明。譬如，在煎每包药散时，要加入葱白三寸同煎作药引，“再另备玉枢丹八分化服，孕妇忌用”。然后，根据每位患者的不同情况分别加入相应的药物，如：“表寒重者，加桂枝八分；表寒重屡发不汗者，加桂枝、麻黄各八分；内热盛者，加生石膏五钱，生山栀二钱，均先煎；口渴者，加肥知母三钱，天花粉三钱；头痛极，内热神昏者，加广郁金钱半，羚羊角尖四分，磨汁冲；有痰声者，加鲜竹茹二钱；大便数日不通者，加酒制川军三钱，玄明粉钱半分冲；小便短赤者，加潼木通八分，苔白滑腻，口不渴者，加石菖蒲八分。”

该散剂的服法，每次用一包，随症加药后，“放冷水二碗，煎成一碗，盖紧勿泄气，乘热服，被覆取微汗，不汗者，再如法煎服一包，又不汗者，以三服为度。”

可见，严苍山论治疫痉，“俱本经验所得，以理论为依归，列方由浅入深，随机应变”，在治疗疫痉所用的二十二首方剂中，属于严氏新定的方剂就有十首之多，这些新方均根据疫痉病情变化订制，体现了他在务实中创新的学术态度以及取得的成就。发明疫痉万灵散方赠患者服的行为，又显示出一代苍生大医的悲悯情怀。

对于疫痉的预防，严苍山主张中、西法并用，强调在顾护人体正气的基础上，药饵预防与隔离、消毒等相结合，预防效果好。

总之，一代海上名医严苍山，注重临床实践，在当时西医学势力日渐强大的背景下，为防治疫痉做出了重要贡献，在一定程度上纠正了社会民众对于中医的某些误解。《疫痉家庭自疗集》是第一部以“疫痉”命名的疫病学专著，内容丰富，论述精当，遣方用药颇多创新，集中体现了严仓山在疫痉防治方面的学术成就，对今天的中医临床仍有许多参考价值。

吴文清

参考文献

[1] 严世芸 . 海上名医严苍山 [J]. 中医文献杂志 ,2004（4）：38.

[2] 严苍山 . 疫痉家庭自疗集 [M]. 铅印本 . 上海：家庭医学顾问社 ,1932.

[3] 中医药学名词审定委员会 . 中医内科妇科儿科名词 [M]. 北京：科学出版社 , 2011.

李健颐创新方改良剂型治疗鼠疫

1840年至1949年的百余年间，鼠疫在我国频频为祸。近代中医在与鼠疫作斗争的过程中，取得了一定成绩。福建名老中医李健颐防治鼠疫，成就突出。

一、简介

李健颐（1893—1967年），字孝仁，号梦仙，原籍福建晋江池店乡。早年跟随父亲学医，攻读医书，孜孜不倦。其父李绍明“医理精明，治病多奇效”，于清朝末年携家眷至福建平潭县城。当时邻村有人感染瘟疫，诸医束手，李父依据《鼠疫汇编》等书，将之诊断为鼠疫，投解毒活血汤，立起沉疴，被人称为“卢扁后身”。在其父传授下，李健颐悉心研究诊治鼠疫方法。

1918年，李健颐开始在平潭县城“广德春”药店行医。1921年，平潭县鼠疫流行，他积极救治患者。1929年，李健颐在平潭县城成立“平潭医学会”，并担任理事长职务。1932年，福清县俞慎初创办“现代医药学社”，李健颐受聘为董事。1932年至1933年，李健颐根据自己多年诊治鼠疫的经验，创立治疗鼠疫的有效方剂——二一解毒汤和二一解毒注射液。1934年，李健颐被莆田涵江“双福寿”药店聘为坐堂医生，举家迁往涵江。

1935年，莆田鼠疫流行，李健颐不顾个人安危，抢救了许多危重患者。在诊病之余，李健颐将自己多年诊疗鼠疫的体会进行总结，广纳中西学理，著《鼠疫治疗全书》，经中医专家俞慎初校正后，于1935年5月由上海中医书局出版，现代医药学社发行。该年他还编有《实用汉药便览》一书，由台湾汉医药研究室出版。同年，李健颐与平潭县医师林觉民一起，在医务中广泛开展继承中医遗产的宣传工作，并于11月20日成立“平潭县国医工会”，林觉民任主席，李健颐任常务委员，共同推动当地中医药学术的研究工作。

除出版两部著作外，这一时期，李健颐还撰写了很多文章，多次刊登在《现代医药月刊》上。此外，上海的《医药卫生月刊》《中医杂志》《中医世界》以及《台湾皇汉医报》等，也都刊登过李健颐的文章和医药经验。

新中国成立后，在党中央发扬祖国医学遗产的号召下，李健颐于1956年1月，被福建省中医研究所聘请为董事。此外，还在福建中医学院附属医院肿瘤科，在学徒和助手的协助下，从事教学和肿瘤研究工作，并于1960年加入中国共产党，先后担任福建省政协委员、人大代表、福建省中医研究所董事长、福建中医学院附属医院肿瘤科主任等职务。这一时期，他先后撰写的中医论著主要有《内经知要浅注》《四诊概要》《临证医案笔记》和《内经知要白话解》等。

“文革”中，李健颐受到冲击，积劳成疾。他边服药治疗，边整理自己的临床经验，编写了《中国肿瘤诊治手册》（未发表），同时坚持为家乡人民诊治疾病。1967年，因医治无效，李健颐与世长辞，享年七十四岁。他精湛的医术，高尚的医德，在福建晋江、福清、平潭、莆田、涵江一带享有盛名。

二、创新方改良剂型治疗鼠疫

李健颐对鼠疫的诊疗研究，颇有成就，他撰写的《鼠疫治疗全书》为近代中医治疗鼠疫的集大成之作。书中所立鼠疫良方二一解毒汤，尤其是二一解毒注射液的发明，是近代中医学术上的一大创新。

1. 注重实践，创制二一解毒汤

从一开始诊治鼠疫，李健颐便特别重视临床实践。

1912年，平潭鼠疫大流行时，李健颐观察到各医生运用《鼠疫汇编》中的验方治疗鼠疫，效者少，而不效者多。李健颐在其父指导下，悉心研究鼠疫治法，“几至寝食俱废，遇有是症，他医恐传染不敢往，予独往治，虽妻子劝阻，亦不听也。盖欲亲见是症，投是药，以观能效验否”。此处“是药”指《鼠疫汇编》中治疗鼠疫的验方。受王清任《医林改错》中用治“瘟毒吐泻转筋”的解毒活血汤启发，罗芝园将解毒活血汤中枳壳改成川朴，“至轻重之数，翘改重而柴改轻”，而成一治疗鼠疫的有效经验方，郑肖岩《鼠疫约编》中称此经验方为“经验加减解毒活血汤”。

1921年，平潭街一陈姓十余人，皆染患鼠疫，李健颐日诊六七次，治愈九人，死二人，始悟所用经验加减解毒活血汤之有效与否，“专在医师知所加减也”。

经过十数载临床实践观察，李健颐又认识到，经验加减解毒活血汤一方，“化瘀解毒，是为最善，独惜无通络杀菌，且因柴葛之辛散，归朴之温燥也。是故或者有效，或者无效”。遂在罗芝园的基础上，将方中柴、葛改为荆芥、银花，将归、朴改为紫草、浙贝。又仿神犀丹治疗瘟毒斑疹之意，加入板蓝根，解血分之毒。李健颐还认为，汤药入口“先经肠胃之变化，然后散播于各脏腑，以间接于血管”，与西医注射鼠疫菌血清直接作用于血管相比，“服药之效，比注射为迟”，遂又加入雄黄、脑片二药，能助他药“引入血管，使诸药有先登之功，与注射之效，无不相埒。且雄、片二药，杀菌防腐之力最强，故比解毒活血汤为灵”。由此得出二一解毒汤的“雏形”——第一次方（名加减解毒活血汤），即“荆芥三钱，银花三钱，桃仁八钱，红花五钱，生地五钱，紫草皮二钱，板蓝根二钱，连翘三钱，甘草钱半，雄黄一钱，脑片八分，赤芍三钱”。

在第一次方的基础上，李建颐又经过十余载之临证，历二十一次之加减变化，验之数百患者，始成一较为完善的治鼠疫良方，遂名其为二一解毒汤：“金银花（轻剂五钱至一两，重剂二两），连翘（轻剂三钱，重剂四钱），荆芥穗（三钱，热甚传里者，可除之），浙贝母（轻剂三钱，重剂五钱），紫草皮（轻剂二钱，重剂三钱至四钱），板蓝根（轻剂二钱，至四钱），生石膏（轻剂二两至四两，重剂六两至半斤），赤芍药（轻剂三钱，重剂六钱），桃仁（轻剂四钱，重剂八钱），红花（轻剂三钱，重剂五钱），生地黄（轻剂五钱，重剂一两），大青叶（轻剂三钱至五钱，重剂六钱至八钱），正脑片（每剂五分至一钱），雄黄精（每剂一钱至钱半），鲜芦根四两熬汤作水煎药。”

在创制二一解毒汤的二十一次试验中，李健颐除依据自己临证试验效果外，还广泛汲取古今医家治疫的经验。譬如方中重用银花，是受王孟英结核方的启发；重用石膏，是受余师愚清瘟败毒饮及张锡纯等人善用石膏的影响。在第七次试验时，他采用了时贤汕头郭韶九的建议。第二十一次试验时，特用鲜芦根煎汤煎药，则又参考了一些西医学知识。

经过如此反复实践而出的二一解毒汤，在用于治疗鼠疫时，李健颐仍强调要随症研究，对之进行加减运用。李健颐在书中不但详述了该方在三种鼠疫及十五种兼证时的具体运用情况，还列出了二十四种随证加减变化。二一解毒汤的发明和应用，每一步都是与李健颐的临床实践紧密结合在一起的。也唯有他这样注重实践，才能创造出治疗鼠疫的有效方剂。

2. 改良剂型，发明二一解毒注射液

李健颐认为，在我国悠久的医学历史中，上古之时崇尚用针灸治疗疾病，而在汉代发明汤液之后，人们逐渐偏重汤液治病之法。而用汤液疗病，“不特服用艰难，且奏效迟缓，凡遇急症，屡有措手不及之患”，若“遇轻症，药苦不纳，尚可稍延时日，苟遇热疫重症，危在顷刻，服药与不服药，即有生死关系，多半因其不能服药，即继为不治者，比比皆是”，可谓治疗上的一个缺点。他想：“西药既可制液，岂中药独不能哉？”常常思考将其汤方之煎剂，化为注射液，“可以补救服药不及之弊”。潜心研究之后，他将二一解毒汤化制为一种透明液体，以供注射，“经过若干试验，幸得告成，命名为二一解毒注射液”。据称，该注射液“能治鼠疫、斑疹、麻痘、猩红热、脑膜炎、狂犬病、霍乱、瘟毒等症，用法简单，奏效灵敏，又无副作用，与西药注射无相轩轾”。

该注射液的制法：用二一解毒汤全剂原方，将“方中脑片、雄黄末、生地黄三味取出后炖，其余各药研为粗末，贮入磁砝煎罐中，加灭菌蒸馏水 40.0 瓦（克），在温室中浸一夜，微火熬四小时，用布包绞榨，得浓汁药液，约 20.0 瓦，去其残渣，以滤纸滤过，即得清净黄色透明液体。贮入大玻璃化药量杯中，加入梅片、生地黄、雄黄末，杯面以玻璃片盖覆，放在砂窝里，外用冷水煮沸，连炖至玻璃杯中药液沸腾为度。再以滤纸滤过，去其不溶化之残渣，照前炖三四次，复以滤纸反复滤过，得清淡黑色透明液体，加温消毒，乘微热倾入玻璃瓶中，封塞固密，以供注射”。书中还对该注射液的用法、保存方法、注射方法等做了详细的说明。

李健颐二一解毒注射液的发明应用，是 20 世纪 30 年代的中医在方剂剂型探索方面，迈出的可贵一步，对开中医界之先路，具有重要的创新意义，为近代中医防治重大疫病的史实，增添了浓彩华章。

吴文清

参考文献

[1] 王清任 . 医林改错 [M]. 铅印本 . 北京：人民卫生出版社 ,1976.
[2] 罗芝园 . 鼠疫汇编 [M]. 铅印本 . 天津：天津大公报馆 ,1911.
[3] 郑肖岩 . 鼠疫约编 [M]. 双红袖海庐校刻本 ,1902.
[4] 李健颐 . 鼠疫治疗全书 [M]. 铅印本 . 福州：福建余庆堂药局 ,1935.

时氏病学——时逸人汇通中西论疫病

一、简介

时逸人（1896—1966年），原籍江苏无锡，祖迁江苏仪征，后迁江苏镇江，现代著名中医药学家、中医教育家，中西医汇通代表性人物。早岁跟随同邑名医汪允龚习医，弱冠之年即开业悬壶。民国十七年（1928年）在上海创办“江左国医讲习所”，同时兼任上海中医专门学校及中国医学院教授，专授古今疫症及温病。次年，受聘于山西中医改进研究会任常务理事等职务，兼任川至医学专科学校教授，主编《山西医学杂志》十年之久。抗日战争时期，先后辗转武汉、重庆、昆明等城市，民国二十八年（1939年）秋返回上海。在此期间，时氏曾先后在中国医学院、新中国医学院、上海中医专科学校任教。同年，与施今墨、张赞臣、俞慎初创办复兴中医专科学校并担任校长，后因日军占领上海租界而被迫停办。民国二十九年（1940年）主办《复兴中医》杂志，以复兴中医为宗旨，立足改进中医学理，强调中西医汇通。新中国成立前曾在南京创办首都中医院，新中国成立后，任教于江苏省中医学校。1955年秋调至北京，被聘为中医研究院附属医院内科主任。1961年前往宁夏支援，任宁夏回族自治区医院中医科主任和宁夏回族自治区医药卫生学会副理事长。后因病返回南京直至病逝。

时逸人是近现代中西医汇通的重要人物，是医学史上主张中医科学化的杰出代表，在发展中医药教育、开设中医药学校、创办中医药期刊、编写中医药教材等方面均做出了突出贡献。

二、融合寒温，汇通中西，编著教材，论治疫病

时氏一生勤于著述，仅《时氏医书丛刊》就皇皇百万字，全部医学著作共计三十余种，主要的医学著作有《时氏诊断学》（1919年）、《时氏生理学》（1929年）、《时氏病理学》（1930年）、《中国时令病学》（1931年）、《中国急性传染病学》（1933年）、《温病全书》（1933年）、《时氏麻痘病学》（1934年）、《中国药物学》（1939年）、《时氏内经学》（1941年）、《时氏处方学》（1949年）、《中国妇科病学》（1951年）、《中国内科病学》（1951年）、《中国传染病学》（1952年）、《中国儿科病学》（1954年）、《中医伤寒与温病》（1956年）。

纵观《时氏医书丛刊》系列丛书，可以发现时逸人的主要学术思想和著作均以教材课本的形式展现，这在历代医家中也是极为罕见的。其能汇通西医，引入药理学、解剖学、传染病学、公共卫生学、流行病学、西医内科学、西医妇科学、西医儿科学等内容探讨传统医学之学理，尽管部分内容在今日看来是存在明显不足和部分错误的，但其对中西医学融合发展的实践是可圈可点的。

时逸人在疫病方面的学术思想主要体现在《中国急性传染病学》《时氏麻痘病学》《中国传染病学》和《中医伤寒与温病》四部书中。

《中国急性传染病学》分上下二卷，上卷为“总论”和“各论”，“总论”论述源流、定名、病因、病理、诊断、治法，“各论”论述鼠疫、霍乱、痘疮、湿温时疫、赤痢、白喉、烂喉痧、疫疹、麻疹、流行性脑膜炎共计十种传染病。下卷论述流行性感冒、顿咳（百日咳）、急性关节偻麻质斯（痺）、丹毒（大头瘟）、风疹、流行性耳下腺炎、疟疾、回归热、恐水病、破伤风、败血脓毒症、麻风、水痘、第四病、急性关节偻麻质斯治法补遗等共计十五部分。全书论及各具体疫病，大多均包含定名、病因、证候经过、病理、诊断及预防、治法、选方用药、调护等内容。以流行性感冒为例，病名方面，时氏指出我国古代无病原微生物学的概念，对于流行性感冒和普通感冒无明显划分，属于伤寒、温病、风温、感冒等范畴；病因方面，细菌侵袭为主要原因，气候变化为诱因；证候经过方面，论述了流感恶寒、发热、头痛、口干、咳嗽、胸痛、咽喉肿痛、呼吸困难、腰背酸痛等症状以及中耳炎、肾炎等并发症；病理方面，以西医学神经、血

管、汗腺等内容去阐释症状出现之缘由；诊断方面，症状迅速出现并爆发，出现传播蔓延等情形是其与普通感冒的鉴别点；治法方面，热轻寒重者用荆防败毒散，热多寒少者用葱豉桔梗汤，但热不寒者用新加白虎汤，呕恶者用芩连二陈汤，呼吸困难者用外台杏仁煎、苏子降气汤，大便燥结者用白虎承气汤；选方用药方面，无寒温之偏见，择善而从，西药可使用阿司匹林等；预防方面，除一般个人卫生、清洁消毒外，强调不去稠人广众之场所，且需防护口鼻等。由此可见，对于疫病的名实、诊断、证治、预防，大概具陈，可资参照。

《时氏麻痘病学》本为《中国急性传染病学》中的一节，专论儿科麻疹、痘疹一类的疾病，因“罗列病症极多，每为阅者所忽略”，故重新增补、整理，单独成书。包含定名、略史、病因、病理、证候、合并症、续发症、诊断、预后、治法、处方、预防、护理、顺逆、恢复等内容。

《中国传染病学》是在《传染病预防法》和《中国急性传染病学》两本书的基础上增加副伤寒、麻风、肺结核、日本吸虫病、黑热病、阿米巴性痢疾等六种传染病而成。全书分为上、下两篇，上篇概述了源流、定名、病因、预防、管理、病理、诊断、调护、治疗等；下篇为各论，分创伤性传染病、发疹性传染病、消化道传染病、呼吸道传染病、神经系传染病、运动器传染病六章六个系统，收入肠热证（伤寒）、霍乱、鼠疫、猩红热等现代传染病共计三十种，并从定义、病原、病理、症状、诊断、预后、并发症、鉴别诊断、预防、治法、调护、处方内容等方面进行论述。全书大量引入现代传染病学内容进行介绍，但在治疗方面，则以中医为主，取法吴又可、喻昌、叶天士、吴鞠通、吴坤安、俞根初等温病名家，选方得当，精简实用。

《中医伤寒与温病》全书分上、中、下三篇，主要论述伤寒与温病之发展史、争论点、病因病机、证候、治法方药及风温、春温、伏暑、秋燥、冬温等四时温病十余种。该书也稍涉及部分疫病内容，其中最主要的观点是鲜明地提出《伤寒论》不可通治一切传染病。时氏先肯定了《伤寒论》与经方能治疗一些传染病，但经方并非万能，“如奉为治急性传染病之准绳，必有不合拍之憾”。时氏之说是客观且中肯的。

三、小结

时逸人的疫病思想充分体现在这四部著作之中，因其能融合寒温，中肯客观地认识伤寒经方学说，肯定和继承温病学说，同时积极拥抱现代传染病学，故其于常见疫病的证治体系是相对全面、精当、客观和实用的。尽管约一半的西医学内容在今天看来有失偏颇，但对于我们了解 20 世纪中医疫病学发展之面貌是大有裨益的。

王居义

参考文献

[1] 时逸人 . 中国急性传染病学 [M]. 太原：中医改进研究会 ,1934.

[2] 时逸人 . 中国传染病学 [M]. 上海：上海千顷堂书局 ,1952.

[3] 时逸人 . 中医伤寒与温病 [M]. 上海：上海卫生出版社 ,1956.

[4] 陆翔 . 时逸人伤寒温病观探析 [J]. 中医杂志 ,2011,50（4）：278-280.

[5] 时振声 . 时逸人 [J]. 中国医药学报 ,1989,4（3）：71.

[6] 邴守兰 , 段逸山 .《复兴中医》特点评述 [J]. 江西中医药 ,2011,42（2）：12-14.

[7] 时振声 . 时逸人老中医治疗热病经验 [J]. 山西中医 ,1986,2（2）：13-15.

成都中医争取霍乱防治权，积极抗击霍乱

1945年夏秋之交，四川发生霍乱大流行，由川东起病，迅速蔓延到成都及其附近地区，大家谈“虎”色变，到处皆闻哭丧之声。当时的国民党政府为了获得“美援”，抗疫不力，荒谬地规定中医不能参与霍乱防治，若在市区发现患者，须立即向保长、甲长汇报，并由他们将患者送往西医医院。但当时成都西医及西医医院很少，除一两所教会医院外，大多医院设备简陋，徒有其名。政府为了应急，临时成立“成都市第一医院”，收治数百霍乱患者，由西医进行治疗，其实不过是将患者集中以减少蔓延而已，并没什么有效的急救措施，导致死亡不断，很多尸体被拉至郊外丢弃。有些严重吐泻休克的患者也被拖到停尸房，随即被撒上石灰“消毒”，苏醒后全身皆白走在路上，闹出轰动全市的“活鬼走路”新闻。

在当时国民党政府召开的防疫会议上，主事者不仅不发动全市医务工作者积极投入疫病防治工作，反而在会上攻讦中医不能防治霍乱，“而我出席会议之中医师公会代表亦缄默承认”。以文琢之、余律笙、严谷声为代表的四川省医药学术研究会十分愤慨，认为“此实我中医界莫大之耻辱也”。遂“一面向主持者提出书面质问，并坚请加入防疫组织机构；一面更求新闻界同仁，及社会贤达，赐以公正之评判”，与此同时，各方奔走，普告同众，自动集资，刊布《霍乱流行敬告同胞书》，并在蓉城展开中医师义诊霍乱工作，同时向各药店请求照该会主方制送药末，配制药品，分区赠送，还策动全川广设义诊所，并由研究会编撰大批传单，广为宣传。

为扑灭霍乱疫情，四川省医药学术研究会仅在成都一地，就设四十六处义诊所，各处义诊所应接不暇，在西医极少、西药昂贵又奇缺的情况下，充分发挥中

医中药的作用，“一月间，竟以中药治愈霍乱病人达三万以上”，费少而效宏，很快扑灭了这场霍乱大流行，以事实胜于雄辩之作风，证明了中医中药在疫病防治过程中的真实价值。当时的成都市市长陈离“对中医扑灭霍乱的效能虽深信不疑，但碍于上峰命令”，只好以私人名义，致函研究会，致歉亦致谢。

在本次成都中医界抗击霍乱的行动中，用于防疫、救急、义诊、送药、印制宣传品等所需费用，均由四川省医药学术研究会及成都县中医师公会同仁自行捐资。仅成都县中医师公会就捐款法币一万元，其他如余律笙、张梦禅、周叔皋、马绍轩、杨鲁璋、周寿年、薛仲云、柯质卿、伍斋凉、陈普光、刘熙和、洪权辉、张德修、刘昌基等，共捐款法币八万元，实际支出一十三万五千七百元，不足之款，除拨会员入会金补偿外，其余由余律笙和文琢之“将私人积蓄全部捐入”。救治药物则全由严谷声经营的奕好堂半价配置。全程“未向外界募集，亦未呈请公帑”，与政府屡拨防疫经费数百万之巨资用于西医防疫，形成鲜明的对比。

霍乱疫情结束后，为阐明中医防治霍乱的学理，研究会请同仁各本学识与临证经验，做霍乱病理及疗法研究，汇集文稿成册，集资刊印，成《霍乱集粹》一书。

该书由周叔皋、文琢之从二十多篇来稿中，选出有代表性的八篇，编纂而成，分别是廖蓂阶的《霍乱概要》、唐玉虬的《霍乱略谈》、周叔皋的《中西霍乱治法之比较及其得失》、张德修的《关于霍乱的管见》、陈升之的《霍乱精要》、周禹锡的《湿干霍乱治疗大法》、任应秋的《霍乱问答》和刘悦仁的《霍乱病之安危系于胃说》。

廖蓂阶认为霍乱即虎列拉，多发生在长夏暑湿盛行之际，菌毒侵入人体，随人体之虚实、阴阳之偏盛，或化寒成寒霍乱，或化热成热霍乱，暑湿两盛者，成“杂邪霍乱”，当分别辨证治之。强调本病起病急，往往因购药熬药耽误时间而致不救，因此临证时，宜先救其急，待病情稍定后，“再细察其阴阳虚实而处以适当疗法”，即不难化险为夷。当时临诊所见，多为热霍乱及杂邪霍乱，用王孟英的竹叶石膏汤、蚕矢汤、香薷饮、益元散等随症加减治疗，大都有效。有时遇到“心脉停闭，有如死状”的患者，急用救急丹灌之，必渐苏醒。更有甚者，还曾救治过“由医院抬出埋葬，而忽在棺中呻吟者”，廖氏先刺其委中、曲池，再灌以救急丹，患者苏醒，再用救急回阳汤加清神醒脑之品，竟至痊愈。他认为张锡纯所拟之急救回生丹及卫生防疫宝丹治霍乱吐泻转筋效果特好，“近亦以此方救活无算，医师不可不备也”。

周叔阜列举了中医和西医治疗霍乱的方法，认为各有得失：西医之长，在于病名症状确定，治法统一，不随医师个人意见而变更，其短在于“治法不能万全”；而中医之失“乃在病名不确定”，导致部分中医辨证不明，用药寒热不分，但其长在于有开明而善于认症的中医，对症用药“治法实较西医为周妥”。

唐玉虬、陈升之等强调，治疗霍乱必须辨别阴阳、虚实、寒热，分别施治。周禹锡介绍了自己治疗霍乱的三个效方，即开窍救急丹、防疫救急丹和时病痧疫丸。任应秋之《霍乱问答》，系当年霍乱流行之际，与同道、病家讨论病情所得，其中内容，有中有西，涉及霍乱病名、病因及传染途径、症状及治法等。刘悦仁结合临床诊断及中西病理，认为霍乱病的进退与患者胃力强弱关系重大。

由上可知，1945 年，在没有当局支持的情况下，成都中医药界全体动员，共同努力，争取霍乱防治权，团结齐心，积极奋战在抗疫前线，最终扑灭了疫情，“以少数之金钱，获伟大之成就”，并及时总结防控疫情之经验，编纂《霍乱集粹》，研讨学术。这段特殊的史实，尤其值得今人铭记。

吴文清

参考文献

[1] 四川省医药学术研究会 . 霍乱集粹 [C]. 铅印本 . 成都：四川省医药学术研究会 ,1945.

[2] 文琢之 . 忆中医的斗争存亡和发展 [M]// 成都市政协文史学习委员会 . 成都文史资料选编・教科文卫卷（上卷）：科教艺苑 . 成都：四川人民出版社 ,2007.

余奉仙《医方经验汇编》论述杂疫

一、简介

余奉仙（1860—1939 年），字涤凡，江苏阜宁人。幼年习儒，后随曾祖学医。资质敏慧，读书善悟，于《黄帝内经》《难经》，仲景著作及金、元以后临床名著，悉予探究。在医学之外，尤擅书法及吟咏。弱冠悬壶乡里，长于内科杂病、伤寒、温病。中年以后，在诊治疫证方面有较深的造诣，临床以精于审证、见闻阅历广、效验卓著著称于时。在江苏医家中，与兴化赵海仙、淮安张子平齐名，世称晚清“苏北三大名医”。光绪年间曾在南京施诊，亦为当地患者和家属所欢迎，中年以后一直在阜宁县益林镇业医，求诊者户限为穿，在临证数十年中，先后教授生徒数人，其子余无言先生亦从其学医。

二、《医方经验汇编》的创新思想

《医方经验汇编》有论有案，法方兼备，余奉仙在治疗疫病方面，学验俱富。书中论述了寒疫痧霍、疫疹、疫斑、疫黄、疫痢、大头疫、烂喉疫、虾蟆疫、鸬鹚疫、羊毛疫、螯刺瘟、葡萄疫、瓜瓤疫、天泡疫、疙瘩瘟、鼠疫、燥疫等多种疫病，附列了较多的治案，在论治方面，既发挥了不少精辟的见解，更有翔实可靠的案例。

1. 对瘟疫的基本认识

余奉仙生活的时代正值我国近代遭受列强侵略、战乱多舛之时，当时流民迁徙，疫病播染。他在深入研究《温疫论》《松峰说疫》《温病条辨》《补注温疫名实引经析义》等著作的基础上，结合临证细致的观察与总结，救治了大量疫病灾民，积累的宝贵治疫经验对于现代疫病的治疗仍有启发与借鉴价值。余无言先生曾回忆："曾忆四十余年前，在宣统初元，予当八九岁时，予乡多数人家，已将榆叶、芋叶、萝卜缨充作杂粮，混于麦菽中以煮食之，而盱眙、泗阳、宿迁、涟水一代灾荒尤甚。流亡载道，由该地士绅领导之，行过予乡，分批而至，有四五百人一组者，有千余人一组者，先由前导通洽，则各家各户以大锅煎粥，而与食之。流亡人之中，每每病疫，先后迭病平均约占百分之三十。先君以医故特以大锅熬药，药以斤计，权其分量及病者人数，每人予以一碗，愈者愈矣，不愈者再服，无不愈者。其用药以石膏、大黄为主，盖仿余师愚法也。予时以锅煎药，向所未见，故深入脑海以识之。"

余奉仙经治的多种瘟疫中，如鳌刺瘟、葡萄疫、燥疫等病名在古今临床文献中均鲜见载述。余奉仙对于这些疾患颇多已见并有发挥，且根据疾病的致病特点自拟治疗方药普济广施，均获著效。他对于疫病的认识和治疗也有超越前人之处，如提出："时气者，四时之气，如春温、夏热、秋燥、冬寒是也。《素问·阴阳应象大论》曰：'春气温和，夏气暑热，秋气清凉，冬气冷冽，此四时之正气也。'时气既正，覆载无偏，理无疾苦，其间有疾苦者，大都由于不讲卫生所致。不能卫生者，非出于冻馁，即出于过暖过饱，故虽感正气，亦足致病。然与非时之灾不同，非时之灾，如春应温而反大寒，夏应热而反凉，秋应凉而反大热，冬应寒而反温，防御稍疏，即受其病……然亦有非寒非暑，非热非凉，当苦旱淫潦乏后，或兵燹饥馑之余，天地之阴阳交错，时序失和，别有一种戾气，犯人甚烈，或由一人以及一家，或由一家以达一乡，则不得谓之时气，乃瘟疫也……瘟疫之气，叔和谓之异气，葛雍谓秽气触犯真气，河间谓疫气，吴又可称为戾气与杂气，所说虽不同，其实则相似……实乃疫病也。"对于温热病邪之犯人，余奉仙宗吴又可"从口鼻而入"之说，即"疫气犯人，乃有口鼻吸入，直行中道，流布三焦"，并将疫病分为疫疹、疫斑、疫黄、鼠疫、疫痢、烂喉疫、大头疫等二十余类予以辨证施治。

2. 瘟疫辨证首分表里阴阳

余奉仙认为，疫病辨证，病位当分在表、在里、半表半里、表里同病，对于吴又可提出的瘟疫九传之说应予以批判性地继承，曰：“瘟疫为灾，又可虽有九传之说，其实九传之道，终未出乎表里两字翻叠。与其翻之烦，不若说之简，反俾后学易于领会。予不敏之见，但须以在表、在里及半表半里，划清可矣。”同时提出瘟疫病性当别阴阳、虚实、寒热、气血之分。瘟疫天行盖言其流行传染之意，而疫邪又当分其寒热属性，如寒疫痧霍即为寒邪疫病，而葡萄疫又有阳证阴象、实中兼虚，治法则总结为：“首在清血中之毒，使毒不内犯；益血中之气，俾气能领血。气行毒化，或可成功。”故在其所拟消斑活命饮中，除了清解降泻之药外，还佐以益气养血之品。

3. 瘟疫治疗重在辨位逐邪

在治疗上，余奉仙强调疫邪入侵必使邪有出路，不可闭门留寇，强调祛邪以安正。至于出路，无非就近逐邪，给邪以出路。

如疫疹、疫邪入里，结于胃腑、热结旁流案：症见神志昏糊，苔黑而无津，脉象小而实数，呼吸气粗，便流黑水，酣糊如尸，周身疹现，遂投以内攻外散，表里双解之剂，使邪去正安。首用银翘合栀子、犀角、地黄等法，加元明粉、郁金等，又以犀角价贵，用石膏一百克易之，以荸荠汁一杯为引，方内易白芍为赤芍，加大黄十克，连服两剂，大便得解胶漆，由是津液渐复，神志日清，疹处剥皮一层，后复以清热生津之剂而痊。又有一热甚于里，神明被扰，津受热熬，邪热里结之实热证，见瘟疫发斑，大便秘，小便短，神志昏，舌干黑，硬不能伸，谵语喃喃，身热如炽，脉洪大而滑，余氏投以消斑青黛汤去参、枣、柴胡，加大黄、元明粉、浮萍，并去犀角，重用石膏和板蓝根等，一剂大效，二剂而液复斑消。又拟调理清热生津之剂，遂告痊愈。每遇斑疹时疫、表里俱病者，余氏选药常对偶双解，如大黄、朴硝伍石膏、浮萍、生姜；菊花配石膏、黄柏；银花、连翘合石膏、大黄、元明粉等，临床用之，多得心应手。

清光绪四年（1878 年），阜宁南窑地区疫病流行，往往举家辗转染病而无一幸免，余奉仙在展阅多种方书后，选用《医宗必读》中辟邪丸（又名逐疫丹）施治。该方用明雄黄、丹参、鬼箭羽、赤小豆各二两，共研细末，炼蜜为丸，每丸重六克，每日二至三次，温开水送服。病者经施治后竟一一告痊。此方雄黄为君，辛温燥烈，解毒辟秽；鬼箭羽为臣，苦辛凉，凉血活血，解毒通络；佐以丹参，凉血活血，安神消痈；赤小豆为使，解毒排脓，通利小便，导邪热下行。全方重在活血利湿、解毒辟秽，故适用于瘟疫兼有湿瘀之毒者。此方药味少而功效专，临证用之有显著效应。

又宣统初年（1909 年），因有水虫之灾，难民南移，而其中患瘟疫者多达百分之三十。余氏受余师愚《疫疹一得》的启示，自拟协定处方，以大剂石膏为主，伍以清热解毒之品以大锅煎药，依其轻重而掌握剂量，分别施与，活者甚众。这在当时的医疗条件和生活状况下，无疑是一个积极的、有效的措施。余氏治疗疫病多强调祛邪以安正，每遇实证、热证多用硝、黄、石膏之属，荡涤胃肠、清热、除结实，釜底抽薪以保生津液；又每根据地域、经济状况，以石膏代犀、羚，以有效而价廉者易贵品。总之，他对疫病防治的丰富经验，在近代医家中实不多见。

三、治疫名方

消斑活命饮

主治：葡萄疫。

组成：川大黄（酒炒）、黄芩（酒炒）、连翘、甘草、栀子（炒黑）、苏荷、板蓝根、青黛、西洋参（隔汤炖）、当归（酒洗）、生地黄（炒）、广郁金、紫背浮萍、紫菊花（亦可用根）。

用法：水煎服。

四、小结

余奉仙在疫病施治方面的积极贡献，以及丰富、独到的学术和临床经验，受到后世名家的赞赏。蒲辅周先生在谈到《余氏父子经验集》（系余奉仙《医方经验汇编》和余无言《翼经经验录》二书的合订本）时曾说："奉仙夫子，深明医道，曲尽人情，诚为聪明特达之士。”

《医方经验汇编》阐述病证颇多，其中伤寒包括表证、里证、半表半里证、兼证、风寒两感证等；温病则包括春温、风温、冬温、湿温、暑湿、秋燥等病。尤为令人醒目的是，该书所阐论的有关疫病的诊治内容十分丰富，诸多疫病，均有临床治验及效方。此书堪称近百年来有关疫病诊治的重要医著，其诊治经验对今天防治疫病仍有借鉴、参考价值。

王嘉伦　张卫

参考文献

[1] 余奉仙 , 余无言 . 医方经验汇编 [M]. 唐文吉 , 点校 . 北京：人民军医出版社，2009.

[2] 李鸿涛 , 张明锐 . 余奉仙辨治瘟疫学术思想探析 [J]. 中医杂志 ,2018,59（6）：536-538.

[3] 余瀛鳌 . 余奉仙、余无言传略及其医著 [J]. 南京中医学院学报 ,1983（2）：58-59.

[4] 毕士佐 . 余奉仙学术经验探析 [J]. 江苏中医杂志 ,1983（4）：1-3.

[5] 余瀛鳌 . 余奉仙治疫经验 [J]. 中国社区医师 ,2003（11）：18-19.

第三篇　当代抗疫路上的中医药人

邓铁涛——万里云天万里路，心系家国铸医魂

一、简介

邓铁涛（1916—2019年），广东开平人，首届国医大师，著名中医临床家、理论家、教育家，中华中医药学会终身理事，广州中医药大学终身教授，博士研究生导师。在80余年的医疗、教学、科研工作中，邓铁涛同志继承与创新中医理论学说，为中医药事业发展建言献策，做出卓越贡献。2003年任中医抗击“非典”专家顾问组组长，获“中医药抗击‘非典’特殊贡献奖”，在89岁高龄时老骥伏枥，出任了中医专项“中医基础理论继承与创新研究”项目首席科学家。

二、寒温统一，妙识邪气治外感热病

20世纪50年代初期，我国卫生防疫条件较差，流行性传染病及感染性发热疾病较多，抗生素依赖进口且药价昂贵。为解决外感发热性疾病的临床难题，邓铁涛选择研究的重点是伤寒与温病学说之间相互继承发展的关系及临证之运用。1958年广州流行乙型脑炎，邓铁涛曾参加救治工作，认为此病属暑热伏湿之证，凡舌苔转厚者必不死，暑湿得外达故也，统计中医之疗效亦达90%，且无后遗症。20世纪60年代，广东麻疹流行，番禺等地因麻疹肺炎死婴不少，邓铁涛用透疹清热之法获取佳效。邓铁涛成功运用中医伤寒和温病学说的理论取得确切疗效，1955年5月在《中医杂志》上公开发表论文《温病学说的发生与成长》，继而又在《江西中医药》上发表《试论温病的卫气营血和三焦》，强调伤寒学说孕育了温病学说，温病派是伤寒派的发展，融寒温学说为一炉，建立了外感发热病

学的思想。在中医学术界引起很大反响，特别是其“伤寒孕育温病，温病发展伤寒”的论点得到当时著名医家时逸人的首肯。邓铁涛指出中医虽无细菌学说，但细菌早已被概括于“邪气”之中，而先贤吴又可的戾气、疠气、杂气学说，已非常接近对微生物的认识，但温病的病原说发展到吴瑭，却使中医理论从另一角度认识了发热性、传染性及流行性疾病，提出独特的温病的病因理论。这一理论即使在今天看来仍具有极高的科学性，足以论证中医虽无细菌学说，却仍然能治疗急性传染病之道理所在。邓铁涛认为，治疗不是只知与病毒对抗，而是不仅注意祛邪，更注意调护患者的正气，并使邪有出路。

三、敢为人先，良方抗疫耀杏林

2002年冬到2003年春的一场突如其来的瘟疫（传染性非典型肺炎，SARS，简称“非典”），由于最初人们对它一无所知，以致疾病迅速扩散，蔓延至我国26省市，在社会上引起了恐慌。在“非典”肆虐神州大地之际，年近九旬的邓老临危受命，担任中医抗击“非典”专家顾问组组长，与众多中医药专家一道走上抗击“非典”一线。邓老提出“非典”属于春温病（伏湿），指导临床诊治“非典”取得良好疗效，特别是指导广东省中医院中青年骨干，运用中医中药以及中西医疗法抢救“非典”患者，发挥了重要的指导作用，力挽狂澜，扭转了中医治疗急性传染病的被动局面。在邓铁涛教授的带领下，广州中医药大学第一附属医院收治了58例患者，取得了“零转院、零死亡”的佳绩。中央电视台公布了邓老推荐的一份预防“非典”的处方，邓老成为人人敬仰的“抗击‘非典’英雄”。

邓老根据“非典”患者的临床表现，认为“非典”属中医春温病伏湿之证，病机以湿热蕴毒，阻遏中、上二焦，并易耗气挟瘀，甚则内闭喘脱为特点。指出治疗应注重祛邪，治法以清热解毒达邪、解表宣肺化湿为主。初期透邪，治以清热解毒达邪、解表宣肺化湿之药。结合伏湿特点，自始至终应注意利湿渗湿，使邪有去路。早期应活血软坚散结，防止肺纤维化，防止病灶扩散，以及加快病灶吸收。后期注重增强正气，益气养阴，因势利导，扶正祛邪。2003年4月18日，邓铁涛教授取五味消毒饮和三仁汤方义，拟定邓氏清毒饮治疗“非典”，北京一个两万多工人的建筑工地，饮用后没有一位工人感染“非典”。五味消毒饮出自《医宗金鉴·外科心法要诀》，功善清热解毒，用治疗疮证属火毒结聚者。三仁汤出自《温病条辨·卷一》，功善清利湿热，用治湿温病。邓氏清毒饮是邓老在长期临证实践的基础上，根据前两方化裁研制而成。邓氏清毒饮具有疏风散热、芳香祛湿、清热解毒的功效。该方中金银花、桑叶、野菊花、蒲公英清热解毒、疏散风热，薄荷、青蒿、藿香芳香辟秽，桔梗、北杏仁宣肃肺气，桃仁、冬瓜仁化痰排脓、活血化瘀，白茅根、薏苡仁淡渗利水、逐邪外出，甘草调和诸药、顾护脾胃。2003 年，中医在抗击“非典”中的出色战绩，让全社会对中医治疗传染病、急重症的疗效有了全新的认知和极大的信心。

四、危急关头，受命支援香港抗击“非典”

2003 年 4 月，香港疫情危急，香港医院管理局请求广东省中医院派遣医生支援，广东省中医院立即调派林琳和杨志敏两位青年专家驰援，邓铁涛和周仲瑛、颜德馨等老中医远程电话指导，作为她们的坚强后盾。邓铁涛一方面写信给南行广州的时任总书记胡锦涛，建言应允许中医及时介入抗击“非典”；另一方面发表文章《论中医诊治非典型肺炎》，系统阐明中医没有微生物学说却能防治感染性疾病的原因，也为抗击疫情提供了中医方案，成为全国中医参于抗疫的战斗檄文。两名支援医生受到香港特别行政区行政长官的表彰，载誉归来。同年 5 月 1 日，邓老在《中国中医药报》公开发表《论中医诊治非典型肺炎》，这是我国首篇论中医治疗“非典”的文章，一经发表，即引起了学术界的广泛关注，随即被国内外多家报纸杂志转载，成为中医抗“非典”的重要参考之作。邓铁涛指出，“非典”是全新的疾病，为 20 世纪以前所未见，无论中医与西医都遇到了新问题，中医不能袖手旁观。邓老认为，对病毒性疾病的攻克，中医自有其优势，究其历史，可以上溯至仲景时代。在现代，如 1956 年石家庄流行乙型脑炎，师仲景法用白虎汤，疗效超世界水平，并不因为中医无微生物学说而束手无策。1957 年北京乙脑流行，蒲辅周用温病之法治疗，疗效达 90%。1958 年广州流行乙型脑炎，为暑热伏湿之证，邓老曾亲自参加救治，统计中医之疗效亦达 90%，且无后遗症。5 月 5 日，在邓铁涛教授等名老中医的合力攻坚之下，中医在抗“非典”中不仅扬威粤港，还名传世界。此后10多年内，邓老还指导弟子在甲型流感等多次重大疫情中参与救治，制订诊疗方案，用实际疗效为中医赢得了声誉，极大地推动了中医的发展。邓老在关键时刻挺身而出，力主中医药介入“非典”治疗，并为防治“非典”和控制疫情做出了巨大贡献。时至今日，不明原因的疾病频发，病原体不断变异，反思和总结邓老留下的抗“非典”经验，仍有重要的现实意义。

五、饮水思源，抗疫思良医

2020年初，新型冠状（新冠）病毒疫情暴发，国医大师邓铁涛师承团队认为，此病初起病在卫分，以肺为病变中心，易耗伤脾胃之气，易传营血。广东地处岭南，多湿多热，其核心病机为“湿、热、毒”，易挟瘀、挟虚，甚则喘脱。国医大师邓铁涛师承团队根据邓老的学术经验，在2003年抗击“非典”方——邓氏清毒饮的基础上，拟定邓老清冠饮。邓老清冠饮方药组成：金银花、桑叶、菊花、蒲公英、藿香、薄荷、五指毛桃、麦芽、陈皮、甘草、桔梗、杏仁、桃仁、白茅根。立方基本出发点在于强调安全性，故全方均采用药食同源之品，口感甘香而不会太过苦寒，适合大众日常饮用。

王桂彬　庞博

朱良春——发皇古义探本源，融会新知勇革新

一、简介

朱良春（1917—2015年），江苏镇江人，为朱熹公第二十九世裔孙。1938年毕业于上海中国医学院，师从章次公先生，深得其传，毕业后一直从事中医临床、教学、科研工作，为全国老中医药专家学术经验继承工作指导老师、首届国医大师、享受国务院特殊津贴专家。擅长中医内科杂病，对前人思想多有发挥，早年提出“辨证论治与辨病论治相结合”及“先发制病、发于机先”的观点治疗急性热病。1987年获国务院授予“杰出高级专家”称号，同年，获卫生部授予“全国卫生文明建设先进工作者”称号，为国家中医药管理局中西医结合治疗“非典”临床研究特别专项顾问组成员。

二、一心济世，二丹妙手

朱良春先生经典理论知识深厚，好学多思，遍览群书，博采众家，善于汲取他人的经验和理论，为其所用。强调继承和创新，继承是基础，创新是发展。朱良春认为不熟读经典，深入钻研，精思敏悟，勤于实践，融会贯通，是不可能得其精髓而有所造诣的。临床上强调以“明证”为主，于寒、热、虚、实、表、里、气、血八字，朱良春认为这是既辨病证，又辨病位和层次的辨证要领，执此则“证”自“明”矣。1939年元旦，朱良春诊所在南通开业。1940年，登革热流行于南通，这是一种急性传染病，染上这种病症的患者会头痛如劈、高热身痛、皮疹隐隐，很是痛苦。一般情况下，经过治疗，患者一周左右可退热。但在

朱良春诊所医治，不超过三天即可痊愈，费用也不高。登革热流行的时候，朱良春请药店的老药工将药剂加工成水丸，10克一包，只要患有此病的患者前来就诊，就每人免费赠送两包先服用，然后再对症开方。后来南通又流行霍乱，患者上吐下泻，病势凶猛，朱良春联系另一位医生合办“震旦医院”，一边给患者输液补充体液，一边让其服用中药。这种中西医合作的方式救治了很多患者，入院治疗者无一例死亡。那时朱良春的诊所为贫病患者免费诊治，给患者开好药方后，盖上“免费给药”的印章，到指定药店抓药，他再按月去与药店老板结账。针对流感、伤寒等时感高热疾患恒多卫气同病之候，朱良春先生认为若能打破先表后里之成规，及时采用解表清里之剂，内外并调，多能收事半功倍之效。朱良春认为治外感高热，要见微知著，防微杜渐，先发制病；攻病宜早，达邪为先，集中兵力，挫其锐势，阻断传变。朱良春总结的验方“表里和解丹”，其组成为：僵蚕45克，蝉蜕、甘草各30克，大黄135克，皂角、姜黄、乌梅炭各15克，滑石180克。上药研极细末。鲜藿香汁、鲜薄荷汁各30克，鲜萝卜汁240克，泛丸如绿豆大。成人每服5 ~ 6克，妇女、体弱者酌减，小儿10岁左右每服2克，6 ~ 8岁服1 ~ 1.5克，2 ~ 5岁服0.5 ~ 1克。每日1次，连服1 ~ 3日，热退即勿再服。该方着眼点在于通过汗、清、下之综合措施给邪以出路，从而达到缩短疗程、提高疗效之目的。本方具疏表泄热、清肠解毒之功，能促使邪毒从表里两解。实践证明，不论成人、小儿，除正气亏虚成阳虚便溏，或发热极轻而恶寒较甚者外，均可服之。又如验方“葛苦三黄丹”，组成为：飞滑石、生大黄、蝉蜕、苦参、葛根、黄芩、天花粉、茵陈、青蒿、黄连、甘草、白蔻仁、姜黄、郁金、苍术、鲜荷叶、鲜藿香、鲜苏叶、鲜茅根、莱菔子等。可为丸或煎取汁，适宜湿温等温热病，是通利泄邪与清热解毒、燥湿化浊并用之剂。总之，朱良春采用以《寒温条辨》“升降散”（生大黄、僵蚕、蝉蜕、姜黄）为主制订的“表里和解丹”和“葛苦三黄丹”治疗伤寒、流感等传染性疾病，属中医温热病初起而见有表里证者，或病起已三五日尚有表证存在者，服后常一泄而脉静身凉，收效较显著，疗程多为3 ~ 10天，剂量小，服用方便，不良反应小。

三、急性热病，先发制病

朱良春对急性热病的治疗，提出了“先发制病”的论点。“先发制病”是从各种热病独特的个性出发，见微知著，发于机先，采用汗、下、清诸法，从而控制病情发展，达到缩短疗程、提高疗效的目的。热病起病急骤，变化迅速，其传变大多由表入里，由卫气到营血，治疗在于早期正确辨证，“截断扭转”，使邪去病缓。朱良春对通利疗法在温热病中的应用尤有体会。温热病是多种热性病的总称，许多急性传染性热性病都包括在内，也包括了具有卫、气、营、血证，而又不属于急性传染病的感染性疾病，如败血症等。汉代张仲景所著《伤寒论》对热性病用六经来归纳分析，从理论和实践上发展了热病治则；金元四大家中刘河间对热病治疗主张用辛凉法以表里双解，这是温热病学发展过程中的一个重大转折；明、清两代众多医家对温热病的理论和临床治疗方法又有了推进和发展，特别是吴又可的《温疫论》，提出了一整套治疗温疫的理法方药，指出“温疫以祛邪为急，逐邪勿拘结粪”，对后世医家治疗温疫病具有重要的指导意义。朱良春认为，温热病之应用下法，作用主要是逐邪热，下燥屎、除积滞在于其次。但不能妄用、滥用下法，要下得其时，下得其法，根据缓急虚实斟酌适度，才能发挥下法特有的作用。朱良春认为温邪在气不从外解，必致里结阳明，邪热蕴结，最易化燥伤阴，所以及早应用下法，最为合拍。通下岂止夺实，更重要的是邪热去而阴津存。通利疗法在于迅速排泄邪热毒素，促使机体早日康复，可以缩短疗程，提高疗效，这是清热祛邪的一个重要途径，无论邪之在气、在营或在表里之间，只要体质壮实，或无脾虚溏泄之象，或有可下之症，或热极生风、躁狂痉厥者，均可通下逐秽、泄热解毒，选用承气汤、升降散之类，或于辨证论治之中加用硝、黄，达到釜底抽薪之效，既能泄无形之邪热，又能除有形之秽滞，一举数得，诚治本之道。但纯属卫分表证，恶寒较著而热势不甚，或年老体弱、孕妇或妇女经期，则宜慎用。

四、温热之疾，活用通利

在新中国成立前及20世纪60至70年代，朱良春即将通利疗法用于治疗乙脑、伤寒、肺炎、菌痢等温热病。乙脑极期，临床出现痰浊阻塞气机，蒙蔽心窍，高热稽缠，神昏惊厥，痰鸣如嘶，舌苔厚腻，便秘或便通而不泄泻者，均可使用夺痰定惊散，药后往往一泄而解，痰消神清，热亦下挫。而朱良春采用“表里和解丹”和“葛苦三黄丹”治疗伤寒、流感等温热病，收效显著。在肺炎的治疗中，于辨证论治方药中加用大黄，疏通肠腑、上焦壅遏邪热，痰浊自有出路，且大黄含有的多种成分能抑制细菌生长。凡痢疾初起，因宿有积滞，里热较甚，通利疗法的应用更可缩短疗程，提高疗效，常用生、熟大黄为主药的“痢泻散”治疗痢疾及泄泻，服用方便，价格低廉，奏效显著，可以推广应用。朱良春指出“温热病是多种热性病的总称，许多急性传染病均概括在内，也包括了卫气营血证”。临床上推崇刘河间对热病初起即采用表里双解法的创新。不囿于先表后里、温病三禁的常规，提出“通下岂止夺实，更重在存阴保津，既能泄无形之邪热，又能除有形之秽滞，一举数得，诚治本之道也”。针对流行性乙型脑炎，该证起病急骤，传变迅速，卫分症状很难觉察，就诊时多呈气营相兼或气血两燔之候。临证时，只要没有明显的表证，而温邪已渐入里，出现高热神昏，躁狂风动，或有腹满便结者，均宜通利，“急下存阴”，使邪有出路，秽滞既去，邪热可以迅速挫降，这是直接关系到预后好坏的关键问题。这种防微杜渐、先发制病的做法，可以缩短疗程，防止脑水肿、脑疝的形成。温病治疗学的治未病思想，除了防患于未然外，尤重视已病防变，即掌握疾病的传变规律，采取积极措施，以阻止其发展和深入。例如脑水肿未形成前，早期即可见到球结膜轻度水肿，舌有时胀大，此时立即服用“降利汤”，就可防止其出现。这种已病防变，并预为之图的观点和做法，是富有积极意义的。已故名医姜春华曾提出“截断扭转”的论点，他重申严苍山“善治温病者，必须见微防渐，护于未然”的观点，从而提出治温三护法（护脑、护津、护肠），并主张“在卫应兼清气，在气须顾凉血，以杜传变为上工”。这是治温病的高明之见。这种截断扭转和护于未然的观点，无疑为医林之上乘。另对于正、副伤寒，朱良春先生认为隶于湿温范畴，由于吴鞠通有“湿温……下之则洞泄……”之说，后亦有人认为，用下剂有引发肠出血之弊，因此，伤寒能否运用下法，引起争鸣。通过查阅文献和临床实践，朱良春提出“正、副伤寒不仅能下，而且应以下法为主”的见解。事实证明，伤寒的发病，虽然主要是感受温邪而起，但大多挟食、挟湿。所以在伤寒早期，及时予以疏通积滞，清泄解毒，温邪就不致内传阳明，蕴蒸化火，下逼肠络，就可能防止或减少肠出血，缩短疗程。因此，下法是直达邪热巢穴，追逐邪热外泄的积极疗法，而且要及早凉下，不要等待舌苔转黄，才敢议下，若泥伤寒之说，必俟邪入腑，苔转黄者方可攻下，恐病温者，肠胃腐烂，早赴九泉矣。伤寒之用下法，定要“轻法频下”，不可过于猛峻。汤剂用大黄一般在6 ~ 15克，芒硝在6 ~ 12克，用凉膈散在30 ~ 45克，一般连用3天。之后视体质强弱，邪热盛衰，连日或间日应用之。

朱良春继承、发扬了章次公先生的学术精髓，在80年的医学生涯中，偏居东南一隅而独树一帜，学术影响遍及国内外，被誉为“朱良春现象”，创立了以皇古融新为旗帜的“章朱学派”。朱良春的老师章次公曾送他一方印章“儿女性情，英雄肝胆，神仙手眼，菩萨心肠”，这正是朱良春一生的写照。

王桂彬　庞博

李振华——悬壶六旬尽天职，医乃仁术具仁心

一、简介

李振华（1924—2017年），河南洛宁人，河南中医学院原院长、终身教授，首批全国名老中医之一，享受国务院特殊津贴专家，第七届全国人大代表，首届国医大师，是医学界公认的脾胃病国医圣手。1957年被评为卫生部“西医学习中医甲等模范教师”。曾任中华中医药学会常务理事、终身理事、中国中医理论整理研究委员会副主任、河南省中医药学会副会长、卫生部高等医药院校教材编审委员会委员等职。从医以来一直从事中医医疗、教学、科研工作。所主持研究的“流行性乙型脑炎临床治疗研究”“肿瘤耳部信息早期诊断”“脾胃气虚本质的研究”等项目分别获河南省重大科技成果奖和科技进步三等奖。负责“十五”国家科技攻关项目“名老中医学术思想、临证经验总结和传承方法研究”，学术专著有《中医对流行性脑脊髓膜炎的治疗》《常见病辨证治疗》，主编有《中国传统脾胃病学》，与人合编有《中医内科学》《中医证候鉴别诊断学》以及全国高等中医药院校统编教材《中医内科学》（第五版）等。1989年和1991年分别被评为“河南省优秀科技工作者”和“中医优秀科技工作者”。1997年入录《河南科技名人录》，1995年入录“中国科技名人”。

二、幼承家训，博极医源

李振华1924年出生于河南省西部的洛宁县，这里是“河洛文化”的发源地，悠久的文化积淀孕育出不少名贤名医。李振华先生出生于中医世家，其父

李景唐为豫西名医，善治外感热病和内伤杂病。李振华幼承庭训，14 岁随父学医，21 岁单独行医，1950 年参加中医师考试，名列洛宁县榜首，他于少年时即坚定了学医志向，并继承了家传的诊治经验。李振华闻着药香味长大，他边读私塾边在父亲的“广济堂”帮忙抓药，父亲的高尚医德和精湛医术，让他钦佩并铭刻于心。1940 年，豫西大旱，饿殍遍野，霍乱流行。正在读高中的李振华，遵从父命辍学回家学医。父亲教导李振华要“真善为本，济世成德”，并在每日诊余，尤其是晚间有计划地向他讲授中医经典，医文并重。《黄帝内经》《伤寒论》《金匮要略》以及叶天士、吴鞠通等温病学诸家著作的系统学习，为他打下了扎实的中医基本功，达到临证通变以知常，执常以应变，学古不泥，随证施药，以至有所创新。通过 60 余年的从医，50 年的教学相长，在中医整体、恒动、有机、综合分析、辨证论治的学术理论指导下，李振华深感中医学术科学深奥，学无止境，愈学愈感不足。李振华教授更是创新性地提出损阴、损阳区别温病、伤寒病机，认为损阴伤正是温病的病理基础，损阳伤正是伤寒的病理基础，这一学术思想是其经过长期临床观察所提出，用于指导流脑、乙脑等多种属于温病性质的热性传染病以及伤寒病证的治疗，并取得卓效。李振华教授的一生中，曾历经几次急性流行性传染病暴发，几乎每次急性热性传染病的救治中都留下了他的身影。2003 年，全国“非典”肆虐，人心惶惶，他看在眼里，急在心里，亲自写了一大批科普稿件教大家如何应对。时间线再往前，从 1956 年间的流脑到 1970 年的乙脑，李振华教授都奋战在一线，使用中医药救治患者，以极高的救治率名噪一时。谈起这些往事，他都是淡淡地说：“我没有读过大学，起点低，所以就应该比别人勤奋。从年轻时起，多少年来我都比别人睡得晚起得早，想多看点书。”

三、病起沉疴，声震杏林

1956 年底到次年初，河南洛阳地区发生流脑（流行性脑髓膜炎）疫情。李振华与医疗队成员冒着大雪去抢救。一位 32 岁女患者患流脑，高热、昏迷、抽搐，病情严重。李振华果断制止了用阿司匹林和中药辛温解表药的治法，改用清热解毒、息风透窍之银翘散、白虎汤加减，并加服安宫牛黄丸。第二天下午，患者清醒，病情平稳。李振华又治疗了14位患者，全部治愈。之后，李振华先后治愈了近百例流脑患者，及时控制了豫西地区的疫情。中医药治疗流脑的疗效和李振华的医技在当地产生了很大影响，省卫生厅和省防疫站及时召开现场会，介绍李振华的经验。1970年夏秋季节，河南禹县流行乙脑。李振华当时随学院备战疏散在此。他带领医疗小组踏进集中收治患者的一个药行的大殿，只听到哭声一片。一位深度昏迷的19岁青年，服了李振华开的清瘟败毒饮和安宫牛黄丸后，第3天清醒，第5天可以进食，7天后搀扶着能行走。其余患者也在他们的治疗下好转，前几天还哭声一片的大殿中出现了笑声。患者们对他千恩万谢，称他是"小神仙"。其后，李振华及其医疗小组共治疗了132位乙脑患者，治愈率达92.7%。对于25位患儿的偏瘫等后遗症状，他又针药并用将其全部治愈。基于此次救治的研究在20世纪70年代末，获得河南省重大科技成果奖。

"大医必大儒"，李振华出身医门，一生勤学不懈，学识渊博，医术精湛。后来虽然承担着教学和管理工作，但从未脱离临床。其临证四诊详细，辨证确切，用药灵活，屡起沉疴。

四、知在于行，力挽狂澜

1956年底到次年初，河南洛阳地区发生流脑。外感热病如流脑、乙脑、流感、麻疹等发病急、病情凶险，李振华分期辨治，常力挽狂澜，救人于鬼门关口。流脑的第一级，细菌侵犯上呼吸道时，很容易被误诊为伤风、感冒、上呼吸道感染，而不被人们所重视。第二级败血症期，最易被误诊为全身感染、败血症。当第三级侵犯脑髓时，才会出现明显的一系列神经系统特殊症状，若是在第三级才发现，进行治疗就为时已晚，因此流脑具有发病急、流行广、死亡率高的特点。当年，李振华用损阴伤正理论指导治疗流脑后，撰写了论文《中医对流行性脑脊髓膜炎的治疗》，发表于《中医杂志》。李振华于1970年7—9月治疗乙脑，治愈率达92.7%，当时居全国先进水平，获河南省重大科技成果奖。李振华用损阳伤正理论指导治疗伤寒有关病证，重视助阳扶正，屡建奇功。李振华所著《损阳伤正是"伤寒论"六经病的病理基础》一文，于2004年7月被收录入《中华古代名医名著研究集成丛书》中的《张仲景研究集成》分册中。

中青年时期在洛阳任教时，李振华虚心向针灸技能精深的同道学习，这使他之后能用针灸配合方药治愈大量常见病和疑难杂病。他曾陪名老中医秦伯未在河南看病讲学，学得秦伯未运用仲景炙甘草汤治疗心脏早搏时用桂枝之妙。他向患者求方，学到施今墨治疗功能性子宫出血的珍贵经验。他重视民间单、验方，不耻下问，虚心搜集并组合成效验方，收到了良好的效果。1991 年以来，李振华与邓铁涛等多位老中医多次向党中央、国务院上书，要求发展中医药事业。他就是这样以振兴中医药为己任，为中医药事业呕心沥血，鞠躬尽瘁。2003 年“非典”流行，他不顾八旬高龄，关注疾病流行情况，依据自己一生治疗温热病的经验，为中医药防治“非典”献计献策。2004 年，他积极参与国家中医药管理局组织的中医专家制定防治禽流感预案，提出重要建议。他继承诸家脾胃学思想，力倡东垣的“内伤脾胃，百病由生”“善治病者，唯在调理脾胃”，临床注重保护脾胃，形成了治病重视脾胃的学术思想，多次承担国家及河南省重点科技攻关项目，并获多项重大科技成果进步奖。纵观李振华一生从医路，饱含着他对中医的赤诚之心和匠人之心，从随父学习背诵汤头歌诀，明辨药性之别，领悟诸方之妙，到侍诊、试诊、试方、独立诊病处方，从霍乱横行开始学医到流脑、乙脑疫情肆虐救助危重，从一名骑着毛驴穿行乡野的乡医到国医大师，李振华正是秉承着对中医的无比热爱和孜孜不倦的匠人之心，恪守“学在于勤，知在于行”的座右铭，严守“五字真经”的治学之道，在中医药之路上不断攀越一座座高峰。

王桂彬　庞博

刘志明——杏林英杰仁心术，悬壶济世惠苍生

一、简介

刘志明，1925年10月生，湖南湘潭人，第二届国医大师，首批全国老中医药专家学术经验继承工作指导老师，全国首批博士生导师、博士后指导老师，中国中医科学院研究生院教授、资深研究员，首批中医药传承博士后导师，首批享受国务院特殊津贴的中医药专家，中华中医药学会顾问，第六、第七、第八届全国政协委员。曾任中华中医药学会副会长，从事中医临床工作八十余载，擅长治疗外感热病及内科疾病，对温病、伤寒等外感急症具有独到见解，疗效显著。1954年积极响应党和国家号召，赴京参加中医研究院的筹建工作，组建中医研究院传染病组。刘老出身中医世家，尤善温病的诊治。50年代，刘老曾多次参与病毒性肺炎、流行性乙型脑炎等传染性疾病的临床治疗，对控制疫情的蔓延做出了积极贡献。“非典”时期积极参与“非典”的救治工作，推动中医药在抗击“非典”中发挥重要作用。

二、学宗岐黄，精研医经

刘志明出生于湖南湘潭的医学世家，祖上几代都是当地名医。他从小学习国学经典，诵读中医名著，14岁拜当地著名的温病学家杨香谷为师，在老师的指导下，他系统地学习了温病学的经典著作，如吴又可的《温疫论》、叶天士的《温热论》《临证指南医案》和吴鞠通的《温病条辨》等。这使刘志明对于温病的发生、发展、传变、预后、顺症、逆症，治疗之常法、变法有了系统的掌握，并

构建了诊治发热性疾病的知识体系，对以后其治疗发热性疾病具有莫大的启发。由于家学深厚，天资聪颖，又承名家衣钵，加之刘志明勤奋刻苦，三年师满，学有所成，自此悬壶济世，踏上漫漫医途。刘志明视治病救人为己任，无论贫贱贵富，一视同仁，只收低廉诊费，如遇无钱医病之人，不仅诊治分文不取，更是解囊相助，开业不足半年，就以高尚的医德、精湛的医术赢得了患者的信赖，在当地崭露头角、声噪湘潭。适逢乱世，战火频繁，三湘之地多发热疾，刘志明遂将治疗发热性疾病作为自己的重点攻坚方向，充分汲取前人经验，结合自身学习、实践体会，提出“热病初期即用表里双解”等新观点指导临床，为治疗发热性疾病开辟出一条崭新的道路。1944 年夏天，战火燃及湘中、湘西一带，战区瘟疫横行，特别是发热性疾病疯狂肆虐。刘志明看在眼中，急在心头，将自身生死置之度外，冒着生命危险深入疫区，救治百姓，洞察症结后，用升降散与达原饮合方施治，疗效很好。后在此基础上化裁处方，很快控制了疫情的蔓延。当时刘志明虽年方弱冠，声名已不胫而走，誉满三湘。

三、南雁北飞，身担重任

1954 年，卫生部抽调数十位在全国各地有影响的中医名师进京组建国家中医药研究机构——中医研究院。由于医名赫赫，刘志明被点将入京，参加中医研究院的筹建工作，成为中医研究院第一批医疗科研人员。因擅长治疗热病，刘志明担负起创建全院八大组之一“传染病组”的重任。那时既无经验可循，又缺科研条件，仅有迎难而上的一腔热血。全组人员在他的带领下，众志成城，一切从零做起，在实践中发展，从失败中积累经验。刘志明作为全组的核心，更是兢兢业业、埋头苦干、为人表率。仅一年后，“传染病组”从无到有，初步承担起中医防治传染病的职能，在日后乙型脑炎、血吸虫病、病毒性肺炎等数次国内大范围传染病的防治中，均作为一支重要的防控力量参与其中。1955 年，石家庄、北京地区流行乙型脑炎，患病人数众多，死亡率高。刘志明受命于危难之际，率领全组成员主导全国中医防治乙型脑炎的工作，并在北京、浙江、辽宁建立起传染病医院。中医药防治传染病的疗效为人称道，在以后国内数次大面积传染病流行中，中医均作为一支重要的防控力量参与其中。时至今日，刘志明当年运用中医药治疗传染病，力挽狂澜的事迹仍为人津津乐道，令人难以忘怀。此后数十年，刘志明一直耕耘在临床一线，门诊患者络绎不绝。他始终心系中医药事业发展，几十年如一日，积极参与各项中医药发展项目。20世纪50至60年代，面对传染病流行，他不顾个人安危，深入一线，领导和推广中医防治乙型脑炎、病毒性肺炎、血吸虫病等。2003年“非典”肆虐，刘志明积极响应号召，为中医药防治“非典”献策献方。新型冠状病毒感染（简称“新冠病毒感染”）疫情暴发后，刘志明心系桑梓，远程会诊6例湘潭危重症患者，经过悉心调治，全部治愈出院，回访无一例复发。

2006年，香港浸会大学中医药学院李致重教授在其著作《中医复兴论》中写道：“20世纪50年代，刘志明领队在北京、沈阳、浙江治疗‘乙脑’‘病毒性肺炎’时，年仅30出头。在中医大学林立的今天，‘非典’肆虐首都北京，有多少敢于横刀立马的年轻刘志明呢？”刘志明的辛勤努力、无私奉献、卓越成就，赢得了广大群众的称赞，受到了国家的嘉奖。他曾先后荣获卫生部颁发的“中医药事业突出贡献奖”、中华中医药学会颁发的“全国首届中医药传承特别贡献奖”、中国中医科学院颁发的“中医药科技进步奖”“建院特别贡献奖”等。2009年1月，北京市卫生局、市人事局、市中医药管理局为弘扬中医药学术思想，促进首都中医药事业长远发展，褒奖首都中医药精英的突出贡献，联合授予京城12位名老中医“首都国医名师”称号，刘志明名列其中。

四、情牵武汉，会诊除疾

疫情无情，人间有爱，新型冠状病毒感染疫情（简称“新冠疫情”）期间，刘老每天都关注着疫情的防控，关注着对患者的救治工作，他认为中医药在新冠病毒感染的治疗中有非常重要的作用。当医院派出第一支医疗队驰援武汉时，刘老就曾提出要去一线工作，实地调研救治患者。由于年事已高，刘老没能到抗疫一线，但他一直心系新冠疫情防控工作，之后也多次提出前往一线参与抗击疫情。作为刘老的学术继承人和女儿，刘如秀迅速组建了广安门医院刘志明国医大师抗击新冠疫情公益医疗团队。医疗团队首先与黑龙江省鹤岗市传染病医院苗青副院长对接，对其医院的一例危重新冠病毒感染患者进行远程会诊，经中西医共同努力，患者病情最终好转并出院。2 月上旬，疫情传播至湖南地区，刘老的家乡湘潭市也出现了新冠确诊患者。在湘潭市卫健委陈建安副主任、湘潭市中医药管理局叶志强局长的组织下，刘老团队和湘潭市中心医院赵新红主任及奋战在一线的雷超奇、唐武、廖祥等医生，对危重患者进行了多次会诊治疗。按照刘老团队提出的治疗方案，该院六例危重新冠患者，在中西医全力救治下，均痊愈出院。值得一提的是，这六例危重患者是该院的全部重症患者，其中不乏进行了有创通气治疗的案例。刘老认为中医抗击瘟疫已有数千年的历史，早已总结出系统的理论实践体系，此次疫情应当重视中医药的作用，特别是对于危重症患者，因其病情复杂且变化快，更应发挥中医个体化治疗的优势。刘老多次强调，中医应辨病与辨证相结合，求同存异。辨病是求同，辨证是存异，治疗疫病也是如此。他指出对于新冠这一新发疫病，首先需要辨清中医的病，明确这个病的特性。疫病是因染同一种“戾气”而为病，有其共同特点，因此这个“同”非常重要，辨清“同”之后，才可以纲举而目张。疫病既然是天之“戾气”而为病，就应结合天气、温度、湿度等因素以及患者表现综合分析。刘老指出新冠感染根据发病时间和特点可从“冬温”“湿温”入手。据气象资料显示，疫情最先爆发的武汉地区，2019 年冬季有异常气候基础：冬季应寒反暖、不降雪反阴雨绵绵等。会诊患者多发热、咳嗽、身痛、乏力、胸闷、纳差、舌苔厚腻、脉濡，符合湿阻气机、湿困脾胃的表现，刘老认同仝小林院士提出的“寒湿疫”观点，辨识此次疫病是以寒湿为特点后，可采取对因的治疗方法。刘老主张以“驱寒气、逐湿邪、祛戾气”为治疗本次温疫的第一要义，选用能直达病所、力专效宏的“三消饮”合“麻杏石甘汤”进行加减。三消者，消内、消外、消不内外也，选用本方可以直达病之巢穴，破杂气，除伏邪，使湿邪戾气速离。“三消饮”为治疫之要剂，以毒邪表里分传，膜原尚有余结者宜之。此外刘老指出此次感染病位主要在肺，因为肺卫气机不利会直接影响脾胃运化，故临床用药还应兼顾脾胃。

南雁北飞至今，已满甲子，虽然年事已高，刘老始终不言赋闲，心忧中医发展。担任全国政协委员期间，他积极为中医药行业建言献策。20 世纪 80 年代以来，他先后出访墨西哥、泰国、日本等国家，利用每一次出访机会，在国际上大力宣传、弘扬中医药学术，把中华民族的医学瑰宝推向世界。从青衿之岁到白首之年，从师承名医到独立行医，从悬壶三湘到名扬全国，从名满杏林到桃李满园，刘志明用他的智慧、赤诚和辛勤走到了一个辉煌的顶点。“淡泊明志，宁静致远”可谓刘志明八十余载中医之路的完美诠释。

王桂彬　庞博

周仲瑛——法外求法臻化境，实践创新绽奇葩

一、简介

周仲瑛（1928—2023 年），江苏如东人，首届国医大师，南京中医药大学教授、主任医师、博士生导师，全国老中医药专家学术经验继承工作指导老师，享受国务院特殊津贴专家。中医内科学学科体系创建者之一，确立以脏腑为内科疾病系统分类的基础，对临床专业分化发挥了先导作用，开拓急难症研究新领域。临床辨证特别重视气血痰瘀，善于复合立法，用方精于识辨类方的异同，选药讲究从同类药中寻求个性及其配伍关系。先后承担国家级、省部级以上课题 30 余项。治学倡导“古为今用，根深则叶茂；西为中用，老干发新芽；知常达变，法外求法臻化境；学以致用，实践创新绽奇葩”。

二、临危受命，深入疫区：救治流行性出血热患者

20 世纪 70 年代末，欧亚大陆出血热病开始肆虐。由于没有可靠的控制办法，该病一度造成举国恐慌，人人谈之而色变。江浙一带成为疫病流行的重灾区。正在江苏省中医院工作的周仲瑛临危受命，开始了流行性出血热的临床研究。周仲瑛坚信实践出真知，为攻克流行性出血热，他先跟着查房，共同研究分析，制定治疗方案，逐渐积累了感性认识，认为流行性出血热属于中医学“温疫”“疫疹”“疫斑”范畴，首次将其命名为“疫斑热”，这一病名后来得到中医界的广泛认可。之后，他身先士卒，带领研究团队深入疫区，到疾病流行最为严重的地区，建立了临床研究基地。当地的生活条件异常艰苦，医护人员随时有被

感染的危险，但周仲瑛和他的战友们不惧困难和危险，在防护设施极为有限的情况下，设门诊、管病床，在临床第一线救治患者。在掌握第一手临床资料之后，他总结出了流行性出血热的发病机理，提出区别各病期特点，分别采用清气凉营、开闭固脱、泻下通瘀、凉血化瘀、滋阴生津和补降固摄等治法，使上千例流行性出血热患者获得了新生，加强了中医对急性病毒感染性疾病辨证救治规律的探索，充分发挥了中医辨证施救、综合救治的优势。统计表明，周仲瑛带领的团队治疗了 1127 例流行性出血热患者，病死率为 1.11%，远远低于其他疗法。

三、仁心仁术，慧识疫毒：提出流行性出血热“三毒论”

周仲瑛中医理论功底深厚，善于综合应用各家学说之长，从实践运用中提出新的论点和治法。在研究流行性出血热时，周仲瑛综合温病、伤寒等各家学说，提出“热毒、瘀毒、水毒”的“三毒”理论，并针对出血热各个病期的病理特点，提出“病理中心在气营，重点为营血”的新论点，按此治疗，疗效得到显著的提高。根据流行性出血热的临床表现及其流行性和传染性，本病主要隶属中医学“温疫”“疫斑”“疫疹”范畴。由于本病是以肾脏损害为特点，具有传染性的出血性热病，故拟命名为“疫斑热”或“肾性疫斑热”，以表明其病的特异性。周仲瑛提出流行性出血热是感受瘟邪疫毒所致的一种病毒性疾病。本病虽有高度的散发性和局限性，主要传染源是鼠类，但亦有明显的流行性、地区性和季节性，故应列入疫病之类。从不同地区的临床资料分析，瘟邪疫毒的性质有温热疫、伤寒疫、湿热疫三大类。温热疫毒为病为其绝大多数，故临床多表现出温热病的传变过程；湿热疫毒为病多见于低洼潮湿、多雨地区，表现有湿热郁阻三焦的病理变化；伤寒疫毒多见于寒冷地区，表现出“伤寒”传变经过，故有人称之为“伤寒型出血热”，亦有因其发病高峰在冬季，而称之为“冬温时疫”者，但伏寒化温，从表入里，仍具热病特点，故有必要统寒温于一体。据此可认为同一疾病既可因地而异证，同时也表明病毒每可随地区气候环境而变异，以致毒力强弱、毒性特点不一，伤人致病后，复加个体反应性的差异，因而病理传变、病情轻重、证候表现不尽相同，为辨证论治提供了客观依据。在发病学方面，周仲瑛认为本病多为极度劳倦，暴受严寒、伤湿，卫外功能一时性低下，而致疫毒乘虚入侵而发病，且尤与肾精不足密切相关，如症见腰痛、少尿、血尿、多尿等，均属邪入下焦之候，由此可知抗病能力下降是受邪发病的重要内因，故传变迅速而病情凶险。此即类似前贤所谓“邪伏少阴”复加新感诱发，但临床以新感温病为多见，每常表现有短暂的卫分过程及气营两燔的病证特点。伏而后发，由里出表，初起即见里热阴伤而径予清热养阴者少。病理特点上，瘟邪疫毒化火，酿生“热毒”，热与血抟，血热血瘀，形成“瘀毒”，瘀热里结，水津不归正化，则“水毒”内停，邪热弥漫三焦，而致阴伤液耗，表现三实一虚的病理特点。三毒贯穿于疾病的全过程，发热、低血压休克期以热毒、瘀毒为主，少尿期以瘀毒、水毒为主，多尿期则为正气亏虚、余毒不净。

四、独具心法，妙治疫毒：提出出血热急性肾衰竭治疗大法

针对出血热急性肾衰竭蓄血、蓄水及易于伤阴的病理特点，周仲瑛提出出血热急性肾衰竭的治疗大法：以泻下通瘀为主，兼以滋阴利水，从而达到泻下热毒、凉血散瘀、增液生津、通利二便的目的。在出血热少尿期，无论发热与否，凡见到小便赤涩量少，欲解不得，甚至尿闭不通，血尿或尿中夹血性膜状物，大便秘，小腹胀满或拒按，心烦不寐，神志烦躁或不清，呕恶频繁，面部浮肿，舌质红绛，苔焦黄，或光红少苔，脉细数等症者，皆可用之。方宗《温疫论》之桃仁承气汤及《温病条辨》之增液承气汤、《伤寒论》之猪苓汤、《千金方》之犀角地黄汤等加减出入。药用大黄、芒硝各 10 克（便秘者可重用之），枳实、桃仁各 10 克，生地黄、麦冬、猪苓各 15 克，白茅根 30 克，怀牛膝 10 克。若水邪犯肺，喘咳气促不得卧，加葶苈子泻肺行水；血分瘀热壅盛，加水牛角、牡丹皮、赤芍等凉血化瘀；津伤明显，舌绛干裂，口干渴，可合入玄参，取增液汤全方以滋阴生津；小便赤少不畅，可再加阿胶、泽泻、车前子等滋阴利水；瘀热阻窍，邪陷营血而神昏，可加水牛角、黄连清心开窍；邪陷厥阴，热动肝风而抽搐，可参镇肝熄风汤意。概言之，泻下通瘀法包括下热毒、下瘀毒、下水毒等几个方面，通过与滋阴生津法配合，可具备增液通腑、通瘀散结、滋阴利水的功能，起到通大便、利小水，“急下存阴”，凉血止血，祛除水毒，使津液归于正化等作用。历来中医对血证的认识，强调气火逆乱，血不循经，络伤血溢为其基本病机。在治

疗方面，以治血、治气、治火为基本原则，组成了许多名方良剂。周仲瑛在总结前人经验的基础上，根据多年的临床实践，提出了瘀热血溢证这一特殊证候类别，突出了瘀热相搏、络损血溢导致出血的重要性，强调凉血散瘀为治疗瘀热型血证基本大法。临证应用首先要明确外感内伤，其次要辨别瘀热的轻重，同时还应详察兼证变证，从而突破了仅把这一方法视为外感温病血分证治法的局限性，发展了血证理论，充实了有效的治疗方法，并在实践中体会到凉血与化瘀联用，可以起到清血分之热、散血中之瘀、解血分之毒、止妄行之血的作用。据此研制的丹地合剂和地丹注射液（由水牛角、生地黄、牡丹皮、赤芍、制大黄、山栀子、煅人中白、紫珠草组成），化裁灵活，常收捷效。

五、深耕不辍，精研疫病：多次参与急性传染病救治指导工作

周仲瑛教授围绕传染性疾病进行了多项研究，事实证明中医在这一领域有优势和特色。比如，对乙脑、病毒性腮腺炎和重症感冒等病毒感染性高热的研究，被列入国家“七五”攻关课题，研究成果于1994年获得国家教委科技进步三等奖；研制了新药“清瘟合剂”“清气凉营注射液”等。在传染性非典型肺炎（SARS）肆虐蔓延期间，周仲瑛教授对其弟子仝小林院士在抗击“非典”中进行远程指导，并发表《周仲瑛教授论非典型肺炎的中医药辨治》一文，用中医理论阐述了SARS的病证和治疗，认为该病很可能是先有伏邪，后因新感而引发。患者先有肺热内伏，加之外感时邪疫毒而发病。其中外感时邪以风邪为主，与“春温”密切相关。以三焦辨证为依据，可将该病分为初期、中期、极期、恢复期四期进行辨证治疗，针对不同病期及主症特点，制定相应的治法和系列专方专药，中医完全有可能、也有能力在阻止“非典”病势发展、降低病死率、提高临床治愈率等方面发挥应有的作用。另外，在预防疫病方面，周仲瑛提出应芳香辟秽解毒，可选用藿香、苍术、白芷、草果、菖蒲、艾叶、冰片、重楼等制成香囊，佩挂胸前。至于对甘温益气之品及大剂清热解毒药的应用，周仲瑛认为若从增强人体免疫功能及抗病毒等方面讲，实无可厚非，但从中医理论来看，造成SARS流行的是温热疫毒，病性本身属热、属实，应因势利导、轻清宣透伏邪为是，即使“邪之所凑，其气必虚”，扶正亦应以清养肺气为主，而甘温补益之品恐有助热

生火之弊，而清热解毒药也可能有“药过病所”、苦寒伤胃之嫌，有进一步探讨的必要。周仲瑛的这些想法，后来在抗击“非典”的实践中发挥了重要的作用。在新冠疫情暴发期间，年事已高的周仲瑛教授不辞辛劳，一边电话指导弟子在一线救治病患，一边通过临床资料完善辨治思路，亲自拟定了《江苏省新冠肺炎中医辨治方案（第三版）》作为中医临床救治的权威指导意见，由江苏省卫健委发布。

王桂彬　庞博

张震——创疏调学派，制抗艾良方

一、简介

张震（1928—2023 年） 云南省中医中药研究院主任医师、资深研究员。1959 年 4 月起从事中医临床工作，享受国务院特殊津贴专家，全国老中医药专家学术经验继承工作指导老师，云南省荣誉名中医。张震先生指导并参与申报的 4 项国家级课题“经静脉吸毒感染 HIV/AIDS 中医证候特点及演变规律研究”“稽延性戒断综合征中医证候演变规律及生物学机制研究”和“HIV 感染 IIA 期中医证候特点及演变规律研究”“艾滋病中医证候要素提取及其组合规律的研究”均获国家自然科学基金委员会立项资助，并取得成果。他亲自拟定的两个治疗艾滋病的中药处方（扶正抗毒方和康爱保生方）现已治疗云南该病患者上万人，取得了相应的疗效与良好的社会效益，体现了国家对艾滋病患者的关怀。

二、不懈探索，参透证候与气机

艾滋病是一种危害性极大的传染病，由感染艾滋病病毒（HIV）引起，该病毒破坏人体的免疫系统，令感染者逐渐丧失对各种疾病的抵抗能力，最后导致死亡。自 20 世纪 80 年代发现以来，艾滋病在全球肆虐流行，已成为重大的公共卫生问题和社会问题，引起世界卫生组织及各国政府的高度重视。因艾滋病病情复杂而深重，病程缠绵难愈，目前尚无根治的特效药物，也还没有可用于预防的有效疫苗。国医大师张震是云南省中医中药研究院创始人、首任所长、资深研究员，学术上有很高的造诣，是我国研究证候学的先驱。历经数十年的悉心探研，张震提出证候层次结构的创新理论，在其带领下，云南省中医中药研究院在中医证候研究方面处于国内先进水平。张震临床诊疗经验丰富，对常见病的治疗有独到之处，善治疑难杂症，潜心研究疑难病症的中医药治疗规律，先生还创建了云岭中医疏调人体气机的学派。面对艾滋病的肆虐和许多患者迫切需要治疗的状况，已近耄耋之年的张震毅然接受组织安排，带领开展中医药治疗艾滋病的科学研究。张老认为，中医的特色和优势是整体观念和辨证论治，要治疗艾滋病，必须明确其证候、病机、发病规律。他带领项目办工作人员到昆明、红河、大理、德宏等州、市进行实地调研，亲自诊疗患者。张老不顾年迈，直接与艾滋病患者面对面交流、亲自把脉问诊，掌握第一手病例资料，认真收集艾滋病中医四诊信息，带领工作人员归纳并分析艾滋病独特的病因病机、传变规律及预后转归，提出艾滋病的中医药治疗应以扶正祛邪为主，并结合自己多年的诊疗经验，亲自拟定了两个治疗艾滋病的中药处方（扶正抗毒方和康爱保生方），无偿提供给项目使用。由于艾滋病为新型传染病，病变涉及多系统、多脏器，病情复杂多变，尽管经过前期调研，已初步掌握艾滋病的病机特点，开展了中医药治疗，但张震并未放松探索与研究，认为中医药治疗艾滋病是一项探索性和创新性较强的工作，在没有成熟的治疗技术、治疗方案和治疗药物可供借鉴和使用的情况下，深入开展相关研究工作就更为重要。在其精心指导下，云南省中医中药研究院组织专业技术人员围绕艾滋病的中医病因病机、中医临床治疗方案、疗效评价、免疫重建、机会性感染及高效抗逆转录病毒治疗（HAART）毒副作用治疗等方面进行科学探索研究。十余年来，他一直坚持在中医药防治艾滋病的岗位上，精心指导后辈开展中医药治疗艾滋病的科研和临床救治工作，取得优异的成绩。一是对艾滋病的证候、病机特点进行研究，掌握其发病规律，制定符合云南省特点的中医诊疗方案，推广并指导全省试点项目临床工作人员开展治疗；二是对拟定的扶正抗毒方和康爱保生方进行了药学、药理、毒理等系列研究，反复探索，研制成扶正抗毒丸（或胶囊）和康爱保生丸（或胶囊），并成功注册为医疗机构制剂，作为云南省中医药治疗艾滋病试点项目固定制剂，在全省 12 个州、市，44 个治疗基地（点）广泛应用；三是不断总结临床治疗经验，梳理其中医理论基础，初步形成了新的艾滋病以“气阴两虚”为基本病机，以“益气养阴”“扶正祛邪”为主要治法的理论体系，并形成常见证型的方药体系，进行辨证论治；四是积极探索中西医结合治疗，完善中西医结合的综合治疗方案，明确中西医治疗适用范围、时机、评价标准等，达到减毒增效，提高患者服药依从性，降低病死率的效果。

三、敢为人先，拟定治艾良方

张老最具代表性的方子，当属两个治疗艾滋病的中药处方：扶正抗毒方和康爱保生方。2004 年，我国各省、市陆续开展中医药治疗艾滋病的工作，最初只筛选了 4 个省份作为试点开展防治工作，接着陆续分配给每个省份相应的治疗任务。2005 年，云南省开始着手开展艾滋病防治工作。那个时候，不要说市民、乡民，就是医生也对治疗艾滋病束手无策，甚至还会感到恐慌。当时的工作几乎是“两眼一抹黑”，连传播途径也不清楚，但是张震非常积极地参加并牵头开展这项工作。“一定要见到患者，才能辨证论治”，在做了大量前期准备工作后，张震作为指导专家带着治疗团队深入云南省德宏州。当时，德宏州还没有机场，年近八旬的张老和科研团队长途颠簸了两天才到。自 1989 年德宏州瑞丽市静脉注射吸毒人群中发现 146 例艾滋病病毒感染者后，那里的艾滋病疫情一直在持续上升。就是在这种情况下，一位年近八旬的老人一边接诊艾滋病患者，一边安慰大家不要怕。在为大量艾滋病患者辨证论治后，张震研究了该病的中医病机，按照疏调气机的原理，反复斟酌修改，拟定扶正抗毒方和康爱保生方两个中药处方，发挥了很好的疗效。作为一种危害性极大的传染病，艾滋病病毒将人体免疫系统中最重要的淋巴细胞作为主要攻击目标，大量破坏该细胞，使人体丧失免疫功能，易感染各种疾病。艾滋病病毒在人体内的潜伏期平均为 8 ~ 9 年。后来对服药两年的患者进行回访调查，他们至少延缓 3 个月进入发病期。因为这种治疗是免费的，有的患者可以坚持服药七八年。对服用两个中药方子的患者的免疫指标进行检测后发现，病毒对他们体内淋巴细胞的破坏程度有所下降。有一位做生意的女患者，被丈夫传染上了艾滋病。西药治疗后，她感觉鼻子、嘴巴里有怪味，一天只能吃半根黄瓜。服用中药后，她恢复了正常的饮食，再次复查时，气色很好，已经恢复了正常工作。西药虽能杀死一部分艾滋病病毒，但同时患者的正气也受到损伤，导致生理功能紊乱，用疏调气机的方法治疗，能让患者带“毒”生存。张震说中医是用一种平衡阴阳的原理改善了患者的症状体征，提高了生活质量。截至 2017 年 6 月 30 日，云南省中医药治疗艾滋病在治 6589 人，10 年间累计治疗近 1.38 万人，治疗后仍存活的患者约 9000 多人。云南省每个月的治疗任务为 5000 例，然而实际上每个月治疗远远超过 6000 例。张老的方子被使用了 12 年，治疗效果也在回访患者的调查中得到了证实。没有张震前期打下的基础，云南省中医药治疗艾滋病的工作不可能开展得这样顺利。

四、言传身教，诠释大医精诚

张老一直倡导疏调气机为中医药内治大法之一，强调“欲求临床疗效的提高，无忘对患者气机之疏调”的宗旨。针对艾滋病独特的病因病机、传变规律及预后转归，提出艾滋病的中医药治疗应以扶正祛邪为主，目前，全省累计服用扶正抗毒丸（或胶囊）和康爱保生丸（或胶囊）的艾滋病病毒感染者和患者超过 1 万人。服用两个中药制剂后，患者临床症状改善，生活质量提高，治疗信心增强，取得了相应的疗效与良好的社会效益，得到了各级党委、政府和社会、患者的认可，真正把党和政府对艾滋病患者的关怀雨露播撒到边疆各处。

王桂彬　庞博

屠呦呦——承医籍古韵，萃济世青蒿

一、简介

屠呦呦，1930年12月生，浙江宁波人，中国中医科学院终身研究员、青蒿素研究中心主任。五十多年来，她带领团队从中医典籍出发，创建低温提取青蒿抗疟有效部位的方法，致力于青蒿素及其衍生物的抗疟研究工作，2015年荣获诺贝尔生理学或医学奖，荣获2016年国家最高科学技术奖，2019年荣获“共和国勋章”。

二、疟疾的发现与研究

疟疾是被按蚊叮咬而感染疟原虫或输入带疟原虫者血液而感染的一种寄生虫传染病，其临床表现主要包括发热、出汗、畏寒和身痛，可伴随出现脑损伤、肺损伤、肝肾损伤等，严重者甚至存在死亡的风险。疟疾在全球范围发病极为广泛，《2019年世界疟疾报告》显示，2018年世界范围内共有2.28亿疟疾患者，绝大多数的病例存在于东南亚与非洲地区。疟疾每年造成40余万患者死亡，是严重威胁人类生命健康及社会经济、卫生发展的传染病。

在关于疟疾的认识上，早在公元三百多年以前，希波克拉底就对疟疾的症状进行了详尽的记录。疟原虫作为疟疾的直接发病因素，最早在19世纪由法国医生拉法兰在患者体内发现，为表彰拉法兰医生在疟疾研究领域的重大成果，1907年的诺贝尔生理学或医学奖授予了他。疟疾是一种古老的传染病，其具体起源目前已不可考，两千多年来，从“瘴气沼气”到“疟蚊与疟原虫”，人类认识的进步不断丰富了疟疾的研究与抗疟治疗。在西方医学中，西方医学之父希波克拉底认为疟疾的形成与雨季和沼泽有着必然的关联。16 世纪中期，人们偶然发现金鸡纳树皮可以治疗疟疾的发热症状，因此将疟疾视为“不良的空气”。而在古代的中国，有关疟疾的记录最早可追溯至殷商时期，甲骨文中就有关于“疟”的记载。基于古代朴素唯物主义的思考，《黄帝内经》中就有关于疟疾的理论与治疗认识，如《素问·刺疟》篇谈道：“凡治疟，先发如食顷，乃可以治，过之则失时也。诸疟而脉不见，刺十指间出血，血去必已，先视身之赤如小豆者，尽取之。十二疟者，其发各不同时，察其病形，以知其何脉之病也。”北魏时期郦道元所著的《水经注》中也有关于疟疾之邪属“瘴疠之气”的论述。由此可知，古代中、西医学都将疟疾的成因视为“瘴气”，体现了在疟疾认识上中、西医学的相通。

随着现代科学的进步，在 19 世纪人们已经认识到疟疾的发病并不与“瘴气”有关。1894 年英国学者曼森提出假说“疟疾是由蚊子传播的疾病”，1897 年英国罗斯医生在疟蚊胃壁中发现疟原虫，并构建了“疟原虫—疟蚊—疟疾患者”三者的疾病发生联系，进一步确证了疟疾是由疟原虫引发的疾病。现代研究发现，寄生于人体并引发疟疾的疟原虫共有 4 种，如间日疟原虫引发间日疟，恶性疟原虫引发恶性疟，三日疟原虫引发三日疟，卵形疟原虫引发卵形疟。疟疾的发病主要与疟原虫在人体内的活动有关，其中尤为关键的是红细胞外期与红细胞内期。红细胞外期主要在人体肝细胞中发生，是原虫子孢子经裂体增殖的过程，其中形成的裂殖子从肝细胞释放后，则进入红细胞内期。研究发现应用传统抗疟药物治疗，红细胞内疟原虫虽被杀灭，但外期的疟原虫并没有得到有效控制，因此外期也常被看作疟疾复发的根源。红细胞内期是寄生于红细胞内的子孢子体积逐渐增大，破坏细胞后释放入血液，经过裂体增殖后可发育成配子体，疟原虫将进入有性生殖时期。

三、善言古者，必有合于今：从青蒿到青蒿素

几十年来，多重耐药疟原虫的形成让世界范围内的抗疟形势变得尤为严峻，尤其是在发展中国家，日益增长的公共卫生负担，大大加重了社会发展的经济成

本，成为制约社会进步的难题。而疟原虫已对传统抗疟药物奎宁产生耐药性，继续应用不仅存在耳鸣、头痛、恶心、呕吐、视力减退、听力减退等药物不良反应，且临床治疗效果亦不甚理想。因此，从天然产物中找寻新型低毒、高效的抗疟药物已经成为全球性药物研发的重中之重。

1951 年，屠呦呦考入北京大学医学院药学系（现北京大学医学部药学院），毕业后被分配至原卫生部中医研究院（现中国中医科学院）中药研究所从事药物筛选与研发工作。1969 年屠呦呦接到上级指派的“523”项目，要与全国的科研单位共同承担抗疟新药的研发工作。在 3 个月的时间内，屠呦呦就完成了 2000 余个方药的整理工作，编纂了包含 600 余种天然药物的《疟疾单秘验方集》。经过夜以继日的实验尝试，终于，屠呦呦带领团队将目标核心药物锁定为中药青蒿。青蒿来源为菊科植物青蒿或黄花蒿的全草。《神农本草经》指出青蒿味苦性寒，《本草纲目》言其入少阳、厥阴血分，《食疗本草》言：“青蒿，益气，长发，补中，明目，煞风毒，治骨蒸。烧灰淋汁，和石灰煎，治恶疮瘢靥。”古籍中青蒿多用以治疗疟疾、寒热往来之症，但屠呦呦观察发现，青蒿抗疟的药效并不稳定，尤其是在体外动物实验中，有时抗疟效果可以达到 60% 以上，而有时对小鼠疟疾的抑制率则低于 50%。中医古籍作为时代的文化符号，承载着古人对药物的认识与应用经验，同时也是古今文化交融、文明互鉴的联系纽带。屠呦呦十分重视青蒿在古籍中的相关论述，在基于对东晋葛洪《肘后备急方》中“青蒿一握，以水二升，渍，绞取汁，尽服之”的理性思考后，屠呦呦从提取温度出发，选用低沸点乙醚提取的研究方法，在经历多次实验验证后，终于在 1971 年 10 月 4 日，编号 191 号的乙醚中性提取样品，对鼠疟和猴疟的抑制率都达到了 100%。在得到具有明确抗疟原虫活性的青蒿乙醚中性提取物后，屠呦呦开始分离青蒿中的有效天然单体成分。1972 年 11 月 8 日，屠呦呦课题组从青蒿抗疟有效部位中分离提纯得到了抗疟有效单体，并将其正式命名为青蒿素，实现了人类抗疟征程中新的跨越。此外，屠呦呦还提出青蒿研究的诸多问题：“其一是青蒿有品种问题。中药有很多品种，青蒿到底是蒿属中的哪一种？其二，青蒿的药用部分，《肘后备急方》提到的绞汁到底绞的是哪部分？其三，青蒿采收季节对药效有什么影响？其四，最有效的提取方法是什么？”带着这些问题，屠呦呦又完成了青蒿素药物的制剂改良工作并亲自试药，为药物的临床推广与全球范围内的应用做出了巨大贡献。1982 年，屠呦呦以抗疟新药——青蒿素第一发明单位第一发明人身份，在全国科学技术奖励大会上领取了发明证书及奖章。2015 年，屠呦呦又凭借研制青蒿素的卓越贡献获得诺贝尔生理学或医学奖。在瑞典卡罗林斯卡医学院的诺奖演讲台上，屠呦呦指出，“青蒿素是中医药给世界的一份礼物”。从化学物质到全球抗疟特效药的转变，青蒿素给全球饱受疟原虫困扰的疟疾患者带来新的希望。据世界卫生组织报道，得益于青蒿素药物疗法在抗疟治疗中的联合应用，疟疾死亡人数已从 2000 年的 73.6 万人逐步下降到 2019 年的 40.9 万人，2021 年 6 月，世界卫生组织向中国颁发国家消除疟疾认证，再次向世界传递彻底消除疟疾的声音。古语云“善言古者，必有合于今”“知古不知今，谓之陆沉，知今不知古，谓之盲瞽”。半个世纪以来，青蒿素已挽救全球数百万人的生命，以中国中医科学院屠呦呦研究员为代表的一代代中医药工作者用人生铸就的“胸怀祖国、敢于担当，团结协作、传承创新，情系苍生、淡泊名利，增强自信、勇攀高峰”的青蒿素精神是我国科学家发挥中医药原创优势惠泽全球公共卫生事业的生动写照，青蒿素研制的成功是中国科学事业的卓越成就，是中医药事业走向世界的卓著典范，是中医药产业现代化发展的卓异成绩，这是中国的骄傲，也是中医药工作者的骄傲。

四、青蒿素的新应用与展望

屠呦呦在诺贝尔生理学或医学奖新闻发布会上指出：“青蒿素是个全新的化学结构，关于它的研究远远没有完成，它还能治疗其他疾病。关于青蒿素治疗疟疾也有提高的空间，现在它出现了一些耐药性。”目前，青蒿素的耐药性主要体现在对疟疾患者应用青蒿素联和疗法，使用三天之后无法完全消灭体内的疟原虫。面对这样的临床现象，中国中医科学院屠呦呦团队在深入分析国际临床数据的基础上，提出要合理制定青蒿素抗疟的药物治疗方案，这是目前减少青蒿素耐药的重要方法。屠呦呦团队 2019 年在《新英格兰医学杂志》发表重磅文章，研究表明红细胞中的血红素是青蒿素的激活剂，当疟原虫侵入人体后，在大量破坏红细胞的同时，可释放出浓度极高的血红素，而正是这一特点使得青蒿素可以在疟原虫代谢旺盛的区域得以激活，进而作用于疟原虫本体，发挥杀灭疟原虫的作用。在青蒿素的改良研究上，屠呦呦团队基于中国中医科学院的学术资源优势与国际影响力，广泛开展国际合作项目，通过精准化实验研究发现了一系列的青蒿素化合物，为青蒿素抗疟疗效的提升做出了进一步的贡献。而在青蒿素的合成研究上，德国马克斯·普朗克学会的化学家也通过从植物“废料”中提取青蒿酸，运用植物叶绿素作为化学催化剂的方法，实现15分钟快速合成青蒿素，该方法极大地降低了青蒿素的生产成本，并且提高了青蒿素的产量，同时有效解决了清理植物“废料”的问题，实现了天然产物合成理念的飞跃。青蒿素已在全球应用多年，直到今天青蒿素联合疗法仍是世界卫生组织推荐的一线抗疟疗法，这体现出中国原创医药成果在国际抗疟研究中的核心地位。

近年来，随着科研工作者对青蒿素认识的逐渐深入，青蒿素及青蒿素类衍生物在肿瘤、系统性红斑狼疮、类风湿关节炎、多发性硬化症、慢性淋巴性甲状腺炎、细菌感染、阿尔茨海默病、心血管疾病、寄生虫相关疾病中的应用也被广泛研究。在肿瘤研究方面，美国华盛顿大学发布了青蒿素衍生物用于治疗肿瘤等疾病的专利，研究发现青蒿素衍生物具有低毒高效的药理活性（公开号：WO2007112451A2），美国密西西比大学发布了一种青蒿素类二聚体衍生物，用于治疗肿瘤（公开号：WO2004034976A2），沈阳药科大学也基于实验结果，公开了一系列青蒿素类衍生物，研究证实青蒿素类衍生物可通过诱导肿瘤细胞凋亡的作用机制发挥一定的抗肿瘤作用（公开号：CN103113386A、CN101580510A）；在治疗自身免疫相关疾病方面，中国中医科学院团队研制出一种含有双氢青蒿素的药物组合物，发现其是治疗红斑狼疮的有效药物，临床试验证实其对治疗系统性红斑狼疮的有效率高达80%（公开号：CN1266683A），中国科学院上海药物研究所发布了一类水溶性青蒿素衍生物，专利成果表明其可用于治疗人体免疫功能亢进引起的诸如红斑狼疮、类风湿关节炎等众多疾病（公开号：CN1900081A、CN1814601A）；在阿尔茨海默病研究方面，中国药科大学此前公开了青蒿素及青蒿琥酯具有抑制Aβ42产生的功效，这一机制将有助于阿尔茨海默病的防控与治疗（公开号：CN102846597A）；在心脑血管疾病研究方面，上海交通大学发布了一种青蒿琥酯和熊果酸的中药组合物，可用于降血脂药物的研发制备，同时还发布了青蒿素、二氢青蒿素、青蒿琥酯、蒿甲醚在制备抗动脉粥样硬化以及高血脂药物中的新用途（公开号：CN101507727A、

CN 103230392A、CN 104398505A)。这些专利成果表明，有关青蒿素类化合物的研究仍在不断开展，相信在日后，拯救百万生命的“东方神草”将具有更加广阔的临床与市场前景，为全球健康事业的发展贡献更多的中国力量与中国智慧。

李奕 庞博

薛伯寿——大医成于德艺，悬壶济世为民

一、简介

薛伯寿，1936年8月生，江苏泰兴人，主任医师，中共党员，第三届国医大师，全国医德标兵，首批全国中医药传承博士后导师，首都国医名师，中央保健专家，享受国务院特殊津贴专家。1963年毕业于上海中医学院，曾得程门雪、黄文东、张镜人、陆瘦燕、裘沛然、张伯讷等名医指导。经过选拔得以拜中医泰斗蒲辅周先生为师，并融会方药中、叶心清等众名医之长，深得蒲氏医学精髓。主编著作6部，发表论文70余篇。承扬蒲氏德术，1986年被评为国家级有突出贡献科技专家。他曾于多国讲学交流，培养众多人才，成绩卓著，3次获传承贡献大奖，负责蒲辅周名家研究室建设，为北京市科技重大项目、“十二五”国家科技支撑计划等十余项课题做指导。他曾参与中医药防治传染性疾病相关工作，所作《“非典”辨治八法及方药》获“北京中医药抗击SARS优秀科研论文”二等奖。薛伯寿融通寒温，引领外感热病理论新体系，在诊治艾滋病、“非典”、流感中发挥显著作用，精于内妇儿科，讲究治人治病、辨病辨证、宏观微观三结合，三因制宜。

二、精研医理，勇负重任

广安门医院一直在中医治疗传染病方面特有所长，承担了一些援外医疗任务。1987年应尼雷尔总统邀请，薛伯寿成为首批赴坦桑尼亚医疗队的一员，运用中医药治疗艾滋病。医疗队的专家们总结认为艾滋病既似虚劳，又属瘟疫，

发病上，重感于邪，正虚为本；治疗上，强调分期立法，内伤与外感互参，透邪解毒与扶正并举。《中医杂志》英文版发表《中医药试治艾滋病经验》一文，得到同仁认可，也为后继研究奠定基础。1998年冬季，有非时之暖，北京流感暴发，当时估计要大流行，形势紧张，时任广安门医院副院长姜在旸请薛伯寿先生拟方，先生据病情分析为温邪上受外有寒束，取银翘散、三拗汤、升降散加减，拟名“速解流感饮”，被医院作为流感普济方制成汤剂，大锅熬，患者排队取药，夜晚加班，当时此方广施而供不应求，没多久，卫生部召开流感会议，称赞此方价格便宜，效果非常了不起，广安门医院因此受到表扬。2003年4月，“非典”刚蔓延到北京，形势严峻，时间紧迫，薛伯寿先生夜以继日从蒲老学术经验中加以发展创新，总结出“非典”辨治八法及方药，提出辛凉宣透、表里双解、宣化痰浊、逐秽通里、清热解毒、清营转气、生津益胃、育阴补肾八法。根据疾病发生发展过程中不同阶段所表现的寒热虚实变化，辨证指导选用不同的方剂，由人民卫生出版社印成小册，及时赠给一线医务工作者起救治指导作用。可见中医治疗外感热病，尤其是传染病有丰富且珍贵的经验，到现在依然有广阔的用武之地。2020年暴发新冠疫情，薛伯寿先生作为国家中医药管理局和中国中医科学院专家委员会顾问，多次参与修订新冠病毒感染的中医诊疗方案。薛伯寿先生从继承发挥蒲老疫病经验的角度，拟定新冠病毒感染诊疗思路的方药，并第一时间交到医院，指导救治工作。利用中国中医科学院的远程会诊系统，参与多地远程会诊，为新冠病毒感染患者、疑难重症患者诊疗，指导在外地战疫一线的弟子诊治，挽救了众多患者，为疫区及密切接触新冠病毒感染患者的人群均拟定了预防处方，均取得良好效果。

三、纠偏救误，旨在活人

当年蒲辅周治疗传染病，如梓潼霍乱、成都麻疹、北京“乙脑”等，往往在众医无策之际，独辟蹊径。随着现代社会和医学的发展，中医对传染病及急危重症的治疗，有淡化的趋势，以至于某些西医院在急重症方面对中医非常轻视，薛伯寿也曾遇到过类似情况。2005年4月的一天，薛伯寿接到紧急求救电话，一名5岁小儿，患急性播散性脑脊髓炎，高热昏迷，医治无效，从河北邯郸转入北京某医院的重症监护病房抢救，病况日趋危急，告病危不治。求救者是患儿的亲属，也是一位中医师，他曾经读到蒲辅周医案中有成功救治重症脑炎的案例。情急之下，他想到找蒲辅周的学生或许还有一线希望，费了几番周折找到了薛伯寿。救急扶危，敢于担当，薛伯寿即刻前往诊断。没想到，来到病房，他却被拒之门外，理由是："中医不可能有效，说不定还加重患者病情，医疗责任谁承担？"病房内情势紧急，病房外救人心切。经过一番协调与交涉，薛伯寿终于可以进入病房为患儿诊病。处方后，按方抓药煎好，鼻饲。结果患儿仅服下半服药，就已热减神清，过一天后可自行进食，3剂药后，肌力恢复，可下床行走，几天后病愈出院。在该医院的建院史上，这是第一次请中医会诊，中医的神奇疗效令许多西医专家叹服。类似的病案还有不少，薛伯寿之所以能临危不惧，从容救治，源于他扎实的理论基础和过硬的临床功夫。广安门医院重症监护病房主任齐文升是薛伯寿的弟子，他每天都要接诊处理多种急症重病，其中中医参与的不在少数。他感慨："观薛老师救治急危重症，使我对中医治疗急重症有了极大的信心。"作为蒲辅周的入室弟子，薛伯寿打破门户之见，参百家学说，融寒温一炉，担当起时代的使命。先是20世纪80年代初撰文呼吁重视杨栗山《伤寒瘟疫条辨》及其治温十五方的临床应用，引发中医同道广泛运用并取得良好效果；之后又受命应邀远赴坦桑尼亚运用中医药试治艾滋病，所取得的经验获同仁认可；20世纪90年代末，值北京流感暴发，染病者众多，有一家四代人皆发，薛伯寿诊为冬温，辨为外寒内热，自拟"速解流感饮"，被广安门医院作为流感普济方广施群众；2003年"非典"时期，形势严峻，薛伯寿夜以继日以蒲老学术经验发展创新总结出"非典"辨治八法及方药，由人民卫生出版社印成小册，送给一线工作者指导临床。

四、以史为鉴，巧用古方

新冠疫情期间，国医大师薛伯寿时刻心系新冠病毒感染患者的健康，指导奔赴武汉抗疫一线的弟子齐文升主任用药思路，三次致电武汉弟子李亦武教授出谋划策，参与中医诊疗方案的修订，并结合继承蒲辅周老先生之学术思想及六十年临床经验，撰写了诸文以供中医同道参考。蒲辅周曾云："治疗急性病，尤其急性传染病，要研究杨栗山的《伤寒瘟疫条辨》，余治温疫多灵活运用杨氏治温十五方，而升降散为其总方。治温疫之升降散，犹如四时温病之银翘散。”薛伯寿拜师学习十三载，深谙蒲氏学术医疗经验，发表《杨栗山温疫证治钩玄——蒲辅周老师对“伤寒瘟疫条辨”的推崇》一文，倡导灵活运用升降散可提高治疗外感热病及内伤杂病的临床疗效，引起全国中医同道对《伤寒瘟疫条辨》的关注。认为温疫乃“杂气由口鼻入三焦”，倡“温疫热郁自里达表，亦宜解散，但以辛凉为妙”。指出若用辛温解表，是为抱薪投火。主张升降散、增损双解散尤为对证之药。若热毒至深，倡用升降散合凉膈散、三黄石膏汤加减；然温疫火毒甚，传变极速，一日可数变，故必要时辛凉宣透多与黄连解毒汤、诸承气汤相合使用。强调“非泻即清，非清即泻”，同时推崇吴又可“温病下不厌早”，宗吴氏“承气本为逐邪”，并深得喻昌旨趣，指出“温病治法急以逐秽为第一要义”。博采前贤经验，结合临证体会，薛伯寿先生从温疫范畴的急性传染病临床实例得到印证：升降散合银翘散加黄连、全蝎、羚羊角粉治疗流行性脑脊髓膜炎；升降散合普济消毒饮治疗大头瘟；升降散加清心凉膈散治疗痄腮；升降散合银翘散加减治疗猩红热与手足口病；升降散合荆防败毒散治疗时疫感冒；升降散合茵陈蒿汤治疗急性黄疸；乙肝或丙肝常选用大、小柴胡汤或柴胡桂姜汤合升降散加减，都有很好的疗效。而且，薛伯寿先生赴坦桑尼亚运用中医药治疗艾滋病，认为艾滋病既似虚劳，又属瘟疫，发病上，重感于邪，正虚为本；治疗上，强调分期立法，内伤与外感互参，透邪解毒与扶正并举。对于表热证者，选用升降散合升麻葛根汤，或合银翘散加减；邪在少阳者，以升降散合小柴胡汤加减；湿热郁闭三焦，用升降散合甘露消毒丹加减。2003 年初“非典”肆虐，薛伯寿先生拟定“非典”辨治八法及方药，其中普济宣肺消毒饮、“非典”增损双解散、“非典”加味凉膈散、“非典”三黄石膏汤、“非典”解毒承气汤等，都合用了升降散。

王桂彬　庞博

张伯礼——岐黄传薪炬火不灭，杏林传道躬行育人

一、简介

张伯礼，1948年2月生，河北邢台人，中医内科专家，中国工程院院士，第四届国医大师，主任医师，博士生导师，中国工程院医药卫生学部主任，天津中医药大学名誉校长，国家重点学科中医内科学科带头人，第一批国家级非物质文化遗产项目中医传统制剂方法代表性传承人，“人民英雄”国家荣誉称号获得者，第八届全国道德模范，长期从事心脑血管疾病防治和中医药现代化研究工作，曾荣获国家科学技术进步一等奖、吴阶平医学奖、光华工程科技奖。

二、临危受命，推广科学防疫

新型冠状病毒感染，是一种具有强烈致病性和传染性的呼吸系统疾病，其症状类似于流行性感冒，起病多以发热、乏力、干咳、身痛、纳差、腹泻为主要表现，具有人群普遍易感的特点，病情发展极为迅速。2020年新型冠状病毒感染疫情在中华大地肆虐，疫情发生后，党中央和国务院高度重视人民生命健康，第一时间成立了中央应对疫情工作领导小组，统一领导，统一指挥，尽最大力量阻止疫情蔓延。我国在吸收既往疫病防控有效经验的基础上，积极发挥中医药在防治重大传染性疾病中的优势，坚持中西医结合、中西药并用的治疗模式。2020年1月，张伯礼院士临危受命，率领来自天津、江苏等地的350余名医护人员出征武汉，进驻武汉市江夏方舱医院，开展新冠病毒感染的临床救治工作。在到达武汉后，张伯礼院士火速召开疫情防控会议，围绕床位设置、空气循环、治疗

方药等方面与江夏方舱医院的医护代表展开讨论。张伯礼院士在深入临床一线系统诊治大量患者的基础上，综合武汉地区属于北亚热带季风性气候，多雨、湿润的特点，并结合大样本舌苔、脉象特点，提出本次新冠病毒感染当属中医疫病范畴，归纳本次新冠疫情核心证候要素为湿、热、瘀、毒、虚，其中尤以湿毒、热毒为关键，明确了湿热邪毒内侵人体的外在条件，确证了疫情病邪的基本属性，完善了新冠病毒感染的系统认识。《汉书·平帝纪》记载："民疾疫者，舍空邸第，为置医药。"意思是对于感染疫病的百姓，要空出房间，建立隔离场所，为他们医治。张伯礼院士在看到疫情初期武汉医院人满为患的状况后，第一时间指出要迅速采取疫情隔离措施，避免各类患者交叉传染情况的出现。张伯礼认为要对已经感染的患者按照病情轻重及感染时间进行分类管理，积极采取"中药漫灌"的方式，让感染者与未感染者服用化湿祛毒、扶助正气的中药汤剂，做到尽量延缓疾病进展，尽量减轻感染症状，尽量加快治愈进程，在张院士的全力推动下，中医药全过程介入新冠病毒感染救治，科学抗疫的方案也在本次疫情中神威大显。武汉每家方舱医院均配备了经验丰富的一线中医药临床专家，16 家方舱医院累计收治患者超过 1.2 万人，中药使用率达 90%。

三、妙手仁术，研发抗疫新药

中医药是我国传统医学的瑰宝，在新冠疫情中被发现在改善患者症状、缩短转阴时间方面具有重要优势。如中药汤剂可通过发挥清热解毒、平喘止咳、芳香化湿等功效，改善患者发热、乏力、咳嗽、身痛等症状。经过长时间临床救治经验的总结，历经 30 余次定点医院重危症患者会诊和病例讨论，张伯礼院士基本摸清了新冠病毒感染的证候特点，确立了从"湿毒"论治的基本思路。在通过大样本的临床数据分析后，张伯礼院士与同样奋战在武汉抗疫一线的首都医科大学附属北京中医医院刘清泉教授合作研发了治疗新冠病毒感染的复方中药宣肺败毒方（生麻黄 6 克，苦杏仁 15 克，生石膏 30 克，生薏苡仁 30 克，苍术 10 克，广藿香 15 克，青蒿 12 克，虎杖 20 克，马鞭草 30 克，芦根 30 克，葶苈子 15 克，化橘红 15 克，生甘草 10 克）。该方由《伤寒论》《金匮要略》中的麻杏石甘汤、麻杏薏甘汤、葶苈大枣泻肺汤等经典名方组成，具有宣肺化湿、清热透邪、清肺解毒的功效。多项实验研究证实，宣肺败毒方是治疗新冠病毒感染行之有效的中药复方药物，经多个专家团队研究后，该方入选防治新型冠状病毒感染的“三药三方”（三药：金花清感颗粒、连花清瘟胶囊/颗粒、血必净注射液，三方：清肺排毒汤、化湿败毒方、宣肺败毒方），并先后被列入《新型冠状病毒肺炎诊疗方案》（试行第六、第七、第八及第九版），其临床的有效推广极大地降低了患者的转重率和复阳率，为我国取得抗击新冠疫情的伟大胜利做出了重要贡献。

四、使命在肩，推动临床转化

张伯礼院士积极推动新冠病毒感染治疗中药复方科学原理的现代解读工作，其带领团队运用分子网络与高分辨率质谱方法，围绕宣肺败毒方中的核心物质成分进行了分析，相关成果（《宣肺败毒方中活性成分的转录组学和多维度生物测定多模式鉴定抑制巨噬细胞介导的免疫反应》）发表在中国工程院院刊《Engineering》（IF=7.553）中。研究结果显示，依托高分辨率质谱方法初步鉴定了宣肺败毒方中黄酮类、萜烯、羧酸、苷类等152种化合物，其中多模式筛选结果得出药物中的芦根、虎杖、化橘红可以显著下调巨噬细胞的活化，其有效作用的化合物分别为虎杖苷、异甘草苷和猕猴桃苷，确证青蒿和麻黄的有效成分可明显抑制内源性巨噬细胞迁移，而麻黄碱、白术内酯和山柰酚的存在都依赖于这些物质功能的正常发挥。转录组学分析表明宣肺败毒方在多种感染和炎症相关途径中调节基因表达，依托数据库中建立的检索条件获得的化合物成分，累计有751个被预测为宣肺败毒的作用靶点，其中超过33.5%的靶点被识别为与新冠病毒有关联的基因。而后通过STRING对目标进行功能富集分析，发现17%的富集途径与肺脏的炎症损伤有密切关联，13%与细菌或病毒感染有关，12%与免疫调节有关。此外，动物实验结果表明，在脂多糖诱导的急性炎症小鼠模型中，宣肺败毒方能有效缓解小鼠肺部炎症，同时降低血清促炎细胞因子水平，表明宣肺败毒方具有很好的抗炎效果。而在靶器官的研究方面，活性成分（包括柚皮苷、甘草酸、异甘草苷等）都在小鼠的肺样本中被检出了更高的浓度，这表明宣肺败毒方的潜在靶器官最有可能为肺，也就是新冠病毒感染中炎症表现最严重的器官。另一项关于尾截肢诱导的斑马鱼炎症模型实验也显示，宣肺败毒方可以减少创伤部位巨噬细胞数量的剂量依赖性效应，削弱 IL-6 和 IL-1β 两种促炎细胞因子的表达，抑制巨噬细胞的活化和动员。这些科学实验挖掘了宣肺败毒方在炎症调节中的药理机制和活性物质成分，为确证宣肺败毒方的临床疗效提供了科学验证与依据。

对于中药复方，张伯礼院士强调要积极运用现代科学技术将汤药转化为便于服用的颗粒剂，这样才能实现疫病治疗的及时和高效。因此在宣肺败毒方组方完成后，张伯礼院士就积极加强与科研机构、企业的合作，将经典方药与现代制药工艺、生产质控相结合，运用现代的药物提取手段，在明确复方物质基准与药效机制的基础上，尽可能推广、扩大药物在临床中的应用范围。经过夜以继日的科研攻关，2021 年 3 月，宣肺败毒颗粒顺利上市，在减轻患者新冠病毒感染症状的同时，也为更多的患者带来了健康的福音。

中医药是我国民族医药的特色学科，其讲求“整体观念”和“辨证论治”，中医药是在阴阳五行理论指导下动态发展的学科。宣肺败毒颗粒研发成功的经验告诉我们，中医药独特的科学内涵与价值属性能帮助解决许多临床悬而未决的诊疗难题。随着宣肺败毒颗粒、连花清瘟胶囊等一大批创新中药走出中国，我国在参与世界卫生治理，维护全球人类生命健康中的重要作用日渐凸显。借助这些散发古老生机与现代科学家智慧的复方中药，做大做强中医药产业，讲好中医药故事，已经成为目前中医药的重要发力点。我们要乘援外医疗“一带一路”倡议的东风，充分吸取既往千年传承的中医药智慧，把握中医药简便廉验的独特优势，在传承精华、守正创新的同时，坚守中医药文化自信，不断推动中医药在新时代的跨越式、引领式发展。

李奕　庞博

吴以岭——求索古籍精华，开创络病证治体系

一、简介

吴以岭，1949年10月生，河北衡水人，中医心血管病专家，中国工程院院士，中医络病学学科创立者和学科带头人。传承精华开创“络病证治”理论体系和“脉络学说”，创立中医络病学新学科，以络病理论为指导开辟心血管疾病治疗新途径，研发通心络胶囊、参松养心胶囊、芪苈强心胶囊等国家专利新药。连花清瘟胶囊入选防治新型冠状病毒感染的“三药三方”，主编《络病学》《脉络论》等专著，创立“理论—临床—新药”一体化发展模式，对推动中医药学术发展与现代化研究做出卓越贡献。

二、创新血脉理论，构建络病证治新体系

络病理论源起《黄帝内经》，《灵枢·邪气脏腑病形》记载：“诸脉之浮而常见者，皆络脉也。”《素问·通评虚实论》记载：“络气不足，经气有余者，脉口热而尺寒也。”络病相关词汇如“经络”“经脉”“络气”“血脉”等概念亦散见诸篇。《黄帝内经》中详细指出一些络脉细分概念，如细小的络脉为孙络，浮于皮部的为浮络，同时记述了这些络脉在人体的循行分布及参与的生理功能、病理变化。络病理论的进一步发展则可追溯至张仲景时代，仲师在《黄帝内经》理论研究的基础上提出六淫、痰凝、血瘀、络虚的病机之变，概述了经脉受邪，邪气入里传变的一般规律，并详细给出了疾病演变的治疗策略，总结温通法调节经络、络脉功能的方法，基于活血化瘀生新、通补为用等治法，灵活调节养阴药与通络

药的应用比例，同时取象比类开创运用虫类药物治疗络脉顽固病变的先河。与此同时，仲师创新了既往应用汤药治疗经脉病变的方法，易汤为丸用药物缓攻的治疗手段治疗平素难以干预的络脉疾病。而后以清代叶天士提出的“久病入络”“久痛入络”“久病血瘀”为络病研究的新里程碑，实现了络病发展的新跨越。吴以岭院士在梳理古籍研究、创新血脉理论的基础上，从临床实际病例出发，系统研究络病发病、病因、病机、诊断、干预全理论与临床过程，形成了络病辨证论治新体系。2003 年吴以岭院士团队撰写《络病学》专著，编写《络病学》教科书，2011 年完成了《脉络论》专著，2018 年年初完成了《气络论》专著。至此，以络病学为基础，以脉络论、气络论为分支的络病研究理论体系基本形成。该体系厘清了既往邪气传变的普遍规律，对提高心脑血管疾病、呼吸系统疾病、消化系统疾病的疗效具有深刻的学术价值，尤其是在络病学科建立层面，络脉证治体系的形成完善了“三维立体网络系统”“营卫承制调平”的理论架构，指出络脉具有支横别出、网络周身、络体细窄、逐层细分、网状分布、络分阴阳、循行表里的空间结构特点，气血行缓、性质弥散、末端连通、津血互换、双向流动的运行功能特点，对基于古代中医哲学与现代科学视角理解机体生理、病理规律，重塑中医原创理论具有极高的学术研究价值。

三、传承络脉研究，研制多靶点干预疫病新药

2003 年，“非典”疫情在我国迅速蔓延，对我国经济及公共卫生健康发展造成了不小影响，时任全国政协委员的吴以岭院士在两会结束后第一时间返回研究所组织召开“非典”防控会议。吴以岭院士从中医经典出发，在系统梳理《黄帝内经》中“五疫之至，皆相染易，无问大小，病状相似”的记载后，提出传染性非典型肺炎当属中医“瘟疫”范畴，是感受四时疫疠之气而发的烈性传染病。疫疠之气不同于六淫邪气，是一种袭人致病极为剧烈的病邪，起病急剧，病情深笃，非常规伤寒疾病可比拟。明代著名医家吴又可在《温疫论·原病》中记载：“此气之来，无论老少强弱，触之者即病。”吴以岭认为“非典”发病过程中出现的寒战、高热、身痛、咳嗽等症状表现与疫毒发病的起病急、传变快、皆相染易、烦躁、高热、口渴等症状描述存在相通性。因此吴以岭迅速从中医疫毒

角度入手，结合络病理论的既往研究基础，提出“非典”患者的核心病机为痰热毒郁、壅阻肺络的论断，认为该过程为邪气自表入里，循经络而走窜传变，邪气入经阻滞脏腑经气，入血侵袭脏腑气血。因疫毒为外来之邪，故发病时常从口鼻、皮毛而入，侵袭肺络最为显著。吴以岭院士强调把握“非典”病势传变在疾病演进方面的基本规律，从湿热蕴结、阴伤气耗等疾病变化层面一一分析了疾病与症状的因果关系。在药物治疗上，吴以岭组织科研团队从古籍中挖掘经验，组方传承了治疗肺气上逆、邪热壅肺的汉代经典名方麻杏石甘汤，治疗风热在表、热毒袭肺的清代名方银翘散等。最终历经 347 天的实验、申报（完成流感、SARS 药效研究及毒理研究并申报临床批件），2004 年 5 月 9 日，连花清瘟胶囊正式被国家食品药品监督管理局批准上市，用于治疗流行性感冒属热毒袭肺证。全方采用连翘、金银花、板蓝根、贯众、藿香、红景天、薄荷、鱼腥草、黄芩、炒杏仁、大黄、甘草等药物，可协同发挥表里双解、卫气同治的多靶点疗效。临床试验证明，连花清瘟方中含有蒽醌、木脂素、黄酮、环烯醚萜等多种具有药物功效的化学成分，可有效降低炎症风暴，发挥抗细菌、调节免疫等作用，并在抑制流感病毒、肠道病毒、冠状病毒、禽流感病毒等多种病毒层面具有显著优势。2020 年新冠疫情暴发以来，中医药在抗击疫情方面发挥关键作用，吴院士带领团队在发挥中医药优势，强化中西医协同救治的同时，开展了多项有关连花清瘟胶囊治疗新冠病毒感染的临床与基础研究工作，多项实验结果证实连花清瘟胶囊在干预重症转化、缩短转阴时间方面具有独特优势。随着连花清瘟入选国家防治新型冠状病毒感染“三药三方”，极大地彰显了中医药在防治重大传染性疾病中的实力，也确证了基于络病理论组方的我国传统中药在现代难治性疾病中的核心地位。

四、遵循科学规律，发挥络病研究价值

吴以岭院士在传承络病证治学术体系的基础上，提倡以现代临床结合科研的新药研发模式，以经典名方为依托，关注生命物质群的研究，不断借鉴现代科研技术与方法，积极推进中医药原理的科学解读，中医药优势技术的持续创新，中医药临床疗效的不断提升工作。在临床科研一体化新药研发之路上，吴以岭院士推崇“理论 + 临床 + 新药 + 实验 + 循证”一体化的中医药传承、发展与转

化新模式。以络病理论为突破点，面向中药新药转化，吴院士带领团队深耕呼吸病领域、微血管领域、内分泌领域、免疫领域、抗衰领域，成功转化连花清瘟胶囊、通心络胶囊、参松养心胶囊、芪苈强心胶囊等 10 余种创新专利新药。如通心络胶囊以冠心病、脑梗死、动脉粥样硬化等疾病为切入点，广泛融入络脉理论中“络气郁滞、络脉瘀阻、络脉绌急”的相关理论，并思考虫类药物善走窜的特性，方选全蝎、水蛭、土鳖虫、蝉蜕、蜈蚣等药物共奏息风解痉、活血化瘀之功效。现代研究数据表明，通心络胶囊具有保护缺血组织（减轻脑水肿、减少缺血时间）、保护血液（改善血液流变学、抗凝、降脂）、保护血管（稳定斑块、保护内皮细胞、抑制内膜增生）的功效。

面向新的历史时期，吴院士总结完善气络病变的病理规律，依据患者年龄及部分病后初愈患者的体质特点，总结承制调平的气络学说，归纳了中医整体观、生命观、康养观、未病观在临床中的优势作用，揭示了疾病发生、发展、转归的全周期规律。从抗衰老角度出发，提出“精是生命起源，气是生命动力，神是生命体现”的生命整体观，并基于该理论系统总结肾精虚衰、元气亏损等衰老的过程，在融入先天之精、后天之本等传统理论的基础上，确立了燮理阴阳、补肾填精、温扶元气、充养形神的治法，强调维护精、气、神平衡在抗衰老中的地位，并基于该理论研制出八子补肾胶囊等抗衰老中药新药，填补了中医药在该领域的空白，极大地促成并推动了中医药产业化、生态化、国际化的跨越发展。

李奕　庞博

仝小林——守正创新驱疫毒，知常达变显神功

一、简介

仝小林，1956年1月生，吉林长春人，中国科学院院士，中医内科学专家，中国中医科学院首席研究员，主任医师，博士生导师，国家中医医疗救治专家组组长。长期致力于中医药传承与创新研究工作，构建了核心病机—分类—分期—分证的中医诊疗新体系。曾获何梁何利基金科学与技术进步奖、两项国家科学技术进步二等奖、第二届全国创新争先奖章、“全国抗击新冠肺炎疫情先进个人”荣誉称号、2020年度“最美科技工作者”称号及第三届“转化医学创新奖”。编著《新冠肺炎中医诊疗与研究》等26部专著。

二、立足三维定性法，创寒湿疫辨治体系

2020年初我国武汉地区爆发新型冠状病毒感染疫情，作为中央指导组专家组、国家中医药管理局医疗救治专家组共同组长的仝小林院士在疫情之初便抵达武汉，全力开展新冠病毒感染患者的救治工作。仝院士深知中医的疗效来源于临床实践，冒着极大的被感染风险，他奔波于收治新冠病毒感染患者的重点医院武汉金银潭医院，深入留观病房、发热门诊、隔离点、重症监护病房等临床一线搜集资料，详细了解本次疫情的临床症状特点。基于大量的临床案例与证候推演分析，仝小林院士认为自古以来围绕疫病的初期定性十分关键，一旦疾病传变寒热错杂而同归则疫病病性难判。因此仝院士在参考新冠病毒感染发病气候特征及病原微生物理化嗜性的基础上，创新总结出疫病定性三维分析方法——三维定

性理论。其中仝院士将疾病初期的证候特征设定为疫病属性的直接依据，如在本次疫情中新冠病毒感染患者初期常有恶寒、高热、身痛、胸闷喘憋、咳嗽、纳差、腹泻、乏力等特征表现，结合舌象淡胖、边有齿痕，苔白腻或黄腻，脉弦滑等特点，他认为新冠病毒感染初期多为寒湿疫毒郁肺、束表，旁涉心脾为核心证候。在气象方面，新冠病毒感染暴发于寒冬之季，且相较往年武汉地区雨水明显增多，阴雨连绵更合疫毒泛滥之天时，这样异常的气候特点同样符合疫毒寒湿之性。在环境方面，有研究表明在湿度上升与温度下降的两种条件下，新冠病毒的活性可呈现上升现象，这表明新冠病毒更嗜寒湿环境。综合此三类分析内容，仝院士首次提出新冠病毒感染属“寒湿疫”的特征，并认为早期病位在“三表”（皮表、呼吸道黏膜、消化道黏膜），中后期在肺脾，因疫毒寒湿之象剧，故病机发展呈现伤阳的演变。仝院士认为新冠病毒感染救治只有紧扣“寒湿疫”这条主线，才能掌握疫病治疗的主动权，只有认识到“寒湿伤阳”是发病的核心着眼点，才不会被疾病初期的一派热象所迷惑，从而知常达变，治疗上也更加得心应手。

三、着眼疫病共性规律，建社区防控武昌模式

发现规律、精准防控是切断疫情快速传播的关键策略。武昌区位于武汉东南部，与汉阳、汉口一江相隔，是武汉的核心地区。在新冠疫情暴发初期，缺乏安全有效的特效药物，全市患者大量涌入，导致武昌区医疗机构超负荷运转，临床医生诊疗工作压力倍增。此外，由于大量的潜在患者没有得到有效防治，导致武昌区潜在的感染者数量难以判断，造成了隐匿人群的交叉感染，这让武昌区成为疫情之初全武汉患者最多、防控压力最大的地区。仝小林院士在武昌区通过社区走访发现，发热门诊是新冠病毒感染防控的第一道防线，也是疫情防控的重要关口，如果发热门诊失守，则医院的患者就会越来越多，很难从根本上控制住局面，而发热门诊的患者主要来自基层社区，因此社区是疫情防控的关键突破点。仝院士结合古代中医“大锅熬药，集中发放”的抗疫经验，综合武昌区发病区域情况及医疗资源情况实际，探索出建立以“中医通治方＋社区＋互联网”为框架体系的社区防控模式——“武昌模式”，以有效应对来自基层大量患者的诊疗压力，打破发病人数居高不下的困局。所谓通治方即依据寒湿疫理论辨治而成的寒

湿疫方，强调要将疾病关口前移，要向高风险人群统一发放，使中医药干预下沉到社区防控的第一线，极大地提升了新冠病毒感染诊治的有效率。社区防控最大的问题在于居家隔离的患者分散，医护人员数量及精力有限，如何精细地指导居民用药是难题，“社区＋互联网”模式即借助互联网信息平台向患者传递感染数量、用药咨询、专家指导、疗效反馈等数据，为抗疫提供了信息化保障。2020年2月，武汉市新型冠状病毒感染的肺炎防控指挥部医疗救治组发布《关于在新型冠状病毒感染的肺炎中医药治疗中推荐使用中药协定方的通知》，标志着武昌模式在抗疫一线推广启动。仝小林院士扎根基层社区，借助武昌模式的生动实践，发挥了中医“治未病”的优势，弘扬了未病先防、既病防变和瘥后防复的养生治病观念，为突发重大公共卫生事件提供了全新救治思路。

四、活用古方平中见奇，制散寒化湿疫病新药

仝院士基于三维定性综合判断，认为新冠病毒非伤寒、温病、湿瘟之邪气，而属寒湿疫毒。其中新冠病毒感染高热症状当属寒邪郁表，正气奋起抗邪，邪正交争之热，而常见的咽喉疼痛症状亦非常规认识之热毒侵袭咽喉所致，而是素有内热的患者感受寒湿疫毒后咽喉局部呈现“寒包火”的病理状态，再加过用发汗药物导致津亏热结，从而在症状上出现咽干、咽痛。疫毒由膜原出表，或发于肌表，症同风寒感冒；或发于黏膜之表，症同风热感冒；或发于胃肠之表，症同胃肠型感冒。基于对《新型冠状病毒肺炎恢复期中医康复指导建议（试行）》的研究实际，在新冠病毒感染恢复期患者中，仝院士发现亏损之气阴、残留之毒气、继发之痰瘀是恢复期影响机体预后的重要因素。针对恢复期的患者，组方以益气养阴、健脾祛湿、清解余毒立法，常用黄芪、炒白术、党参、沙参、丹参、防风、甘草、赤芍等药物，同时还提倡联合八段锦、穴位贴敷等干预手段，以共同加强恢复期患者的治疗效果。仝院士将新冠病毒感染的自然病程概括为“郁—闭—脱—虚”四个阶段，各阶段都有其核心病机，如“郁”的核心病机是邪郁卫气，“闭”的核心病机是疫毒闭肺。而在疾病早期，新冠病毒感染寒湿之象最为明显，因此在治疗上，围绕寒湿疫毒，仝院士力倡开达膜原的治疗方法，结合当时疫情地域气候特点、患者人群病症表象制定了寒湿疫方——散寒化湿颗

粒，该方集中麻杏石甘汤（《伤寒论》）、葶苈大枣泻肺汤（《金匮要略》）、神术散（《太平惠民和剂局方》）、达原饮（《温疫论》）、藿朴夏苓汤（《医原》）等五大历代经典名方，适用于早期新冠病毒感染的临床治疗。一项以武汉市武昌区隔离点的新型冠状病毒感染轻型和普通型确诊患者为目标人群的研究表明，在 721 例轻型、普通型新冠病毒感染患者中，服用散寒化湿颗粒两天以上的患者转重率为 0，优于对照组的 6.5%。散寒化湿颗粒已于 2022 年顺利通过国家药品监督管理局 3.2 类中药新药批准，成为《新型冠状病毒肺炎诊疗方案》（试行第九版）推荐药物，在祛除机体内外的寒湿邪气和戾气，阻断疾病进展，恢复正常身体机能方面发挥重要作用。

从寒湿疫毒的守正认识到寒湿疫辨治体系的创新建立，再到中药新药散寒化湿颗粒的研发完成，仝小林院士基于对新冠病毒感染的理性思考，走出了一条值得借鉴的从临床到实践，从实践到科研的中医药疫病防治道路。新冠疫情暴发以来，众多临床和循证证据数据表明，中医药在减少重症转化，缩短转阴时间，降低致死率层面上有独特优势，现代医学可在流行病学研究、重症急救等层面与中医药形成补充。正如仝院士常强调的那样，要坚持中西医并重、多学科交叉，以临床疗效为导向，提高患者治愈率，降低病亡率，发挥中医药的多元价值，让传承千年的古老东方医学在新时代熠熠生辉。

李奕　庞博

黄璐琦——秉承融合科学精神，致力中医药守正创新

一、简介

黄璐琦，1968年3月生，江西上饶人，中药资源和分子生药学专家，中国工程院院士，中国中医科学院研究员，博士研究生导师，博士后合作导师，全国优秀共产党员。作为中国中药资源普查试点工作专家指导组组长，牵头编制了《全国中药资源普查技术规范》，提出并发展了“分子生药学”和道地药材形成的理论，建立了珍稀濒危常用中药资源五种保护模式和中药材鉴别新方法，使分子鉴别方法首次记载于国家药典，带领团队研发出首个完全具有知识产权的治疗新冠病毒感染的中药新药化湿败毒颗粒，荣获“全国抗击新冠肺炎疫情先进个人”荣誉称号。

二、主动请缨，逆向而行的抗疫战士

2020年新型冠状病毒感染疫情在武汉爆发，黄璐琦院士积极响应党中央和国务院号召，主动请缨在大年初一带领中国中医科学院的专家团队逆向而行踏上驰援武汉的列车，全力支持新冠病毒感染的科研与临床工作。面对家人的牵挂，黄院士表示这是中医药科技工作者的使命，更是作为一名共产党员应该承担的责任，他必须冲锋在前。到达武汉后，疫情的严峻态势让黄院士非常揪心，面对大量的患者，一种坚决扑灭疫情高发态势的责任感从黄院士心中油然而生。2020年1月25日当晚，黄院士紧急前往武汉金银潭医院，向医护人员了解患者的临床诊治情况，并商讨中医药有效介入及参与病区接管的事宜，第一时间尽最大努

力让中医药参与新冠疫情救治工作。经过一晚的会议商定，26日上午，黄院士就安排中国中医科学院附属广安门医院、西苑医院的临床一线医护人员进入金银潭医院病区，熟悉医院基本环境，参与制定病区接管的中医药工作方案。同日，黄院士组织专家召开疫情防控研讨会，逐条敲定、落实中医诊疗方案。金银潭医院作为一家综合医院，中医药的储备量在疫情初期明显不足，许多药物面临短缺的情况，尤其是中药饮片及颗粒的储备不足为临床救治带来了不小的困难。黄院士在得知这一情况后，积极与北京方面联系，依托此前搭建的中医药共享数据平台，尽最大努力保障常用中药饮片和颗粒的供应工作，同时协调口罩、防护服、核酸检测试剂等物资。经过4天的洽谈商定，2020年1月29日，由黄院士带领的中国中医科学院抗疫团队全面接管金银潭医院南一病区，独立完成新冠病毒感染患者的救治工作，这是中医医疗队首次整建制接管一个独立重症病区，开辟了中医治疗新冠病毒感染重症的先河。在后期接受媒体采访时黄院士表示："生活完全没规律，有时候忙到晚上两三点，有时一天甚至只睡两三个小时。"作为抗疫带队专家，黄院士每天都面临着巨大的压力，一线药物够不够用，中医药能否发挥抗疫优势，患者转重率、治愈率数据有没有改善？黄璐琦院士坚守中医药自信，坚持推动每天召开工作会议，这项举措搭建了一线临床工作者与后方数据分析人员的桥梁，实现了临床与数据的结合，对优化临床诊疗方案，建立疫情初期的临床数据样本具有重要意义。仅两个月时间，由黄院士团队接管的病区累计收治重症和危重症患者158人，140人治愈出院，取得了疫情防控良好的效果。同时，黄院士带领团队积极参与中医诊疗方案的优化工作，在团队的努力下，中医诊疗方案成功被纳入了《新型冠状病毒肺炎诊疗方案》（第四、第五、第六版），推动中医药真正融入公共卫生应急管理体系建设。

三、实验验证，疗效就是生命力

作为一名科学家，黄璐琦院士坚持运用现代科学方法、科技手段系统阐明中医药原理，不断推动中医药原理的科学解读工作。黄院士强调，中医药疗效的高级别循证证据和高水平的实验设计，有利于优化临床方案，提高中医药临床救治效率。黄璐琦院士带领的中医专家团队在系统梳理古籍，认识新冠病毒感染患者临床症状及证候表现后，认为新冠病毒感染属中医疫病范畴，其主要累及脏腑为肺，根据患者不同的症状表现，可将其归纳为不同的证型归属。在初期阶段，证候以湿邪郁肺为多，此外则多为寒湿郁肺；中期阶段，证候前两位为疫毒闭肺、邪热壅肺；在重症阶段，最为常见的证候为内闭外脱；恢复期则肺脾两虚多见，此外兼见气阴两虚。黄院士所带领的临床科研团队在不断传承精华、守正创新的伟大实践中取得了中药研发的新突破。基于古籍文献梳理及中药成分筛选，最终选取了经典古方麻杏石甘汤、宣白承气汤、达原散、藿香正气散、桃仁承气汤、葶苈大枣泻肺汤中的部分药物及用药思路，如针对上焦，从麻杏石甘汤、宣白承气汤中找寻突破点，重点强调宣肺清泄；针对中焦，则以达原散、藿香正气散加减化裁，行和胃化湿、平胃消胀之功；针对下焦，则以桃仁承气汤、葶苈大枣泻肺汤加减化裁，使三焦得通、津液得化、胃气和畅。同时兼顾人体正气在免疫力中的核心作用，在以上药物的基础上，酌加擅长扶助正气、调理周身气血的玉屏风散、黄芪赤风汤。经过多轮专家讨论及实验药物筛选，最终研制出了由生麻黄 6 克，杏仁 9 克，生石膏 15 克，甘草 3 克，藿香 10 克（后下），厚朴 10 克，苍术 15 克，草果 10 克，法半夏 9 克，茯苓 15 克，生大黄 5 克（后下），生黄芪 10 克，葶苈子 10 克，赤芍 10 克组成的化湿败毒方。在确定好化湿败毒方基本处方药物后，黄璐琦院士立即在中国中医科学院启动中医药防治流感技术体系应急性任务，依托中国中医科学院西苑医院优势资源完成医院制剂，并在北京市药监局备案。当谈及化湿败毒方的临床效果时，黄院士指出随机对照实验表明，化湿败毒方在改善核酸转阴时间、C- 反应蛋白、淋巴细胞绝对值、红细胞沉降率、肌红蛋白、铁蛋白指标方面，都有显著效果，并且优于西药组。最终，化湿败毒方成为首个完全具有知识产权的治疗新冠病毒感染的中药新药，并入选防治新冠病毒感染的“三药三方”，成为适用于疫毒闭肺证重型患者的推荐处方。

四、坚守自信，重视用中国办法保护中国人民

在抗疫的伟大实践中，黄院士团队呼吁：用中国办法保护中国人民生命安全和身体健康。黄璐琦院士指出：“中医药学蕴含着独特的生命观、健康观、疾病

观。第一，我们这些年来所取得的成果，比如针灸等，让老百姓、让全世界有获得感。第二，随着我国综合国力不断提升，国际社会给予了更多关注和研究。第三，中医药正在引领世界传统医药的发展。推动中医药走向世界，就要充分发挥中医药防病治病的独特优势和作用。”优秀的人才是中医药跨越式发展的关键因素，黄院士十分重视科研、临床人才的培养工作，指出要通过中国中医科学院这个高水平平台发挥“国家队”的高端引领作用，将优势的科技资源转化为优质的教育资源，采用“文化传承、学科建设、科技创新、人才培养、医疗服务、国际交流、产业发展”七位一体协同推进的合作模式培养高层次、创新型、复合型中医药人才，培养中医功底深厚、重症救治能力强的临床人才队伍。针对抗击新冠病毒感染疫情中医药所发挥的重要作用，黄院士强调要推行中国办法保护中国人民，要从不忘本来、吸收外来、面向未来三个维度开展中医药做大做强工作。不忘本来就是要全面继承中医经典医籍的理论知识，古籍不仅是一个时代的文化符号，更是国家与民族的文化记忆。古籍承载着传统文化的精神标记，是文化交融、文明互鉴的联系纽带，更是文化继承与发扬的情感维系。发展中医药就是要在创造性转化、创造性发展的同时，坚持溯本求源，才能真正实现守正创新。吸收外来就是要积极推动经典理论与当代科学的相向而行，在结合网络生物学、结构生物学、系统生物学等多种新兴交叉学科的基础上，开始关注生命物质群的研究，不断借鉴吸收现代科学最新研究成果，为中医药所用。面向未来就是要以中医药国内、国外两个方向推进，以未来目标和发展问题为研究导向，落实计算机和人工智能技术的现代应用，开创文化引领与技术创新的新时代！

李奕　庞博